Doris Bühler-Niederberger, Legasthenie

Doris Bühler-Niederberger

Legasthenie

Geschichte und Folgen
einer Pathologisierung

Leske + Budrich, Opladen 1991

Für meinen Sohn Aurel,
der mich für die Beschäftigung mit Kindheit motivierte
und davon immer wieder abgehalten hat.

Die Deutsche Bibliothek — CIP-Einheitsaufnahme

Bühler-Niederberger, Doris:
Legasthenie : Geschichte und und Folgen einer Pathologisierung / Doris Bühler-Niederberger. —
Opladen : Leske und Budrich, 1991
    ISBN: 3-8100-0897-4
© 1991 by Leske + Budrich, Opladen

Druck und Verarbeitung: Druckpartner Rüebelmann GmbH, Hemsbach

Printed in Germany

Inhalt

1 Einleitung: Professionelle Ansprüche an die Kindheit

Das *Aufkommen der Legasthenie als diagnostische Kategorie* hatte weitreichende Konsequenzen für den Umgang mit kindlichem Verhalten. Das ist jedenfalls die Behauptung, die ich hier vertreten werde. Neuen Berufsgruppen wurde der Zugang zu einem immensen Reservoir von Fällen geöffnet: dem Reservoir der Schule. Diese Berufsgruppen hielten dann weitere Kategorien bereit, zum Beispiel die Dyskalkulie, die psychomotorischen Störungen und verschiedene Kategorien, die unter dem Begriff *Teilleistungsschwächen* oder *Wahrnehmungsstörungen* bekannt geworden sind. All diese Kategorien wurden stark neuropsychologisch gefasst und verwiesen so wiederum auf weitere: auf die *Hyperkinese* und auf die *Minimale Cerebrale Dysfunktion* (respektive auf deren schweizerisches Äquivalent, das *Psychoorganische Syndrom*). Die Zahl psychologisch begutachteter und therapeutisch behandelter Kinder stieg entsprechend an. In dieser Untersuchung waren es an verschiedenen Stichtagen mehr als zehn Prozent der Kinder, die in therapeutischer Behandlung standen. Dabei wurden lediglich die Therapien berücksichtigt, wie sie im Rahmen der Schule angeordnet und durchgeführt wurden. Man kann auf dieser Basis die Zahl von Kinder schätzen, die irgendwann im Laufe ihrer gesamten Primarschulzeit eine Therapie erhalten: Zwanzig bis dreissig Prozent der Kinder dürften es sein – das ist vorsichtig geschätzt. Auf der Suche nach einem Begriff, mit dem man das ganze Geschehen belegen könnte, kann man von einer *Pathologisierung* respektive einer *Klientifizierung* im Umgang mit kindlichen Problemen sprechen, ja sogar von einer Pathologisierung der Kindheit überhaupt. Letzteres rechtfertigt sich, wenn man das Ausmass, das diese Entwicklung angenommen hat, die Anzahl erfasster Fälle, in Rechnung stellt.

Wenn Diskussionen über die unübersehbar wachsende Zahl kindlicher Störungen geführt werden, dann werden sie meist als Diskussionen über die Ursachen geführt. Massenmedien, und darin auch die Beiträge von Angehörigen wissenschaftlicher Berufe, pflegen diese in Zeiterscheinungen oder angeblichen Zeiterscheinungen zu suchen. Es ist ein ganzer Bogen zeitgenössischer Übel, der da argumentativ aufgespannt wird, von Konsum, Hektik, Stress, Fernsehen, Umweltzerstörung, bis zur Destabilisierung der Familien, Drogenkonsum, Jugend- und Kinderproblemen jeder Art. Diese Argumentation ist nur allzu bekannt. Sie unterstellt, dass Störungen im Vormarsch seien, dass sich das kindliche

Verhalten "objektiv" verändert habe, und es wird einiges investiert in die Untermauerung dieser Behauptung.

Mit der Frage, ob sich das kindliche Verhalten geändert hat oder nicht, will ich mich hier nur am Rande befassen. Ich gehe davon aus, dass dies keineswegs entscheidend ist für die Art, wie dieses Verhalten *abgehandelt* wird. Zur Rechtfertigung dieser Annahme soll vorerst nur einmal angeführt werden, dass die Klage über die sinkende Qualität des Nachwuchses zu den ältesten Aussagen besorgter Erzieher gehört. Man hat es hier wieder einmal mit einer Erscheinung zu tun, die sich bis zu den alten Griechen zurückverfolgen lässt, und man kann sich in Anbetracht der Konstanz, mit der die Klage vorgetragen wurde, nur wundern, weshalb der Gang der menschlichen Entwicklung von den Jägern und Sammlern der Urzeit zu einer hochzivilisierten, technisch leistungsfähigen Gesellschaft führte – das Gegenteil wäre zu erwarten.[1]

Dieses Buch befasst sich vielmehr ganz direkt mit der Frage, wie kindliches Verhalten abgehandelt wird, welche Denkmuster also für seine Deutung und den Umgang damit in Anspruch genommen werden und wie diese Deutungsmuster ihrerseits erzeugt werden und Anerkennung finden. Es befasst sich damit, wie dieses Verhalten *indexiert* wird.

Will man dieser Frage systematisch und mit dem Interesse an der Pathologisierung nachgehen, dann sollte man sich zunächst mit den *Wissenschaften* befassen. Von den Wissenschaftlern werden problematische Zustände als Krankheiten oder Störungen "entdeckt". Vielleicht erforschen die Wissenschaftler Ursachen und Behandlungsmöglichkeiten, vielleicht beschreiben sie das Problem nur und grenzen es gegen andere Probleme ab, ziemlich sicher – das ist das wissenschaftliche Minimalprogramm – belegen sie es mit einem wissenschaftlichen Begriff. Man kann sagen: Sie erarbeiten eine *Störungskategorie*, ein Deutungsmuster mit wissenschaftlichem Qualitätsausweis. Wenn die Erkenntnisse der Wissenschaft umstandslos aus einer vorgegebenen Realität resultieren würden, gäbe es dazu nicht viel zu sagen. Aber die Wissenschaftler müssen ihre Beobachtungen interpretieren, sie müssen sich ein Bild zurechtlegen, und das tun sie im Kontakt mit anderen Wissenschaftlern und in einer wissenschaftlichen Tradition. Sie stützen sich dabei auch auf allgemein akzeptierte gesellschaftliche Deutungsvorgaben: So setzt die Entdeckung von Krankheiten oder Störungen meist bei solchen Zuständen an, die zuvor schon von Laien als problematisch identifiziert wurden.

Die Störungskategorie kann von *praktizierenden Berufsgruppen* in Anspruch genommen werden, zum Beispiel von praktizierenden Ärzten oder Psychologen oder anderen Berufsgruppen; es kann auch sein, dass

---

[1]   Für eine amüsante Sammlung solcher Klagen vgl. Keller (1989).

sich bestimmte Institutionen – schon länger bestehende oder eigens dafür gegründete – solche Kategorien und den Umgang damit zu eigen machen. Es wird sich noch zeigen, dass nicht alle Deutungsmuster dieselbe Chance haben, von den praktizierenden Experten aufgegriffen zu werden. Mit den praktizierenden Experten hat man sich als nächstes zu befassen. Sie können diese Kategorie mehr oder weniger häufig für die Diagnose von Fällen verwenden und vielleicht erst in besonders problematischen Fällen oder schon in weniger gravierenden darauf zurückgreifen; sie können die Kategorie auch verändern. Sie werden sich – vor allem wenn es sich um noch wenig akzeptierte Berufsgruppen oder Institutionen handelt – auch darum bemühen, die neuen Deutungsmuster strategisch geschickt zum Einsatz zu bringen.

Schliesslich hat man sich mit den *Laien* zu befassen: mit Politikern, Administratoren, Betroffenen. Die Laien können mehr oder weniger gewillt sein, die Kategorie als Diagnose zu akzeptieren. Sie können auch mehr oder weniger gewillt sein, den praktizierenden Experten, die sich die Kategorie zu eigen gemacht haben, Glaubwürdigkeit und einen Entscheidungsfreiraum zu konzedieren. Vielleicht wird die Kategorie und der Stellenwert, den ihr die Laien zugestehen wollen, auch in behördlichen Erlassen festgeschrieben.

Man kann von einer *Karriere* sprechen, die Störungskategorien eigen ist. Sie verläuft über verschiedene Schritte, und sie wird zwischen verschiedenen Instanzen *ausgehandelt*. Ist die Karriere erfolgreich, so verändert die Kategorie ihren Charakter: Sie wird von einer erstaunlichen Deutung einer problematischen Situation zu einem *selbstverständlichen Programm*. Die Kategorie bedarf dann kaum noch der Erklärung und Rechtfertigung, man kann sie mit wenig Aufwand in Anspruch nehmen, und sie strukturiert die Reaktionen, die ihrer Anwendung im konkreten Fall zu folgen haben; und auch diese Reaktionen sind nun selbstverständlich. Das gilt selbst dort, wo die Kategorie in Situationen in Anspruch genommen wird, die zuvor – und das heisst: in Unkenntnis der Kategorie – nicht als problematisch gegolten hätten. Die Kategorie deutet jetzt nämlich nicht nur (bereits) problematische Situationen, sie bestimmt auch, welche Situationen problematisch sind. Das ist der Höhepunkt der Karriere. Die Deutung von Situationen in der Art, wie die Kategorie es verlangt, erscheint als naturgegeben, als "objektiv richtig". Dass bei diesem Stand der Dinge ein geradezu inflationärer Gebrauch der Kategorie möglich wird, leuchtet ein und kann in diesem Buch mit Zahlen belegt werden. Ebenso leuchtet es ein, dass mit neuen Deutungsmustern an einer einmal erfolgreichen Kategorie angeknüpft werden kann. Auch das wird diese Arbeit zeigen.

Die Selbstverständlichkeit einer Kategorie ist aber gerade *nicht* eine
Folge ihrer unumstösslichen Richtigkeit. Unabhängig davon, wie angemessen Deutungsmuster sind – ihre Selbstverständlichkeit ist immer ein
Produkt konzertierter Handlungen, wie sie einmal erbracht wurden und
wie sie tagtäglich neu erbracht werden. Auf dem Höhepunkt ihrer Karriere gerät diese soziale Entstehungsgeschichte der Kategorie jedoch aus
dem Blickfeld. Ein Beispiel kann die Wirkung erfolgreicher Kategorien
auf die Betrachter verdeutlichen: Wenn alle von Legasthenie sprechen,
wenn diese tagtäglich bei Kindern diagnostiziert und behandelt wird,
ohne dass dies noch Anlass zu grossen Auseinandersetzungen gäbe, so
wird daraus dann zumindest geschlossen, "dass schon etwas hinter dieser
Kategorie steckt". Dieser Schluss ist treffend. Nur hartnäckige Zweifler
werden aber das, was hinter einer Kategorie, die als selbstverständlich
gehandelt wird, stecken *muss*, noch als kunstvolle Praktiken identifizieren, die der Kategorie zu diesem Rang verhalfen; viel eher sichert der Erfolg den Glauben an eine Passung zwischen den kindlichen Gehirnen und
der heilpädagogischen Dynamik.

Mit dem hier skizzierten Interesse an der Karriere von Deutungsmustern werde ich die Zunahme kindlicher Störungen analysieren. Im Zentrum der Aufmerksamkeit wird die Karriere der Legastheniekategorie stehen, weil sie exemplarisch ist für die Karriere anderer, vergleichbarer
Kategorien und weil dieser Kategorie eine Schlüsselstellung zukam.
Einen solchen Zugang wählt man, wenn man sich anstecken liess vom
Theoretisieren und Forschen der *interpretativen Soziologie*. Vertreter dieser Richtung (Ethnomethodologen und soziologische Phänomenologen)
haben auf die Handlungen aufmerksam gemacht, mit denen die Gesellschaftsmitglieder den Dingen und sich selbst Bedeutungen zuschreiben
und mit denen sie sich stets aufs neue über die Rationalität, ja die absolute
Gewissheit einer auf dieser Basis geschaffenen Ordnung versichern, mit
denen sie also eine *soziale Wirklichkeit* konstruieren. Schreibt man die
Chronik solch wirklichkeitskonstruierender Handlungsfolgen (wie das in
diesem Buch geschehen soll), so lässt man damit die soziale Wirklichkeit
als das aufscheinen, was sie eben ist: als *ausgehandelte Ordnung*[2] – und
man entzieht ihr jede naturgegebene Legitimation ihrer (jeweiligen) Beschaffenheit. Einige Soziologen haben für diese radikal relativierende
Leistung auch schon den Begriff der *Dekonstruktion* in Anspruch ge-

---

2   Der Begriff der *negotiated order* wurde von Strauss und Mitautoren (1964) im
     Rahmen ihrer Forschung in Hospitälern geprägt; er hat auch Verbreitung gefunden
     zur Charakterisierung der interpretativen Perspektive überhaupt .

nommen. Gemeint ist, dass durch Aufzeigen der Konstruktionsgrundlagen der Blick frei wird für eine mögliche Neukonstruktion.[3]
Die Soziologen haben den interpretativen Ansatz mit einer gewissen Vorliebe auf Erscheinungen im Bereich des abweichenden Verhaltens, (sei es auf Kriminalität oder Krankheit) angewendet und ganz besonders auf den gesellschaftlichen Umgang mit abweichendem Verhalten. Die Präferenz leuchtet ein, zum einen, weil ordnungskonstruierende Leistungen besonders gut zu beobachten sind, wo es um die Abgrenzung gegenüber ordnungswidrigem Verhalten geht, und zum anderen, weil die Variabilität dessen, was im Laufe der Zeit oder über verschiedene Gesellschaften hinweg – ja selbst im Vergleich verschiedener sozialer Gruppierungen einer Gesellschaft – als abweichend galt (eingeschlossen die soziale Reaktion darauf), eine relativistische Sichtweise geradezu herausfordert.[4] Ausgerüstet mit dem Instrumentarium des interpretativen Ansatzes wird man jedenfalls Berichte über steigende Abweichungsraten und öffentliche Diskussionen über deren Ursachen nicht mehr einfach als Quellen möglicher Erkenntnis über "wirklich" deviante Eigenarten und Ursachen kindlichen Verhaltens betrachten; man nähert sich ihnen als Quellen der Erkenntnis über die konstruktiven Akte und konstruierenden Akteure. Will man die ganze Sache noch (konflikttheoretisch) zuspitzen, kann man sie auch als Propaganda zuständiger Agenturen und Agenten in eigener (berufs- oder agenturpolitischer) Sache betrachten, mit der sie ihre Sicht der Dinge anderen sozialen Gruppen aufdrängen.
Nicht allein die eigenen Interessen von Agenturen und Berufen, welche Abweichung bearbeiten, rufen die interpretativen Soziologen auf den Plan. (Obschon es vielleicht strategisch geschickt wäre, auf diesem Punkt zu insistieren. Denn der Verdacht der "Arbeitsbeschaffung", der im Zusammenhang mit der Behandlung kindlicher Störungen nicht selten im Raume schwebt, ist am allerbesten geeignet, die Selbstverständlichkeit neuer Störungskategorien brüchig werden zu lassen.) Vielleicht missgönnen die Soziologen den anderen zwar den Anteil am jeweiligen Geschäft; das sollte man nicht ausschliessen, vor allem in Anbetracht der eigenen Erfolglosigkeit, die sie gerade dann zu verbuchen haben dürften, wenn sie die konstruierte Normalität dekonstruieren wollen oder sich ihr jedenfalls nicht bedingungslos verpflichtet zeigen. Es können jedoch andere Bedenken gegen die Konstruktion neuer Kategorien kindlicher Abweichung und wachsende Abweichungsraten angeführt werden.

---

3 Vgl. etwa Pfohl und Gordon (1986). Sie haben diesen Begriff beim französischen Philosophiekritiker Jacques Derrida entlehnt.

4 Die Variabilität zeigt sich eindrücklich in den Untersuchungen, die in einer *constructionist view of social problems* durchgeführt wurden (vgl. Kapitel 3).

(1) Zunächst betreffen diese Bedenken die *negative Etikettierung* der Kinder. Für die hier zur Debatte stehenden Störungskategorien wird zwar beansprucht, dass sie einer negativen Etikettierung gerade im Gegenteil zuvor kämen, weil sie Krankheit diagnostizieren, wo sonst auf schlechtes Benehmen oder auffälliges Versagen geschlossen würde. Der Gewinn für die Betroffenen ist fraglich. Er ist schon deshalb fraglich, weil zu diesen Kategorien nun schneller gegriffen wird und sich im einzelnen Fall Diagnose an Diagnose reihen kann. Es taucht die Vision von Kindern auf, die im Kindergarten wegen Sprechdefiziten behandelt werden, in der ersten Klasse wegen ihrer ungeschickten Feinmotorik, in der zweiten wegen eines fehlenden Zahlbegriffs und die schliesslich in der dritten als schwer wahrnehmungsgestört, als Problemfälle gelten – weil schon allein diese Aneinanderreihung von Massnahmen gegen ihre Normalität spricht.

Man muss zwar an dieser Stelle warnen vor einer Sicht, die eine negative Etikettierung schon zur geradezu schicksalhaften Wende von Biografien erklärt. Damit würde man die Kompetenz einmal etikettierter Individuen unterschätzen. Ihnen dürfte es manchmal durchaus gelingen, einen negativen Eindruck zu ihren Gunsten zu korrigieren; jedenfalls brauchen sie solche Deutungen nicht einfach zu übernehmen und müssen nicht – mit einem nun hoffnungslos negativen Selbstbild – an den Anforderungen der Norm jetzt erst recht scheitern.[5] Man darf andererseits die Eigendynamik der abweichungsbearbeitenden Einrichtungen nicht unterschätzen. Diese reagieren auf ihre eigenen Kategorisierungen und Interventionen. Die frühere Bearbeitung des Falles gibt ihnen den Hintergrund ab für die Interpretation seines Verhaltens überhaupt: Es wird verdächtig.[6] Und all die Interpretationen und Interventionen fügen sich zusammen zur *Fallgeschichte*, zur Vorstellung einer Entwicklung, wie sie sich diese Institutionen über den besonderen Fall (und über Fälle überhaupt) zurechtlegen. Sie gerät – in genau dieser Logik – leicht zur Vorstellung einer Abweichungs*karriere*, einer Laufbahn zum Schlimmeren, die die Begründung für weitere und einschneidendere Interventionen abgibt.[7]

Soweit es die hier interessierenden Störungskategorien betrifft, ist die Frage der Etikettierung zuwenig untersucht worden, als dass man im einzelnen den Effekt der neuen Deutungsmuster gegen den Effekt älterer Deutungsmuster abwägen könnte. (Leider haben alle Untersuchungen, die sich mit der Etikettierung von Kindern befasst haben, diese neuen Störungskategorien höchstens am Rande berücksichtigt – zum Teil auch

---

5   Das ist jedenfalls ein Vorbehalt, wie ihn ethnomethodologische Forscher angebracht haben gegenüber dem labeling-Ansatz (vgl. Kapitel 3).
6   Devianz wird zum "master-status", vgl. Becker ([1963] 1973).
7   Für eindrückliche Beispiele vgl. Cicourel (1968).

deshalb, weil die Untersuchungen älteren Datums sind.) Dass eine Kategorie wie die Legasthenie zum wichtigen Bestandteil in der Konstruktion von Problemfällen werden kann – zu einem Element, das belegen hilft, dass ein Kind oder Jugendlicher "wirklich" ein Problem ist (hat) – darauf gibt es dennoch einige Hinweise. Man betrachte nur einmal folgende Fallbeschreibungen, die im übrigen aus Arbeiten mit ganz unterschiedlichen Interessen stammen.

"Markus, nachgeborener Sohn einer Hörder Stahlarbeiterfamilie, steht gleichsam mit dem Rücken zum ohnehin äusserst schwierigen regionalen Beschäftigungssystem (Sonderschüler, 'Legastheniker', arbeitslos, zur Zeit prekär beschäftigt). Die 'schiefe' Bahn droht ..." (Matthiesen 1989: 459). "Max hat besondere Probleme im Rechtschreibbereich. Hier zeigt er mangelhafte Leistungen. Er gilt als Legastheniker. Seit Jahren nimmt er an dem dementsprechenden Förderunterricht teil ... In dem Fach Mathematik ist sein Leistungsstand ausreichend. Die Klassenlehrerin steht auf dem Standpunkt, dass dieses Fach das einzige ist, in dem Max etwas kann ... Explizit betont sie, dass sie Max für ausgesprochen dumm hält" (Lambrich 1987: 58).

Hinweise auf einen solchen Effekt der hier interessierenden Kategorien bot auch dieses Projekt. Oder wie anders, denn als Begründung und Verfestigung von Abweichungsverdikten, soll man es interpretieren, wenn Mitglieder von Schulbehörden darauf hinwiesen, dass man mit der Zeit die Namen der Schüler kenne, die da immer wieder in den Behandlungslisten auftauchen würden, dass es halt auch bestimmte Familien seien, aus denen etwa legasthenische Schüler kämen, "prekäre Verhältnisse" eben, da bedürften dann möglicherweise sogar mehrere Kinder derselben Familie der Behandlung, was natürlich "kein Wunder" sei, wahrscheinlich bringe dann in diesen Fällen eine Behandlung nicht einmal sehr viel; oder wenn eine Lehrerin ihre Klasse so qualifizierte: "Die Hälfte meiner Klasse ist in Behandlung ... alles schwere Fälle"; oder wenn eine Psychomotorik-Therapeutin selbst die guten Schulleistungen ihrer Fälle nun als problematisch wertete: "Das ist dann halt in diesen Fällen auch Kompensation, die sind dann zum Teil so hyperintelligent und machen die verrücktesten Sachen." Die Aufzählung liesse sich beliebig verlängern, aber mein Interesse gilt nicht so sehr dem Fall und seiner Geschichte, sondern dem Zustandekommen von kategorialen Entwürfen der Wirklichkeit, die weit über den Fall hinaus Geltung beanspruchen.
(2) Das Durchsetzen neuer Abweichungskategorien begünstigt die Einführung ständig weiterer – oder allgemeiner: Normierung bedeutet weitere Normierung. Das ist ein zweites Bedenken. Man kann diese These sehr global und als Aussage über die Entwicklung der letzten Jahrhunderte vertreten. Da folgt der Pädagogisierung der Kindheit im 18. und 19.

Jahrhundert, mit ihrem Normierungs- und Verfleissigungsprogramm,[8] die Pathologisierung im 20. Jahrhundert, die nun zusätzlich auf weitaus schlechter sichtbares Verhalten zielt und die dessen Beobachtung und Korrektur mit einem neuen, therapeutischen Instrumentarium betreibt. Die zweite Normierungswelle wäre ohne die erste nicht denkbar gewesen, sie profitierte von den Grundlagen, welche die erste ideell, institutionell und professionell stiftete.[9] Ich werde mich aber in diesem Buch auf eine Erhärtung der These für die letzten Jahrzehnte beschränken, um dicht am Material bleiben zu können, das ich in meinem Projekt erhoben habe. Für diesen Zeitausschnitt kann man nicht nur zeigen, wie eine Abweichungskategorie die Einführung der nächsten unmittelbar begünstigte; man kann auch zeigen, dass es zu einem grundsätzlichen Wandel in der Interpretation kindlichen Verhaltens kam. Er wurde durch die Einführung der neuen Abweichungskategorien erwirkt, führte jedoch über die Beachtung dieser konkreten Kategorien weit hinaus. Positiv ausgedrückt handelte es sich dabei um eine Sensitivierung der Erzieher; bezogen auf die Abweichung aber handelte es sich um einen Übergang zu einer *Logik des Verdachts*, die nun für den sensitiv sein wollenden Erzieher verbindlich wurde. Das ist das Wichtigste, was es zur unaufhaltsamen Normierung zu sagen geben wird.

(3) Abweichungskategorien, die in enger Verbindung mit professionellen Interessen durchgesetzt wurden, enttäuschen, wenn man glaubt, durch ihre Verwendung höhere *Wissenschaftlichkeit* zu erreichen. Dieses dritte Argument gegen die aktuelle Entwicklung mag erstaunen in einer interpretativen Sicht der Dinge, wie ich sie hier dargelegt habe. Denn in dieser Sicht müsste man alles und jedes Wissen, auch wissenschaftliches, als sozial konstruiertes betrachten, nicht als Abbild einer Wahrheit, sondern als soziale Konstruktion von Wahrheit.[10] Streng genommen, gäbe es keinen Grund, sich von solchem Wissen mehr zu versprechen. Der konstruktive Charakter jeglichen Wissens soll nicht bestritten werden; dennoch liesse sich ein Kriterium der Wissenschaftlichkeit formulieren: Wissenschaftliches Wissen wäre eines, dessen Konstruktion sich hinterfra-

---

8   Für eine sehr materialreiche Darstellung jener Bemühungen vgl. Dressen (1982).
9   Man könnte an diesem Punkt nun sehr weit ausholen. Gemeint ist vor allem, (a) dass die Pathologisierung ideell von einer vorgängigen Problematisierung der Kindheit, einer Beschwörung ihrer Möglichkeiten und Gefahren, profitierte; (b) dass sie institutionell auf dem Stellenwert der Schule aufbauen konnte und auf der Tatsache, dass die Schule die Kinder für pädagogische Fachleute zur Verfügung hält; (c) dass sie, was die Etablierung von Berufsgruppen betraf, von einem Markt ausgehen konnte, der für die Bearbeitung von Kindern geschaffen worden war.
10   Auch wissenschaftliche Wissenskonstruktion lässt sich dann empirisch erforschen; betrieben wird eine solche Forschung etwa von Knorr Cetina (1988a, 1988b).

gen lässt, das sich als konstruktives begreift und als solches zur Diskussion stellt. Gerade das in der Konstruktion dieser Abweichungskategorien vertretene Wissen wird aber *mystifiziert*, es wird von der Diskussion durch den Status des Experten ausgeschlossen. Es wird zum Vehikel professioneller Interessen, und die Produkte wissenschaftlicher Erkenntnisbemühungen werden professioneller Logik angepasst. Auch das wird meine Arbeit belegen.

(4) Ein letztes Bedenken richtet sich gegen die Qualität der Abweichungskategorien. Es handelt sich um Kategorien, die das Versagen an der Norm als feststehendes Merkmal an eine Person knüpfen und die sich, was seine Bearbeitung betrifft, am Arzt-Patienten-Modell orientieren. Man kann sie als *quasi-medizinische* Kategorien bezeichnen oder sogar als *medizinische*, sofern dann auch mit physiologischen Gegebenheiten argumentiert wird und die Behandlungsvorschläge auf genau dieser Ebene, nämlich auf medikamentöser, ansetzen.[11] Mit dieser Qualität stehen sie der Annäherung an Abweichung als ausgehandelte, konstruktive Leistung (wie eine interpretative Soziologie sie zeichnet) entgegen.

Wäre die interaktive und konstruktive Qualität in den Abweichungskategorien stets und für jeden zu erkennen, so wäre abweichendes Verhalten mit einiger Wahrscheinlichkeit mit weniger gravierenden Folgen für die Betroffenen (und für den weiteren Gang des Normierungsgeschäftes) abzuarbeiten. Dann aber würden die entworfenen Abweichungsbilder wahrscheinlich sehr komplex. Dagegen sind die Deutungsmuster, wie sie hier analysiert werden, einfache und stereotype Abweichungsbilder. Sie sehen ab vom Besonderen, das im einzelnen Fall geltend gemacht werden könnte, entpersonalisieren den Fall, und nach ihrer Anwendung lässt sich das Aussergewöhnliche, das da thematisiert wird, leicht, mit normierten Verfahren, bearbeiten – kurz, es ist eine *genormte Abweichung,*[12] die da geschaffen wird. Und weil es ein immer grösserer Teil von Kindern ist, auf den diese Bilder Anwendung finden, oder im-

---

11 Es gibt Hinweise, dass auch eine in diesem engeren Sinne verstandene Medikalisierung kindlicher Abweichung schon seit einiger Zeit im Vormarsch ist. Man denke an den Einsatz von Ritalin, der schon öfters Anlass zu Diskussionen gab (vgl. Grinspoon/ Singer 1973; Voss 1983), aber auch an neuere Präparate wie etwa "Normabrain" (dessen Evaluation von Heinhold in einem Sammelband publiziert wurde, der schon fast als Standardwerk kinderpsychiatrischer und -psychologischer Beschäftigung mit Lernstörungen gelten darf, nämlich in Nissen 1977), an den hohen Anteil von Schulanfängern, die Psychopharmaka erhalten oder schon erhalten haben (gemäss einer Studie von Dittmann und Mitautoren; zitiert nach Voss 1983), und schliesslich an die steigende Inanspruchnahme kinderpsychiatrischer Dienste bei Schulschwierigkeiten (Müller-Küppers 1977).
12 Sudnow (1965) hat dafür den Begriff der *normal crimes* geprägt.

merhin zu finden beanspruchen, drohen sie zu einer kategorialen Betrachtung von Kindern überhaupt zu führen. Man hätte von neuen Spezialisten, die sich in die Erziehung einschalten, auch das Gegenteil erwarten können: eine Anreicherung der Betrachtung mit Komplexität. Ich komme hier in etwas anderer Weise auf den Punkt zurück, dass die ganze Entwicklung schon rein wissenschaftlich – und unabhängig von der jeweiligen wissenschaftlichen Position – enttäuscht. Normierte Bilder haben allerdings Vorteile für die Berufsgruppen, die sie bearbeiten. Die Zuordnung von Abweichungsbildern und Berufsgruppen, die sich zu ihrer Bearbeitung anbieten, lässt sich leicht einsichtig machen, und so können diese Berufsgruppen ihr *besonderes Angebot* für alle möglichen Abnehmer darstellen.

Diese Überlegungen sind voller Skepis gegenüber Berufen und Einrichtungen, die Abweichung bearbeiten. Auch wenn skeptische Denkmuster schon verschiedentlich durchgespielt wurden in der Analyse abweichender Gruppen und Verhaltensweisen (und das heisst dann auch: bei der Thematisierung der Instanzen, die mit ihrer Bearbeitung und Korrektur beschäftigt sind), zögert man doch, sie auf den Bereich kindlicher Abweichung und die damit befassten Berufsgruppen und Agenturen zu übertragen. Die Gründe dieses Zögerns sind leicht zu nennen: Es sind die humanitären Motive der beteiligten Berufsgruppen und die Tatsache, dass sich aus kindlicher Devianz nicht eben *big business*[13] machen lässt.

Es gehört zu den Anliegen all derer, die sich von Berufes wegen mit der Kindheit beschäftigen und die für diese Beschäftigung professionelle Kompetenz beanspruchen, die Bedingungen des Aufwachsens zu verbessern, sich zu *Anwälten* von Kindern und ihren Bedürfnissen zu machen. Das könnte man schon nach einem kleinen und unsystematischen Streifzug durch die Geschichte schliessen. Da forderten im 18. und im ganzen 19. Jahrhundert Philantropen (aufgeklärte Ärzte, Sozialpolitiker und Pädagogen) im Interesse der Erziehung sozialpolitische Reformen (Donzelot 1980), Ärzte, die sich nun auf das Gebiet der Kindheit zu spezialisieren begannen, engagierten sich in Fragen der Kinderernährung, Impfung und Kinderarbeit (Wiesbauer 1982; Pawluch 1983), und die Reformpädagogen bemühten sich zu Beginn dieses Jahrhunderts um die Reformation eines Schulwesens, das in keiner Weise auf kindliche Bedürfnisse Rücksicht zu nehmen versuchte (Tenorth 1988). Es scheint eine wesentliche Funktion von Experten zu sein, Ressourcen und gesell-

---

[13] Vgl. dazu Hawkins/Tiedeman: "Controlling deviance is big business" (1975: 145). Was die kindliche Abweichung betrifft, zeigt Conrad (1975), dass sich immerhin für die Pharmaindustrie Diagnosen von der Art der Hyperkinese und der Minimalen Cerebralen Dysfunktion durchaus gelohnt haben dürften.

schaftliches Engagement dort zu mobilisieren, wo solches sonst ausbleibt – und jedenfalls erheben sie den Anspruch in diesem Sinne zu wirken.[14] Man wird allerdings sogleich Widerspruch herausfordern, wenn man humanitäre Motive als Motor professioneller Reformbestrebungen identifiziert. Denn immerhin hat eine andere Argumentation einige Popularität erlangt, die das reformerische Wirken der Professionellen als *Disziplinierung* im Interesse der Macht interpretiert haben möchte. So erscheinen solch professionelle Bemühungen im Lichte der Arbeiten Foucaults (1973, 1977) oder der erfrischend frechen Ausführungen jüngerer amerikanischer Autoren, die sich – ihrerseits angeregt durch Garfinkel, Foucault, Derrida – das Aufdecken der Kontextualität allen Wissens, eben *Dekonstruktion*, zum Ziel gemacht haben (etwa Pfohl und Gordon 1986). Soweit es etwa die philantropischen Forderungen des 18. und 19. Jahrhunderts betrifft, ist es denn auch eindrücklich, wie stark und unverblümt sie im Zeichen der Industrialisierung, der Nutzbarmachung menschlicher Ressourcen, standen.[15]

Man kann aber – selbst wenn das diesem oder jenem blauäugig erscheinen mag – den beteiligten Berufsangehörigen humanitäre Intentionen durchaus zubilligen. Man kommt dennoch zu einem kritischen Urteil über die Entwicklung, die sie ausgelöst oder jedenfalls geprägt haben. *Dichte Normierung*, konstante Überprüfung der Konformität (*Überwachung*, wie Foucault das nennt) und *stereotype Abweichungskategorien* – und damit faktisch unter Umständen auch Sozialdisziplinierung – können auch durch humanitär motivierten Einsatz begünstigt werden, zumal wenn Berufsgruppen daran beteiligt sind, die *auch* professionelle Ansprüche haben.

Berufsgruppen, die sich zu Advokaten sozialer Gruppen machen, werden sich nämlich selten damit begnügen, einfach "etwas bessere" Bedingungen zu fordern. Sie werden auf desolate Zustände aufmerksam machen, auf drastische Missstände, oder genauer gesagt, auf soziale Bedingungen, die sie nun durch die anderen Gesellschaftsmitglieder als desolat *anerkannt* haben möchten. Nur wenn ihnen dies gelingt, können sie Forderungen stellen nach Verbesserung der nun problematisierten Bedingungen und Forderungen – hier beginnt der professionelle Anteil advo-

---

[14] Für diese Funktion prägten Raschke und Mitautoren (1979: 472 ff.) den Begriff der Advokation.

[15] Vgl. dazu Dressen (1982), König (1984) und Badinter (1984). Zur Disziplinierung von Kindern im Interesse der Macht vgl. auch Hengst und Mitautoren (1981) und Gstettner (1981), deren Beweisführung allerdings zum Teil an Systematizität zu wünschen übrig lässt.

12 Professionelle Ansprüche an die Kindheit

katorischer Bemühungen – nach Ressourcen für die eigene Aktivität.[16] Die Problematisierung von Bedingungen wird dann wiederum nicht selten zur Problematisierung der Individuen, die unter diesen Bedingungen zu leben haben, sei es ihres Verhaltens oder ihrer psychischen Zustände, wie sie sich aus diesen Umständen – so die Argumentation – ergeben hätten. So erwächst jetzt aus dem Engagement der Anwälte *Abweichung*, wird Verhalten als problematisch wahrgenommen und konkreten Individuen zugerechnet, das zuvor noch nicht diese Beachtung fand.

Wie auch immer sie letztlich motiviert sein mögen – nach Anstrengungen zur Problematisierung von Verhalten und psychischen Zuständen von Kindern, braucht man nicht weit zu suchen. Schon die gelegentliche Lektüre von Elternzeitschriften reicht aus, um Kinder als potentielle Ansammlung von Störungen verschiedenster Art zu betrachten, von Schlaf- und Essstörungen, Bettnässen, Störungen und Ängsten, die sich aus seinen Zeichnungen ersehen lassen, Störungen seines Sprachaufbaus, die sich etwa daran erkennen lassen, dass es im Alter von 2 Jahren eine zu geringe Anzahl von Wörtern beherrscht oder sie im Alter von 3 Jahren mangelhaft verbindet, Störungen seines Sozialverhaltens, Konzentrationsstörungen, psychomotorischer Unruhe und so weiter. Dazu kommen Bücher, die als Ratgeber geplagter Eltern dienen wollen. Sie behandeln die wichtigsten Störungen gleich im Überblick, alphabetisch geordnet und als Nachschlagwerk in schwierigen Situationen;[17] die Eltern werden das Ausmass ihrer Plage (und vermutlich auch ihres Versagens) nach dieser Lektüre erst so richtig zu erahnen beginnen.

Man kann es natürlich als Errungenschaft begrüssen, dass die Fachleute dabei stets einen anderen, humaneren Umgang mit problematischem (respektive problematisiertem) Kinderverhalten fordern. Nicht Prügel und Schelte, sondern an der Information des Fachmannes orientierte, sanftere Bemühungen der Eltern und Lehrer um Korrektur gelten nun als angemessene Reaktionen – und schon bald einmal wird die fachmännische Behandlung gefordert, die Therapie. Die Zunahme der Abweichung und die Normierung ständig neuer Bereiche kindlichen Verhaltens relativieren aber diesen Gewinn.[18]

---

[16] Das wird etwa von Aronson (1984) in einer Analyse der Wissenschaft als *claims-making activity* kritisiert; die Kritik trifft natürlich auch praktizierende Professionen.

[17] Z.B. Kobi, E., Roth, H., 1977: Kinder von aggressiv bis zerstreut. Pädagogisch-praktischer Helfer für Ihren Erziehungsalltag. Zürich: Orell Füssli.

[18] Salopp ausgedrückt: Gegen eine effiziente und menschliche Behandlung dessen, was schon längst als deviant galt – gegen eine *Normalisierung des Pathologischen also –*, und gegen Experten, die sich diese zur Aufgabe gemacht hätten, hätte niemand etwas einzuwenden gehabt, wohl aber gegen die im Gegenzug er-

Wissenschaftliche Arbeiten und Untersuchungen stützen die Anstrengungen zur Problematisierung kindlichen Verhaltens. Sie machen
darauf aufmerksam, dass der Anteil gestörter Kinder weitaus grösser ist,
als man gemeinhin zu glauben gewillt sei, und belegen dies mit exakten
Zahlen. Zwanzig Prozent der Kinder sind es dann, die sie als deutlich
gestört bezeichnen, als verhaltensgestört oder lerngestört oder beides
(oder – mit dem Hinweis, stigmatisierende Begriffe vermeiden zu wollen
– als "auffällig", was aber auch heisst: der Behandlung bedürftig). Die
Zahlen können auch etwas höher oder tiefer liegen. Das hängt von den
Massstäben und Messungen ab, die da gewählt wurden; eine Wahl, in die
die Autoren jeweils grosses Vertrauen zu haben scheinen.[19] Noch einiges
höher liegen die Zahlen, wenn all die Kinder dazugerechnet werden, die
zwar weniger deutlich, aber dennoch auch gestört sind und denen eine
fachmännische Behandlung ebenfalls nicht schaden könnte – aber
natürlich würde dies einen gewaltigen Ausbau der Behandlungsmöglichkeiten verlangen, daran lassen die Autoren wenig Zweifel.[20]

Um nicht ein Zerrbild der wissenschaftlichen Beschäftigung mit
Kindern zu erhalten, als einem einzig abweichungspropagierenden Unternehmen, muss man allerdings sogleich auf andere Untersuchungen
hinweisen. Zum Beispiel auf Arbeiten zum abweichenden Schülerverhalten, die – mit einer in gewisser Hinsicht gerade gegenteiligen Intention –
die Prozesse der Kategorisierung und Etikettierung von Schülern nach-
zeichnen, geleitet von Bedenken hinsichtlich ihrer stigmatisierenden Wirkung und ihrer Folgen für das Selbstkonzept der Schüler.[21] Es gilt auch
Untersuchungen zu erwähnen, die den Leistungs- und Anpassungsdruck
in Schulen, wo er besonders hoch wird, als Merkmal eines ungünstigen
Schulklimas und als mögliche Ursache offen abweichenden Schülerver-
haltens oder "sekundärer Anpassungen" problematisieren.[22] Auch Kritik
am quasi-medizinischen Denken in der Schulberatung ist schon geäussert

---

folgte *Pathologisierung des (zuvor noch) Normalen.* (Diese Kürzestformel des
ganzen Geschehens und meines Anliegens verdanke ich an dieser Stelle meinem
Mann).

[19] So grosses Vertrauen, dass sie meist nicht einmal Kreuzvalidierungen vornehmen.

[20] Mit diesem Tenor siehe etwa Harnack (1958), Thalmann (1971), Bach et al.
(1984, vor allem 152 ff.), Bettschart (1978, zitiert nach Bürgin 1984) und Bäuerlein et al. (1988). Eine scharfe Kritik der damit propagierten "therapeutischen Gesellschaft" findet sich bei Gross (1983).

[21] Vgl. Kapitel 3.

[22] Vgl. dazu Fend (1977; 189 ff.; 1980: 165 ff.), Rutter et al. (1980) und Holtappels
(1987).

worden,[23] und es gibt scharfe Auseinandersetzungen mit Kategorien wie Legasthenie oder Mimimale Cerebrale Dysfunktion.[24]
  Mit ihrem Interesse an der Karriere von Störungskategorien setzt diese Arbeit eine neuen kritischen Akzent. Auch wenn sie Kategorien zur Debatte stellt, die andernorts auch schon kritisch diskutiert wurden, so tut sie dies in anderer Weise. Wenn etwa da und dort schon vermutet oder offen beanstandet wurde, dass die diagnostischen Kriterien beim Konzept der Legasthenie zu wenig klar seien oder zu large gehandhabt würden (womit den Interessen der Interpreten zuviel Spielraum belassen bleibe; vgl. dazu etwa Clapp 1988: 181 ff.), so wurde nämlich mit einer solchen Argumentation (noch immer) von der unzweifelhaften Realität des Phänomens ausgegangen. Da konnte es dann nur noch darum gehen, das Vorliegen der Störung im einzelnen Fall angemessen zu bestimmen. In meiner Analyse aber steht das Wissen rund um die Legastheniekategorie – auch das von einzelnen Berufsangehörigen praktizierte Wissen – nicht als eines zur Debatte, das die Realität mehr oder weniger gut *abbildet*, sondern als eines, das – wie jedes Wissen – Realität erst *konstruiert*.
  Die Kategorie (und weitere analoge Devianzkategorien) steht also auch in anderer Art zur Debatte als in der schon einige Male geführten Diskussion rund um die Frage, ob Legasthenie als *Krankheit* zu betrachten sei. Zunächst wurde diese Frage unter dem Gesichtspunkt angegangen, ob Legasthenie denn nun "wirklich", irgendwie aus der Natur der Sache heraus, abweichend sei oder nicht dennoch normal. Damit kam die (wissenssoziologisch betrachtet naive) Vorstellung auf, dass es eine solcherart wirkliche und nicht sozial konstruierte Devianz gebe, wenn auch gerade der Legasthenie diese ontologische Gewissheit abgesprochen wurde; denn die Diskussion war von Kritikern der Legastheniekategorie aufgeworfen worden. Es ist allerdings verständlich, dass die Frage in jenem Zeitpunkt so aufgeworfen wurde, denn immerhin hatten die früheren Legasthenieforscher die Legasthenie mit allen Kennzeichen einer "wirklichen" Krankheit auszustatten versucht, dem legastheniespezifischen Fehler, der damit zusammenhängenden Linkshändigkeit, der Raumlagelabilität, mit Merkmalen also, die von jedem Verdacht konstruktiver Akte entlasten konnten (oder anders ausgedrückt: von jeder Einsicht in konstruktive Akte). Deren Bedeutung für eine Lese- und Rechtschreibschwäche wurde nun durch die neuere empirische Forschung in Abrede gestellt, und das machte auf die Konstruktion der Kategorie aufmerksam, es liess

---

23 Vgl. etwa Keupp (1975).
24 Eine ausgesprochen kritische Sicht der Legastheniekategorie findet sich etwa bei Sirch (1975) und bei Schlee (1976) und eine kritische Sicht des Konzept MCD bei Voss (1983).

das psychometrische Kunstprodukt[25] erkennen. Man stiess also auf die
soziale Konstruktion der Legasthenie, wie sie in diesem Falle vor allem
unter Wissenschaftlern ausgehandelt worden war, aber man missverstand
diese Erkenntnis als etwas, was nur die Legasthenie betraf und mit der
sich diese von wahrer(er) Devianz unterscheiden liess, ja sich letztlich ein
Urteil über die Kategorie fällen liess, das Urteil nämlich: "Es gibt keine
Legasthenie."[26] Man begriff es nicht als Einsicht, die sich auf jede Art
von Abweichung (und Normalität) übertragen lässt; selbst wenn es Abweichungen vom normalen Zustand von der Art eines gebrochenen Beines zugegebenermassen weniger dringlich erscheinen lassen, mit einer
solchen Perspektive zu arbeiten, als solche von der Art der Legasthenie.[27]
Den Befürwortern der Legastheniekategorie machte man es damit leicht,
die Kritik als eben solches Missverständnis abzuwehren. Vorschläge eines grundsätzlich anderen Umganges mit mangelhaften Lese- und Rechtschreibfertigkeiten, zum Beispiel ihrer Bewertung als sinnvolle und intelligente Lösungen kommunikativer Aufgaben,[28] lassen sich jedenfalls weniger elegant zurückweisen – und nur durch ein gewundenes Bekenntnis
zu schulischen Anforderungen.

Die Argumentation der Befürworter gegen den Vorwurf der Konstruiertheit ihrer Kategorie konnte also lauten, dass bei allem, was von
der Gesellschaft als Krankheit anerkannt wird, Konventionen im Spiele
sind, dass *dies* also nicht gegen ein Krankheitskonzept der Legasthenie
spreche. Die Breite, in der man – hat man den konstruierten (und konstruktiven) Charakter der Legasthenie oder irgendeines Ausschnittes der
Wirklichkeit erst eingestanden – die Diskussion führen könnte, haben sie
sogleich wieder eingeengt: Die Konstruktion wurde nur unter dem Gesichtspunkt der Hilfeleistung an die Kinder diskutiert und dabei davon
ausgegangen, dass diese dann in besserer Weise erfolge, wenn eine Legasthenie als Krankheit konzipiert werde.[29] Ausgespart wurden alle weiteren Fragen nach sozialen Bedingungen, Prozessen und Folgen einer solchen Konstruktion von Wirklichkeit und damit – konkreter ausgedrückt –
die Fragen nach professionellem und normierendem Geschehen und sei-

---

[25] Wie es von Schneider (1989) genannt wird.
[26] Vgl. Schlee (1976), der seine Überlegungen betitelt: "Gibt es die Legasthenie".
[27] Der "ontologisch unproblematische" Abweichungsstatus eines gebrochenen Beines
ist übrigens selbst innerhalb der Kategorien einer körperbezogenen Medizin her-
ausragend (vgl. dazu Freidson 1979: 172 ff.).
[28] Wie sie sich etwa bei Brügelmann (1983) und Ballhorn/Brügelmann (1987) finden.
[29] Als Beitrag dazu vgl. Scheerer-Neumann (1979), die das Konstrukt grundsätzlich
aufrecht erhalten möchte, allerdings in der sprachlich und inhaltlich moderneren
Form der Lese-Rechtschreibschwäche.

ner Verknüpfung und die Frage nach dem Umgang mit wissenschaftlichem Wissen, der zu erwarten und noch möglich ist, wenn erst in dieser Art Realität konstruiert wurde.

Greift man diese Fragen auf, so ist es fast unausweichlich, dass man zu einer kritischen Bilanz kommt. Das könnte man der Wahl eines interpretativen Zugangs vorwerfen. Zu meiner Rechtfertigung kann ich allerdings anführen, dass die Wahl des Interpretationsrahmens und die Konzentration auf diese Fragen erst im Verlaufe der eingehenden Beschäftigung mit dem Thema erfolgte, aus den bereits erzielten Einsichten. Zunächst habe ich den Versuch unternommen, die Raten diagnostizierter und behandelter Kinder aus einem "wirklichen" Bedarf zu erklären, nämlich aus dem Mass schulischen Versagens. Dass dies so deutlich misslang (vgl. Kapitel 2), war für die Arbeit überaus fruchtbar, und es entwertet Einwände, die gegen den interpretativen Zugang vorgebracht werden könnten. Es wurde dann meine Absicht, eine Arbeit zu schreiben über Schulpolitik, über Entscheidungsmodi der politischen Akteure, studiert an einem aktuellen Sachgeschäft: den schulischen Therapien. Das führte schon näher an interessante Einsichten. Damit wurden nämlich auch die Akteure auf der Input-Seite des politischen Systems, jene die Forderungen stellen, ins Blickfeld gerückt.[30] Das waren vor allem Vertreter diagnostizierender und therapierender Berufsgruppen, und in *ihren* Strategien und Argumenten wurden die wesentlichen Elemente des Geschehens entdeckt. (Das dürfte dann auch eine Einsicht in die Schulpolitik sein.)

Damit ist auch schon gesagt, dass dieses Projekt dem gängigen Muster der (quantitativen) Sozialforschung, die von einer fest umrissenen Fragestellung und vorgegebenen theoretischen Konzepten ausgeht, nicht entspricht. Die Einsichten wurden vielmehr in einem konstanten Wechsel zwischen dem Sammeln von Informationen (einer theoriebezogenen Datensammlung) und ihrer zunächst immer nur als versuchsweise verstandenen Interpretation (dem datenbegründeten Theoretisieren) erzielt. Es handelt sich also um ein *qualitatives* Vorgehen, anders ausgedrückt: um ein Vorgehen im Sinne des *Codier-Paradigmas* (Strauss 1987).

Untersucht wurden 19 Schulgemeinden, in denen sich der Ablauf des Geschehens jeweils in je etwas anderer Konstellation und in noch überschaubaren kleinen Welten studieren liess. In diesen Gemeinden wurden Interviews mit den kommunal gewählten Schulpolitikern, Angehörigen der Schulverwaltung, Schulpsychologen, Lehrern, und verschiedenen Arten von Therapeutinnen durchgeführt (die dann noch er-

---

[30]   Ganz im Sinne einer "open systems theory", wie wie von Easton entwickelt wurde und von Wirt und Kirst (1982) für die Analyse der Schulpolitik fruchtbar gemacht wurde.

gänzt wurden um einige Interviews mit Vertretern kantonaler Instanzen und mit Wissenschaftlern, die die Entwicklung während geraumer Zeit hatten beobachten können). Insgesamt wurden 62 Interviews mit 71 Personen[31] durchgeführt, deren Verlauf in sehr geringem Masse vorstrukturiert wurde, ähnlich dem Verlauf narrativer Interviews. Die Wahl der Untersuchungeinheit Gemeinde darf nicht in der Art missverstanden werden, dass die Schaffung einer neuen therapeutischen Wirklichkeit ein Geschehen sei, dass *nur* auf der Ebene der Gemeinde ablaufe; dem schulpolitisch interessierten Leser sei sogar gleich verraten, dass auch im hier untersuchten Kanton Zürich, dessen Schulwesen oft als weitgehend kommunal organisiertes und verantwortetes verstanden wird, die Kompetenzen der kommunalen Schulbehörden beschränkt sind, und zwar schon formal. Vielmehr war das Studium von Gemeinden geeignet zu erfassen, wie die Konstruktion von Wirklichkeit durch Bezugnahme auf Interpretationsmuster geschieht, die auf höherer Ebene (das heisst auf einer Ebene mit weiterreichender Geltung) schon geschaffen und verhandelt wurden, wie also im Rahmen und mittels gegebener Institutionen gehandelt wird – aber eben dennoch *gehandelt* wird, das heisst: stets neue Realität zunächst situativ und dann aber mit wiederum situationsübergreifender Geltung geschaffen wird. Das Studium von Gemeinden war also geeignet, das zu leisten, was ich als Analyse auf einer *Mesoebene* des Geschehens bezeichne (ein Ansatz, der im Kapitel 3 dargestellt wird).

Zwei weitere Datenquellen ergänzen dieses qualitativ gewonnene Material. Zum einen handelt es sich um eine systematische Analyse der wissenschaftlichen Literatur vor allem (und exemplarisch) zur Legasthenie. Sie soll zeigen, wie eine Störungskategorie durch Wissenschaftler konstruiert wird; sie wird auch den Anhaltspunkt liefern, der notwendig ist, um die Anpassung wissenschaftlichen Wissens an die Bedingungen der Anwendung erfassen zu können. Zum zweiten sind es statistische Daten zu den Raten behandelter Kinder und zu Zusammenhängen zwischen Behandlungsraten und bevölkerungsstrukturellen Merkmalen. Zum Schluss werden qualitative und quantitative Daten miteinander verknüpft zur Untermauerung der zentralen These zum Untersuchungsgegenstand: der Schaffung von immer mehr Devianz im Zuge eines abweichungsdefinierenden und professionellen Projektes.

---

31 Einige Interviews wurden auf Wunsch der Befragten als Gruppeninterviews durchgeführt, zum Beispiel mit mehreren Lehrern oder mit mehreren Schulpflegern.

2 Abweichungsraten: Statistischer Einstieg ins Thema

2.1 Steigende Behandlungsraten

Im Jahre 1969, das ist die früheste Angabe, die ich auftreiben konnte, wurden im ganzen Kanton Zürich knapp eine Million Franken für "Unterrichtshilfen", sie werden auch als "Stütz- und Fördermassnahmen" bezeichnet, aufgewendet. Im Jahre 1973 waren es bereits dreieinhalb Millionen. Dieser Betrag stieg (ab 1973 liegen jährliche Angaben vor) bis 1983 fast linear auf 12 Millionen Franken an. Im gleichen Zeitraum ging die Zahl der Volksschüler zurück, von 129'500 Schülern im Jahr 1973 auf 108'800 Schüler im Jahr 1983. Diese Kosten fielen an für Massnahmen wie logopädische Behandlung, Legasthenietherapie, Dyskalkulietherapie, psychomotorische Therapie, Psychotherapie, Rhythmik, Maltherapie, Wahrnehmungstherapie, Musiktherapie, Nachhilfe, Aufgabenhilfe und Deutschkurse für fremdsprachige Schüler.

Um weitere Angaben zu erhalten, wurden 1984 alle Schulgemeinden des Kantons Zürich schriftlich befragt. Die Erhebung sollte Auskunft über die Anzahl der behandelten Schüler geben. 92 % der Gemeinden (also 194 Gemeinden) lieferten die gewünschten Angaben. Es zeigte sich, dass fast ausschliesslich Primarschüler behandelt wurden. Ich werde also die Ausführungen auf die Grundstufe – und damit auf 155 Gemeinden (die restlichen sind reine Oberstufenschulgemeinden)[1] – beschränken.

Für die Primarstufe konnten auf dieser Basis im Gemeindedurchschnitt folgende Raten von Schülern errechnet werden, die am Stichtag (dem 1.12.1983) eine bestimmte Massnahme erhielten:

-	Deutsch für Fremdsprachige	4.6 %	-	Schülerberatung[2]	0.2 %
-	Legasthenietherapie	4.2 %	-	Familienberatung[3]	0.2 %
-	logopädische Behandlung[4]	3.7 %	-	Maltherapie	0.1 %
-	Aufgabenhilfe	1.6 %	-	Wahrnehmungstherapie	0.1 %
-	Rhythmik	1.0 %	-	Nachhilfe	0.8 %

---

[1]   Es sind Zusammenschlüsse kleinerer Gemeinden, zum Zwecke der Schulung der Oberstufenkinder.

[2]   Nur längerdauernde Beratungen; über die anderen, die im Rahmen der Abklärung durch den Schulpsychologen erfolgen, wird nicht Buch geführt.

[3]   Siehe Fussnote 2.

[4]   Die logopädische Behandlung erfolgt oft im Kindergarten, diese Zahlen sind hier *nicht* inbegriffen.

- psychomotorische Therapie	1.0 %	-	Musiktherapie	0.02 %
- Dyskalkulietherapie	0.7 %	-	Diverse Therapien,	
- Psychotherapie	0.5 %		z. B. Ergotherapie	0.5 %

(Durchschnitt aus den Raten von 155 Schulgemeinden)

Diese Raten für die einzelnen Massnahmen lassen sich zu einem Ge-
samtindex der Behandlung verrechnen, nämlich addieren und an der Pri-
marschülerzahl der Gemeinden relativieren. Allerdings darf diese Grösse
nicht als Prozentsatz der behandelten Schüler betrachtet werden (auch
wenn sie genau so berechnet wird), denn es kommt vor – wenn auch
nicht gerade häufig[5] –, dass ein Schüler zwei oder sogar mehrere Massnahmen gleichzeitig erhält; das aber kann hier nicht in Rechnung gestellt
werden, weil keine Daten zu den einzelnen Schülern, sondern nur Informationen auf der Ebene der Gemeinde vorliegen. Dennoch erhält man so
eine Grösse, die eine Information zum Gesamtmass an Behandlung vermittelt und die über die einzelnen Gemeinden hinweg vergleichbar ist.
Der Index sämtlicher Massnahmen (= *Index I*) betrug im Durchschnitt der
155 Gemeinden 19,2. Ohne die Deutschkurse für Fremdsprachige, die in
diesem ganzen Repertoire eine Sonderstellung einnehmen, weil das hier
festgestellte Defizit noch nicht den Charakter eines Versagens hat, liegt
der Index (*Index II*) im Durchschnitt bei 14,6.

Es empfiehlt sich für alle weiteren Berechnungen einen dritten Index
zu bilden, der ein weiter verkleinertes Massnahmenspektrum umfasst.
Nebst den Deutschkursen für Fremdsprachige wird auch die Aufgabenhilfe ausgeschieden, weil sie meist nur fremdsprachigen Schülern zu-
kommt, und dort auch die Funktion einer Betreuung bei mütterlicher Be-
rufstätigkeit hat, also nicht unbedingt auf mangelhafte Leistungen reagiert. Zusätzlich wird die Rhythmik ausgeschieden; das ist auch eine
technische Entscheidung, weil die Rhythmik in Sonderklassen lehrplan-
mässig erteilt wird und mithin die berechneten Zusammenhänge zu Sonderklassenraten (und den wiederum damit zusammenhängenden Grössen)
tautologisch würden. Man erhält so einen *Index III*. Darin enthalten sind
alle Massnahmen, welche als *Therapien* bezeichnet werden; sie setzen bei
definierten *Abweichungsbildern* an, wie die weiteren Ausführungen zeigen werden. Zusätzlich ist darin der Nachhilfeunterricht enthalten (der
aber den Index nur um knapp einen Punkt erhöht), als Massnahme, die
ebenfalls erst bei konstatiertem Ungenügen der Schüler einsetzt, auch
wenn das Ungenügen nicht in diesem Sinne kategorial gefasst wird. Der
Durchschnitt dieses Index betrug 12. (Abb. 1 zeigt die Höhe der Indizes
klassiert und zeigt die starken Unterschiede zwischen den Gemeinden.)

---

[5]   Kantonale Richtlinien raten davon ab.

Abb. 1: Index der Stütz-und Fördermassnahmen (Indizes I, II, III)

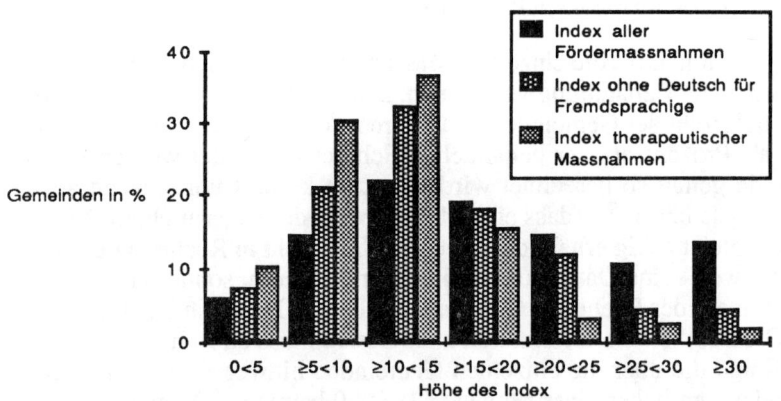

Abb. 2: Entwicklung von 1984 auf 1987 (Indizes I und III)

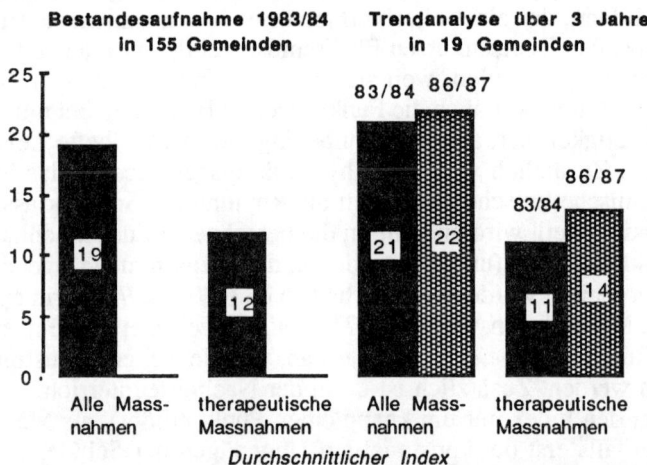

   Wollte man auf der Basis des errechneten Index III die Gesamtzahl
von Schülern schätzen, die *im Laufe ihrer sechsjährigen Primarschulzeit*
einer Abweichungskategorie zugerechnet werden, auf die diese Therapien
reagieren – bei denen also irgendwann eine Legasthenie oder sonst eine

Sprachstörung, eine psychomotorische Störung, eine Dyskalkulie oder eine (das ist eine mögliche Überkategorie) Teilleistungsschwäche festgestellt wird – so dürfte diese Zahl einiges höher liegen als der errechnete Index III. Eine solche Behandlung dauert nämlich kaum je länger als zwei bis drei Jahre. Die Rate müsste (bei der sechsjährigen Primarschuldauer) zwei- oder dreimal höher liegen, vorausgesetzt es sind nicht wieder dieselben Schüler, die nach der ersten Behandlung eine zweite erhalten.

Die Behandlungszahlen wurden 1987 ein zweites Mal erhoben, an einer Auswahl von 19 Gemeinden.[6] Diese Gemeinden hatten in der Erhebung von 1984, was ihren Index III betraf, einen Durchschnitt aufgewiesen, der dem Durchschnitt aller Gemeinden entsprochen hatte. Nun lag der Index drei Punkte höher (Abb. 2). Die Raten erfasster und behandelter Abweichung steigen also weiter.

2.2 Ein misslungener Ansatz: Die Suche nach einem objektivierbaren Bedarf

Nach Motoren dieser Entwicklung wurde zunächst auf der Basis schon verfügbaren Datenmaterials gesucht, nämlich auf der Basis von Angaben, wie sie in einer Bildungsstatistik des Kantons Zürich jeweils für alle Gemeinden erhoben werden, und auf der Basis von Gemeindedaten, wie sie aus verschiedenen anderen amtlichen Statistiken[7] verfügbar sind. Diese Daten konnten dem schon vorhandenen, selber erhobenen Datensatz hinzugefügt werden. Dabei wurden vor allem zwei Vermutungen geprüft. (1) Es wurde nach einem Zusammenhang gesucht zwischen der Behandlungsrate der verschiedenen Gemeinden und einem besonderen Bedarf nach Behandlung, wie er sich für die Gemeinden durch eine problematische Schülerzusammensetzung ergeben könnte, präziser gesagt: wie er sich durch eine grosse Zahl von Schülern aus bildungsfernen sozialen Schichten ergeben könnte. Dass die soziale Herkunft den schulischen Erfolg respektive das Versagen an schulischen Normen beeinflusst, ist ein Befund, den die Bildungsforschung immer wieder erhärten konnte. (2) Es wurde nach einem Zusammenhang zwischen den Behandlungsraten und dem Angebot an (verschiedenen) Sonderklassen respektive seiner Nutzung gesucht. Ein negativer Zusammenhang wurde vermutet. Eine höhere Rate therapeutisch behandelter Abweichung könnte dann als Be-

---

6   Zur Auswahl vgl. am Schluss dieses Kapitels.
7   Nämlich aus der Eidgenössischen Volkszählung von 1980 und den statistischen Mitteilungen des Kantons Zürich 1984.

vorzugung der Therapien vor den Sonderklassen interpretiert werden
oder auch als Ausweichen auf Therapien bei Gemeinden, die über kein
Sonderklassenangebot oder nur über ein schmales Angebot verfügen.
Wiederum wäre also die Rate therapeutisch behandelter Abweichung
Ausdruck eines Bedarfs, wie er sich nun aus einer bestimmten sonderpädagogischen Versorgungslage ergäbe. Beide Vermutungen erscheinen als
ebenso selbstverständliche wie ungeprüfte Behauptungen in offiziellen
Erklärungen zu den steigenden Behandlungsraten. Sie entsprechen nicht
den Fragen, wie sie der interpretative Ansatz aufwirft; jene wurden erst
im weiteren Projektverlauf formuliert, aus Einsichten, wie sie gerade
auch bei der Prüfung dieser Hypothesen erzielt wurden.

Erster Erklärungsversuch: Um die erste Vermutung zu prüfen, mussten
aus vorhandenen Gemeindedaten zuerst die Grössen ausgewählt werden,
die Hinweise auf die soziale Herkunft der Schüler enthielten. Als solche
Indikatoren wurden die Steuerkraft der Gemeinden, die Verteilung der
Erwerbstätigen auf die verschiedenen Wirtschaftssektoren und weiter
auch der Anteil ausländischer Schüler gewählt. Die Wahl dieser Indikatoren wurde als angemessen bestätigt durch die deutlichen Zusammenhänge, die sie zur Leistungsfähigkeit der Schüler zeigten; lediglich beim Anteil ausländischer Schüler zeigte sich nur ein schwacher Zusammenhang.[8]
Es sind gleich zwei Messungen für das schulische Reüssieren, die berücksichtigt wurden: die Gesamtzahl der Mittelschüler einer Gemeinde im
Schuljahr 1983/84 (die an der Gesamtzahl der Primarschüler relativiert
wurde) und der Prozentsatz von Schülern der Gemeinde (im Fünfjahres-
durchschnitt von 1978 bis 1982), die nach der sechsten Primarklasse in
den anspruchsvolleren oder mittleren Oberstufentyp übertreten, nämlich
ins Gymnasium oder die Sekundarschule, und nicht in die Real- oder
Oberschule, die für die leistungsschwächeren Schüler vorgesehen sind.
Das erste Mass erfasst den Anteil besonders leistungsstarker Schüler, das
zweite Mass enthält eine Information über besonders schwache Schüler.[9]
    Keine der Messungen sozialer Herkunft zeigte einen Zusammenhang
zur Rate therapeutisch behandelter Schüler; nur zum Anteil ausländischer

---

8   Die Variable ist zu unspezifisch, wenn man die Schichtzugehörigkeit nicht auch
     noch in Betracht ziehen kann; dafür aber fehlten die Angaben auf Individualniveau.
9   Beide Masse haben ihre Schwäche, das ist mit ein Grund für die Verwendung
     zweier Masse. Das erste Mass wird verzerrt durch Verschiebungen in der Einwoh-
     nerzahl und -struktur, etwa durch ein Ansteigen der Anzahl jüngerer Kinder oder
     durch die allmähliche Überalterung einer Gemeinde. Das zweite Mass hat den
     Nachteil, dass es sich nicht für jede Primarschulgemeinde berechnen lässt, weil
     kleinere Gemeinden meist in Oberstufenschulgemeinden zusammengeschlossen
     sind; die Angaben liegen dann nur noch für diese grösseren Gebilde vor.

Schüler zeigte sich ein schwacher, aber nicht gegen Zufall abgesicherter Zusammenhang. Diese Zusammenhänge und die Zusammenhänge zur Leistungsfähigkeit zeigt die Tabelle 1.[10]

Tabelle 1: Soziale Herkunft und Rate therapeutischer Massnahmen (Pearson-Korrelationen)+

Indikatoren sozialer Herkunft:	Index III der therapeutischen Massnahmen		validierende Messungen: Mittelschülerrate		Mittelschüler und Sekundarschüleranteil (vs. Real- und Oberschüler)	
	$(N/p)^{++}$		$(N/p)^{++}$		$(N/p)^{++}$	
- Steuerkraft	.02	(153/n.s.)	.76	(154/*)	.76	(55/*)
- Anteil Beschäftigte im Landwirtschaftssektor	-.07	(153/n.s.)	-.40	(154/*)	-.51	(55/*)
- Anteil Beschäftigte im Industriesektor	-.00	(153/n.s.)	-.36	(154/*)	-.70	(55/*)
- Anteil Beschäftigte im Dienstleistungssektor	.07	(153/n.s.)	.64	(154/*)	.78	(55/*)
- Anteil ausländische Schüler	.10	(153/n.s.)	.06	(154/n.s.)	-.17	(55/n.s.)

+ Pearson Korrelationen sind ein Mass für den Zusammenhang zwischen zwei Grössen. Der Korrelationskoeffizient kann Werte zwischen -1 (maximal negativer Zusammenhang) und +1 (maximal positiver Zusammenhang) annehmen. Ein Koeffizient von .0 bedeutet, dass kein Zusammenhang existiert.

++ N = Anzahl Gemeinden; p = Fehlerwahrscheinlichkeit. Ein Zusammenhang mit einer Fehlerwahrscheinlichkeit von 5 % oder mehr ($\geq$.05) wird als nicht signifikant (n.s.) betrachtet, das heisst, als zufällig zustande gekommen.

* = $p < .01$

10   Es zeigte sich im übrigen auch kein signifikanter Zusammenhang zwischen der Rate therapeutischer Massnahmen und der Leistungsfähigkeit der Schüler, was den Oberstufenübertritt betraf. Die Pearson-Korrelationen betrugen .07 (N=152/n.s.) für den Zusammenhang zur Mittelschülerrate und .12 (N=55/n.s.) für den Zusammenhang zur Rate von Mittel-und Sekundarschülern vs. Real- und Oberschülern. Dass für die Errechnung eines Bedarfs nach therapeutischen Massnahmen nicht direkt die Masse der Leistungsfähigkeit benutzt wurden, hat den Grund, dass dieser Zusammenhang schwer zu interpretieren ist. Ein positiver Zusammenhang bzw. ein nicht vorhandener negativer könnte ja auch bereits als Effekt therapeutischer Massnahmen beurteilt werden.

Trotz der wenig ermutigenden Befunde wurde die Hypothese weiter geprüft, und zwar durch gleichzeitiges Einbeziehen verschiedener Messungen sozialer Herkunft, von denen ja denkbar wäre, dass sie erst in Kombination einen Effekt erzielen. Wiederum geschah dies ohne Erfolg.

Dazu können folgende statistische Informationen angefügt werden: Es wurden *multiple Regressionsanalysen* durchgeführt, und zwar je getrennt für Gemeinden mit weniger als 100 Schülern (N = 45) und grössere Gemeinden (N = 110). Diese Trennung musste vorgenommen werden, weil die kleinen Gemeinden eine signifikant grössere Varianz ihres Index III aufwiesen, bei allerdings gleichen Mittelwerten.[11] Die Regressionsanalysen wurden nach dem schrittweisen Prinzip gerechnet, mit einer anschliessend forcierten, blockweisen Eingabe derjenigen Prädiktoren, die auch die absichtlich tief angesetzten Signifikanzkriterien für die schrittweise Eingabe (p < .10) nicht mehr erfüllten. Als Vorhersagevariablen des Index der therapeutischen Massnahmen wurden die oben erwähnten soziostrukturellen Merkmale eingegeben und zusätzlich die Mittelschülerrate und die Schülerzahl. Es wurden verschiedene Analysen gerechnet, mit je unterschiedlichen Kombinationen der soziostrukturellen Merkmale, da diese Merkmale, wurden sie alle gleichzeitig eingegeben, zum Teil wegen zu hoher Interkorrelationen ausgeschieden wurden. Der Anteil an erklärter Varianz des Index schwankte für die verschiedenen Analysen zwischen 5,5% und 11%. Der letzte, schon etwas höhere Wert wurde bei der Gruppe der kleinen Gemeinden erreicht, bei den grösseren Gemeinden konnten maximal 7% der Varianz erklärt werden.(Zum Grössenvergleich sei angemerkt, dass die Steuerkraft 57,8% (!) der Varianz der Mittelschülerrate zu erklären vermochte, wenn dieselben Regressionsanalysen für die Mittelschülerrate als abhängige Variable durchgeführt wurden.) Keine der Regressionsanalysen konnte für die aufgeklärte Gesamtvarianz das 5% Fehlerniveau unterschreiten. Knapp unterschritten werden konnte das 5% Fehlerniveau lediglich für die Varianz, die durch einzelne Prädiktorvariablen aufgeklärt wurde. Diese – relativ gesehen – besten Prädiktoren sind der Anteil ausländischer Schüler (er besitzt für die Gruppe der grossen Gemeinden eine Erklärungskraft von 3,9%) und die Steuerkraft (sie hat für die Gruppe der kleinen Gemeinden eine Erklärungskraft von 6,5% und einen negativen Beta-Koeffizienten).

---

[11] Darauf wies das Diagramm, wie es für alle bivariaten Zusammenhänge angefertigt wurde. Der Unterschied der Varianzen blieb auch dann signifikant, wenn der Index der Stütz- und Fördermassnahmen in einer Art *transformiert* wurde, dass für grössere Gemeinden nur noch die Prozentschritte der kleinsten Gemeinden möglich wurden. F-Wert, für den Test auf Varianzunterschiede bei der transformierten Variable: 3,36; DF=53,7; p=.000; t-Wert, für den Test auf Mittelwertunterschiede: -0.20. p=.84.

So kann abschliessend zum ersten Erklärungsversuch festgehalten werden, dass es keinen nennenswerten Zusammenhang gibt zwischen der sozialen Herkunft der Schüler und der Behandlungsrate. Das ist umso bemerkenswerter, als die soziale Herkunft einen überaus starken Einfluss auf die Leistungsfähigkeit der Schüler zeigte, sowohl was besonders gute als auch besonders schlechte Leistungen betraf.

Zweiter Erklärungsversuch: Es erstaunt nach den Ausführungen zur ersten möglichen Erklärung wohl nicht mehr, dass auch keine Zusammenhänge zwischen der Rate therapeutischer Behandlung und der Sonderklassenrate oder dem Angebot an Sonderklassen, über das die einzelnen Gemeinden verfügten, festgestellt werden konnten, jedenfalls keine Zusammenhänge in der erwarteten Richtung. Zwischen dem Angebot an Sonderklassen und der Behandlungsrate bestand überhaupt kein Zusammenhang.[12] Zwischen der Sonderklassenrate und der Behandlungsrate bestand ein schwacher Zusammenhang,[13] aber in der anderen Richtung als der erwarteten: Je häufiger in einer Gemeinde Schüler in Sonderklassen eingewiesen wurden, desto häufiger wurden auch Therapien in Anspruch genommen. Therapien, das konnte nach diesen Berechnungen also vorläufig festgehalten werden, kompensierten nicht ein allenfalls zu knapp vorhandenes Sonderklassenangebot oder eines, das man nur ungern in Anspruch genommen hätte (etwa aus Gründen fortschrittlicherer Vorstellungen über eine sonderpädagogische Versorgung).

Bei diesem Stand der Berechnungen konnte allerdings noch nicht ausgeschlossen werden, dass diese Befunde nicht letztlich auf die Schülerzusammensetzung der Gemeinden zurückzuführen wären. Die gleichzeitig häufigere Nutzung von Sonderklassen und therapeutischen Massnahmen hätte also einfach Folge einer problematischeren Schülerschaft sein können respektive die seltenere Nutzung Ausdruck weniger drängender Probleme. Hohe Raten therapeutischer Massnahmen hätten auch dennoch Kompensation eines Mangels an Sonderklassen sein können, hätte man erst die Schülerzusammensetzung in Rechnung gestellt – einer mangelnden Versorgung also in Anbetracht der besonderen Probleme. Dies galt es über weitere (multivariate) Berechnungen zu prüfen. Wiederum änderten diese nichts an den Befunden.

Folgende Zusatzinformationen sollen als Beleg dienen. Berechnet wurden *partielle Korrelationen* von erster bis vierter Ordnung. Kontrolliert gehalten wurden die Steuerkraft und die sektorielle Verteilung, die Merkmale also,

---

12 Pearson-Korrelation .02 (N = 153/ n.s.).
13 Pearson-Korrelation .17 (N = 153/p = .02).

die die deutlichsten Beziehungen aufwiesen zur Schülerqualität. Die partiellen Korrelationen schwankten lediglich zwischen .15 und .18 für den Zusammenhang zwischen Sonderklassenrate und Rate der therapeutischen Massnahmen (bei einer bivariaten Korrelation von .17); somit blieb diese Korrelation immer signifikant, mit einer Fehlerwahrscheinlichkeit von maximal 3%. Auch der Zusammenhang zwischen dem Sonderklassenangebot und der Rate therapeutischer Massnahmen blieb konstant, nun allerdings konstant insignifikant, mit einer Höhe der partiellen Korrelationen (erster bis vierter Ordnung) von zwischen .00 und .07 (bei einer bivariaten Korrelation von .02).

Die Rate therapeutischer Massnahmen resultiert also nicht aus einem Bedarf, wie er sich aus der übrigen sonderpädagogischen Versorgungslage ergäbe. Schon eher kann man von gemeindespezifischen Reaktionsmustern auf kritische Schülerleistungen sprechen, von einer Tendenz, mit verschiedenen sonderpädagogischen Massnahmen schneller respektive weniger schnell einzusetzen (unabhängig von der Schülerzusammensetzung und der Leistungsfähigkeit der Schüler, die diese impliziert). Den Zusammenhang der (zu diesem Zweck in Klassen eingeteilten) Sonderklassen- und Therapieraten zeigt Abbildung 3.

Abb.3: Therapeutische Massnahmen (Index III) und Sonderklassen

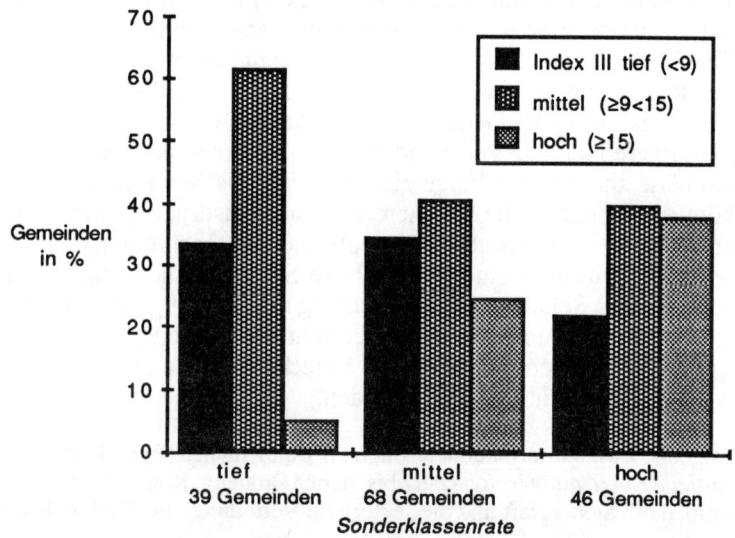

Man kann die Stellung therapeutischer Massnahmen im Spektrum möglicher Interventionen bei schlechten Schülerleistungen noch näher bestimmen und zusätzlich die Klassenrepetitionen einbeziehen. Wollte man immer noch nach einer Steuerung der Rate therapeutischer Massnahmen durch einen objektivierbaren Bedarf suchen, so wäre ein negativer Zusammenhang zwischen Klassenrepetitionen und den therapeutischen Massnahmen zu erwarten; es würde sich dann um alternative Reaktionen auf schlechte Schülerleistungen handeln. Es besteht aber gar kein Zusammenhang zwischen den beiden Massnahmen[14] – und wiederum erbringt auch hier die Kontrolle soziostruktureller Merkmale (durch multivariate Analysen) keine anderen Einsichten. Einige ergänzende Informationen zum Massnahmenspektrum bei schlechten Schülerleistungen können noch eingefügt werden: Die Repetentenrate erweist sich als abhängig von der Sozialschicht, im Unterschied zur Rate therapeutischer Massnahmen. Sie zeigt einen positiven Zusammenhang zum Anteil Beschäftigter in der Industrie[15] und einen negativen Zusammenhang zur Steuerkraft[16]; man kann sie also als "unterschichtstypisch" bezeichnen. Die Sonderklassenrate hängt dagegen in erster Linie vom Vorhandensein eines Angebotes an Sonderklassen und dessen Grösse ab;[17] das ist ein Zusammenhang, der seinerseits eine Analyse herausgefordert hat (vgl. Bühler-Niederberger 1988). In zweiter Linie hängt die Sonderklassenrate von der Anzahl ausländischer Schüler ab.[18]

2.3 Bedeutung der Ergebnisse für die folgende Untersuchung

Nach all diesen Berechnungen wurde die Suche nach einem objektivierbaren Bedarf aufgegeben. Es wurde ein anderer Ansatz gewählt, der die Rate erfasster und behandelter Abweichung und ihren Anstieg als Produkte von Aushandlungsprozessen konzipierte und der sich als fruchtbarer erwies als der zunächst gewählte; wie die folgenden Kapitel zeigen werden.

Um diese Prozesse zu studieren, wurden 19 Gemeinden ausgewählt. Die Auswahl geschah auf der Basis der hier berechneten und verwende-

---

[14] Pearson-Korrelation genau .00 (N = 154/n.s.).
[15] Pearson-Korrelation .28 (N = 154/p = .00).
[16] Pearson-Korrelation -.19 (N = 154/p = .01).
[17] Pearson-Korrelation .58 (N = 152/p = .00; partielle Korrelation 3. Ordnung nach Kontrolle soziostruktureller Merkmale .44 (N = 152/p = .00).
[18] Partielle Korrelation nach Kontrolle des Angebotes .17 (N = 152/p < .02).

ten Grössen. Zwei Kriterien lagen der Auswahl zugrunde: Es sollte trotz
der Einschränkung der Aufmerksamkeit auf eine kleine Zahl von Gemeinden eine möglichst grosse Vielfalt von Problemkonstellationen studiert werden, und die Auswahl sollte möglichst präzise beschreibbar sein.
Über ein statistisches Verfahren wurden die Gemeinden in einer Art
in Typen eingeteilt, dass sie sich innerhalb des Typus maximal ähnlich
waren, zwischen den Typen maximal unähnlich – und zwar hinsichtlich
Steuerkraft, sektorieller Verteilung, Ausländeranteil und Mittelschüleranteil. Gemäss diesen Ansprüchen erwies es sich als sinnvoll, sechs Typen
zu bilden. (Das Verfahren wird in Anhang 6.2 beschrieben.)

Von jedem dieser sechs Gemeindetypen wurden dann zunächst drei
Vertreter ausgewählt, die – je mit einem tiefen Index therapeutischer
Massnahmen (zwischen 0 und maximal 9), mit einem mittleren Index
(möglichst nahe am Durchschnitt)[19] und mit einem hohen Index (grösser
als 20) – als besonders typische Vertreter ihrer Gruppe gelten konnten.[20]
Der Index therapeutischer Massnahmen, der berücksichtigt wurde, war
der 1984 in der standardisierten Befragung ermittelte. Die Entscheidung
für eine zusätzliche Gemeinde wurde erst im Verlauf der weiteren Untersuchung getroffen. Es handelte sich um eine zusätzliche Industriege-
meinde; durch ihren Einbezug sollte einmal dieser zahlenmässig grösste
Typus besser vertreten sein, andererseits ging es auch darum, eine Gemeinde zu untersuchen, die im Einzugsbereich eines weiteren schulpsychologischen Dienstes lag, um auch hier die Variation zu erhöhen.

Mit dieser Auswahl der Untersuchungsgruppe wurde folgendes erreicht: eine grosse Variation der Schülerqualität und ihrer soziostrukturellen Voraussetzungen und damit eine Vielfalt möglicher Bedarfslagen,
falls diese bei den Entscheidungen doch eine Rolle spielen sollten; eine
Variation der Ausländerzahl, die einen (wenn auch nur schwachen) Zusammenhang zum Index III und der Sonderklassenrate zeigte; weiter
wurde (als Nebeneffekt) auch eine Variation der Sonderklassenrate erreicht. Die Rate therapeutischer Massnahmen lag, wie aufgrund aller vorgängigen Berechnungen nicht anders zu erwarten war, bei allen Typen
nahe am Gesamtdurchschnitt; deren Variation konnte nun in anderer
Weise sichergestellt werden: durch die entsprechende Auswahl von Gemeinden aus den verschiedenen Typen. Für die Gemeindetypen ergaben
sich folgende Kombinationen:

---

[19]   Faktisch schwankte der Index der ausgewählten "mittleren" Gemeinden zwischen
      11,4 und 12,2.

[20]   Das heisst: die einem minimalen chi2-Wert für den Abstand des individuellen
      Profils der Merkmale vom Durchschschnittsprofil der Gruppe aufwiesen.

Typenbezeichnung (gemäss Steuerkraft und sektorieller Verteilung)	Merkmalskombinationen: Schülerqualität, gemessen an Oberstufenbesuch	Ausländer- anteil	Sonderklassen- rate	Index III
Typ 1: Dienstleistungsge- meinden mit sehr hoher Steuerkraft (8 Gemeinden)	sehr gut	hoch	mittel	13.4
Typ 2: Industriegemeinden (65 Gemeinden)	mittel[21]	hoch	hoch	11.4
Typ 3: Agrargemeinden (10 Gemeinden)	schwach	tief	tief	11.0
Typ 4: Agrar-/Industriege- meinden (20 Gemeinden)	mittel - schwach	tief	mittel	13.8
Typ 5: Agrargemeinden mit etwas höherer Steuerkraft und grösserem Tertiäran- teil (14 Gemeinden)	mittel - schwach	tief	mittel - tief	11.2
Typ 6: Dienstleistungsge- meinden (38 Gemeinden)	mittel - gut	mittel - hoch	mittel - hoch	12.9

Sollten die politisch-administrativen Entscheidungen studiert werden, dann versprach diese Untersuchungsgruppenauswahl auch eine Varianz weiterer Merkmale, die in diesem Zusammenhang allenfalls wichtig
sein könnten, so etwa der parteipolitischen Zusammensetzung, dem ad-
ministrativen Ausbau, den verfügbaren materiellen und immateriellen
Ressourcen, der Gemeindegrösse (und damit etwa der persönlichen Be-
kanntheit) und anderen mehr. Die damit erreichte Kategorisierung entspricht zum Teil auch einer gängigen und vorwissenschaftlichen Typisierung von Gemeinden, etwa der Unterscheidung von Oberschichtsgemeinden (Typ 1), Landgemeinden (Typ 3), Industriegemeinden (Typ 2)
und Gemeinden, die als besonders durchschnittlich gelten (Typ 6); sie hat
damit eine gewisse Anschaulichkeit.

Das Verhältnis der hier dargestellten Resultate statistischer Analysen
zum weiteren Projektverlauf muss noch klargestellt werden. In der Folge
kristallisierte sich ein Zugang als angemessener Interpretationsrahmen
heraus, der die Devianz und die soziale Welt überhaupt in ihrer sozialen
Konstruiertheit betrachtet und der also an der Beschaffenheit von Abweichungskategorien und an einer Grösse wie der Abweichungsrate ihre Beliebigkeit gegenüber einer Beschaffenheit der Welt an sich herausstreicht.

---

21 Das bessere Abschneiden von Industriegemeinden als von Agrargemeinden bezüglich Schülerqualität muss wohl auf den höheren Tertiäranteil der Industriegemeinden zurückgeführt werden (vgl. Tabelle 1 im Anhang 6.2).

Das Identifizieren und Erfassen von Abweichung und das Kreieren und Durchsetzen von Abweichungskategorien sind dann nicht Handlungen, die mit einer gewissen Zwangsläufigkeit aus einer objektiven Wirklichkeit resultieren würden, ihr Verhältnis zur relevanten Wirklichkeit, nämlich zur einer sozialen Wirklichkeit, ist gerade umgekehrt: Sie schaffen Wirklichkeit. Natürlich liegt ein solcher Zugang nach den Ergebnissen dieses Kapitels nahe, und seine Wahl kann jedenfalls gegenüber entsprechenden Einwänden leicht verteidigt werden. Das soll aber nicht zur falschen Annahme verleiten, dass dieser Zugang erst jetzt gewählt werden *könnte* oder dürfte. Es könnte der Eindruck entstehen, dass man sich nun mit blossen Konstruktionen beschäftige, während das, womit man sich zuvor beschäftigt habe, die Welt objektiver Tatsachen gewesen sei.

Das wäre, wie gesagt, eine falsche Annahme. Auch wenn sich eine oder beide der hier geprüften Erklärungsmöglichkeiten hätten bestätigen lassen, wäre ein konstruktionistischer Zugang möglich und seine Wahl sogar verlockend gewesen. Man kann das (exemplarisch) am ersten Erklärungsversuch, der Erklärung von Behandlungsraten aus der sozialen Herkunft der Schüler, demonstrieren. Man könnte nämlich – unter der Voraussetzung, dass die behandelte Abweichung mit der Schichtzugehörigkeit variieren würde – fragen, weshalb soziale Unterschiede in weitgehend neurophysiologisch begriffenen Kategorien, wie es die Kategorien der Lernstörungen, Legasthenie, Dyskalkulie usw. sind, abgehandelt werden. Einen solchen Zugang wählt etwa Carrier (1983a), er spricht von einer "Maskierung des Sozialen".[22] Dass "learning disabilities" (das ist der im Amerikanischen gebräuchliche Überbegriff für die Devianzkategorien, die hier interessieren) in der Unterschicht häufiger diagnostiziert und behandelt würden, wird von ihm allerdings kurzerhand unterstellt – wohl aufgrund des vielfach festgestellten schlechteren schulischen Reüssierens der Unterschicht. So sinnvoll und soziologisch interessant dieser Zugang auf den ersten Blick erscheint, muss in der Selbstverständlichkeit, mit der er gewählt wird, ein Rest von naivem Glauben an einen Zusammenhang zwischen der Interpretation der Welt und ihrer objektiven (oder ihrer mittlerweile sich so präsentierenden) Beschaffenheit konstatiert werden, ein Glaube, dass alles und also auch solche Devianzkategorien auf etwas in dieser Art Relevantes – wenn auch vielleicht falsch oder immerhin fragwürdig – reagieren würden.[23] Nach genauerer, nämlich statistischer Prüfung scheint es jedoch auch für die USA fraglich zu sein,

---

22 Er nimmt dabei Bezug auf Bourdieu und Passeron.

23 Und natürlich ist es auch ein Glaube an die selbsterschaffene "soziologische" Welt, die man sich als sozial geschichtete konstruiert hat und der man sich nun nur noch so nähern kann.

ob ein Zusammenhang zwischen sozialer Schicht und diesen neuen Kategorien der Devianz besteht. In einer Analyse auf der Ebene amerikanischer Bundesstaaten durch Gelb und Mizokawa (1983) zeigte sich jedenfalls ein deutlich umgekehrter Zusammenhang zwischen Verarmung und sozialer Misere einerseits und der Häufigkeit, mit der Lernstörungen diagnostiziert und behandelt werden, andererseits.[24]

Ob ein konstruktionistischer Zugang gewählt wird, hängt aber nicht ab von den Zusammenhängen, die da konstatiert (und allenfalls auch exakt gemessen) werden können, weil auch die selbstverständlichsten Zusammenhänge als soziale Konstruktion analysiert werden können. Gerade die Ethnomethodologie hat gezeigt, wie aufschlussreich die Analyse des Alltäglichsten und Selbstverständlichsten sein kann (für entsprechende Beispiele vgl. Garfinkel 1967). Die Wahl dieses Zugangs liegt jedoch näher, je weniger Selbstverständlichkeit eine Konstruktion für sich beanspruchen kann, die den Blick des Forschers auf eben diesen konstruktiven Charakter verstellen könnte. So hoffe ich denn, dass diese Wahl auch dem Leser – gemäss eben dieser Logik – bereits plausibler erscheinen möge.

---

[24] Das führt dann Gelb und Mizokawa (1983) zum Schluss, dass es sich um eine "middle class disease" handle. Dieser Schluss ist allerdings zweifach problematisch: Einmal, weil wiederum auf "wirkliche" Abweichung geschlossen wird, zum zweiten, weil von Befunden auf Staatsebene vorbehaltlos auf die individuelle Ebene geschlossen wird. Vorbehalte gegenüber einem solchen Schluss (bei dem es sich um einen ökologischen Fehlschluss handeln könnte) gelten auch für Befunde auf Gemeindeebene, um zu meiner Analyse zurückzukommen. Ich habe diesen Schluss denn in meiner Analyse auch vermieden; ich habe stets von einem besonderen Bedarf der Gemeinde gesprochen, der sich aus ihrer Schülerzusammensetzung ergeben könnte.

3 Problemkonstruktion und Expertisierung – theoretisches Modell

Vorbemerkung: Zur konzeptuellen Erschliessung des interessierenden Bereiches werden eine ganze Reihe theoretischer und empirischer Beiträge herangezogen. Sie entstammen der (allgemeinen) Sozialtheorie und der interpretativen Devianz- und Professionssoziologie. Sie geben die Basis ab für das theoretische Modell, das das untersuchte Geschehen abbilden kann.

Keines dieser Konzepte hat das Projekt in einem strikten Sinne geleitet, und das theoretische Modell war nicht Ausgangspunkt der Untersuchung. Es wurde allmählich – auf der Basis empirischer Befunde und im Versuch, diesen maximal gerecht zu werden – erarbeitet. Seine Präsentation an dieser Stelle – und das heisst vor der Darstellung des empirischen Materials – entspricht also nicht dem Projektverlauf, erleichtert aber die folgende Berichterstattung. Natürlich sind die empirischen Befunde nicht ohne jede theoretische Perspektive gewonnen worden; diese lenkte die Aufmerksamkeit auf bestimmtes Geschehen und ermöglichte erste Interpretationen. Dieses Verhältnis von Theorie und Empirie charakterisiert das qualitative Vorgehen und unterscheidet es von quantitativer Methodologie.[1] (Der daran interessierte Leser wird auf den Anhang verwiesen.)

3.1 Der konstruktive Charakter sozialer Probleme

"Ob eine Handlung abweichend ist, hängt also davon ab, wie andere Menschen auf sie reagieren" (Becker [1963] 1973:10). Das ist – auf den Kern reduziert – die Perspektive, die eine Diskussion in Gang brachte und bald auch dominierte, wie sie vor allem in den sechziger und siebziger Jahren unter dem Begriff des *abweichenden Verhaltens* geführt wurde. Prominente Vertreter waren nebst Howard S. Becker etwa Lemert (1951b; 1967), Kitsuse (1962), Erikson (1962), Cicourel (1968) und im deutschsprachigen Raum Sack (1968). Es ist eine in ihrem wesentlichen Inhalt vergleichbare Perspektive, die etwa seit Mitte der siebziger Jahre die Diskussion anregt – jedenfalls intensiviert –, die unter dem Begriff

---

1   Man spricht in diesem Zusammenhang von einem sensitivierenden Gebrauch der Theorie (Denzin 1970) und von Verwobenheit von Theorie und Empirie (Blumer 1954).

der *sozialen Probleme* geführt wird. Auch in diesem Bereich haben ihre Vertreter bald eine theoretische Führungsposition übernommen – mindestens gilt dies für die Situation in den USA. Als prominentere Autoren sind nun etwa Blumer (1971), Spector und Kitsuse (1973; 1977), Conrad und Schneider (1980) und Gusfield (1981, 1984) zu nennen; in gewisser Hinsicht können auch schon Fuller und Myers (1941a, 1941b) hier eingereiht werden. Schliesslich findet sich ein solcher Ansatz auch in der Betrachtung von *Krankheit*, so bei Freidson (1979: 171ff.), Szasz (1961), Scheff (1974) oder Wright und Treacher (1982).[2]

Diese Sichtweise hat verschiedene Wurzeln. Sie gründet etwa in der Chicago-Schule, wie sie vor allem durch W.I. Thomas, R.E. Park und E.C. Hughes beeinflusst wurde, im symbolischen Interaktionismus, der mit der ersten Strömung personell und ideell eng verknüpft ist und der sich unter anderem auf das Werk George Herbert Meads bezieht, und schliesslich lässt sie sich in die phänomenologisch orientierte Soziologie zurückverfolgen. Bei der letzteren können dann die Anleihen sowohl der Ethnomethodologie Garfinkels (1967) oder Cicourels (1973) entnommen sein wie auch der existentiellen Phänomenologie von A. Schütz, die in den Sozialwissenschaften erst durch die Arbeiten von Berger und Luckmann (1969) so richtig Verbreitung fand. Für die grundlagentheoretischen Gemeinsamkeiten all dieser Theorieansätze steht der Begriff des *interpretativen Paradigmas* (Wilson 1973).

In diesem Paradigma handeln Menschen auf der Grundlage von Bedeutungen. Diese resultieren nicht einfach aus den Objekten selbst – gewissermassen aus der Natur der Sache –, dahinter steht eine interpretative Leistung. *Interpretationsschemata* kann man die in der sozialen Interaktion gewonnenen Wissensbestände nennen, die den Bezugsrahmen für alle Erfahrungen abgeben. Der Bezug zur Erfahrung ist ein wechselseitiger: Die Interpretationsschemata geben das Muster ab, in welches Erfahrungen eingeordnet werden können, und gleichzeitig wird das Muster durch eben diese (so interpretierten) Erfahrungen konstituiert und laufend modifiziert. Muster und Ereignisse bestimmen sich also gegenseitig. Das meint der Begriff der *dokumentarischen Methode der Interpretation* (Garfinkel 1973: 198ff.). Einen Stock solcher Wissenselemente müssen sich die Gesellschaftsmitglieder als selbstverständlich und sicher unterstellen, soll Interaktion überhaupt möglich sein. Man kann diesen Wissensstock als *Alltagswissen* (Matthes/ Schütze 1973:20) bezeichnen. Andere dieser Wissensbestände zeichnen sich dadurch aus, dass nur einzelne Gruppen von Gesellschaftsmitgliedern, zum Beispiel bestimmte Pro-

---

2   All diese Forschungsbereiche lassen sich im übrigen nur schwer gegeneinander abgrenzen, wie die folgenden Ausführungen zeigen werden.

fessionen, darüber verfügen oder diese jedenfalls darüber in besonderem Masse verfügen. Sie konstituieren ein *Sonderwissen* (Schütz/Luckmann 1979: 305ff.). Der Bezug eines solchen Sonderwissens zur Realität ist nicht minder *konstruktiv* als derjenige des Alltagswissens: Es enthält Deutungsmuster, mit denen Objekte erst identifiziert und als solche konstituiert werden. Als Beispiel kann hier das Objekt der "Krankheit" angeführt werden und seine Konstruktion durch das Sonderwissen der Medizin. Betrachtet man die erhebliche Veränderung dieser Konstruktion im Laufe der Zeit und in verschiedenen Kulturen – und betrachtet man deren Folgen –, so ist das sogar ein besonders überzeugendes Beispiel für das konstruktive Verhältnis des Wissens zur sozialen Wirklichkeit.[3]

Es ist ein konstruktives Wissen, ob allgemein oder partikulär, das Normenverstösse identifiziert, und es ist das Handeln auf dieser Basis, das Abweichung konstituiert. Das alles ist im eingangs zitierten Satz von Becker gemeint. Für die Devianzforschung eröffnete diese Perspektive ein ganzes empirisches Programm. Charakterisiert man es pauschal, so fordert es, dass nicht nur der Regelverletzer zum Objekt der Untersuchung wird, sondern *alle* Akteure, die am Zustandekommen einer devianten Handlung beteiligt sind. So umfassend hat es Becker ([1963] 1973) als erster angekündigt und in Angriff genommen, und er hat es dabei auch mit einigen wichtigen konzeptuellen Elementen gefüllt. Diese hat er empirisch gewonnen, über eine sensitive Beobachtung der Realität – die besondere Stärke von Forschern in der Tradition der Chicago-Schule, zu denen man ihn zählen kann. So hat er zum Beispiel darauf aufmerksam gemacht, dass die Identifikation einer Handlung als normverletzend nicht ausreicht, um eine Reaktion auszulösen. Dass also Interpretationsschemata für Konformität und Abweichung geschaffen wurden – Becker spricht von *Regeln* –, bedeutet noch längst nicht, dass auf eine regelverletzende Handlung auch reagiert wird. Auch dass die Handlung bekannt geworden ist, braucht noch keine Reaktion auszulösen – selbst dann nicht, wenn diese Regeln die allgemein anerkannten Deutungsmuster für das Verhalten sind.[4] Es braucht vielmehr ein zusätzliches Interesse an der Regeldurchsetzung (Becker 1973: 8ff.). So werden neben der *Regelverletzung* – dem zuvor dominierenden Interesse der Devianzforschung – die *Regelsetzung* und die *Regeldurchsetzung* zu Bestandteilen des interpretativen Forschungsprogrammes.

---

3   Siehe dazu etwa Freidson (1979: 6-22).
4   Hawkins und Tiedeman, die sich stark an Becker orientieren, sprechen sogar von einer eigentlichen Tendenz zur Nichtreaktion, von einem *nonreaction bias* (Hawkins/Tiedeman 1975: 111).

3.1.1 Sozialpsychologie devianzbegründender Interaktion

Sieht man von Beckers eigenen Arbeiten ab, so blieb die Regelsetzung
ein vorerst uneingelöster Bestandteil des interpretativen Forschungsprogrammes. Bei den Bemühungen, das Programm einzulösen, dominierte
zunächst eine *Mikroperspektive*: eine Konzentration auf die unmittelbare
Interaktion zwischen einem Akteur, der die Handlung eines anderen als
deviant einstuft und dem so als abweichend eingestuften anderen. Für die
Forschung zum abweichenden Schülerverhalten gilt dies sogar fast ohne
Ausnahme. In einer Sozialpsychologie der Schule hat sie untersucht, wie
vor allem die Lehrer ihre Definitionen von abweichendem Verhalten erarbeiten und in die Interaktion mit den Schülern einbringen und wie da-
durch Aussenseiter geschaffen werden (Brusten/Hurrelmann 1973;
Hargreaves 1975; Tornow 1978; Lösel 1974; Brusten/Herriger 1978;
Wittig 1978; Arbeitsgruppe Schulforschung 1980; Lambrich 1987; zur
Etikettierung in Begriffen von Lernstörungen und Teilleistungsschwäche
vgl. Osborne et al. 1985).[5] Diese Interaktion wird als ein Prozess der
Stigmatisierung begriffen, in dessen Verlauf dem etikettierten Regelverletzer konforme Handlungsmöglichkeiten beschnitten werden und der so
Stigmatisierte sich selbst neu und entsprechend den etikettierenden Interaktionen definiert. Erst in diesem Prozess wird Devianz geschaffen, jedenfalls *Devianz als Rolle*; und diese interessiert in einem solchen Ansatz,
nicht der deviante Akt. Isolierte regelverletzende Handlungen – und selbst
solche von juristisch gesehen ganz erheblichem Gewicht – sind ohnehin
häufig und sie bleiben meistens folgenlos; das ist eine Behauptung, die
durch die kriminologische Forschung schon seit Jahren gestützt wurde.[6]
Sie sind sogar so universell, dass es wenig gewinnbringend ist, sie zu
erklären, wenn man den Phänomenen näherkommen will, die die Devianzforschung schon immer beschäftigten, etwa der Kriminalität oder
der psychischen Abweichung, so wie diese von den anderen Gesellschaftsmitgliedern als Erscheinungen am Rande oder ausserhalb gesellschaftlicher Normalität identifiziert werden.

Dieser *labeling-Ansatz* ist längst bekannt – und er fand seine Kritiker.
Er fand sie nicht nur in den Reihen jener Theoretiker, die sich stärker auf

---

5   Wurde diese Perspektive erweitert, so vor allem dadurch, dass andere Instanzen und
    Agenturen und deren Produktion von Schülerdevianz untersucht wurden, so etwa
    Polizei (Reuband 1982) und Jugendhilfe und deren Kooperation mit den schuli-
    schen Instanzen (Brusten 1982). Bei all diesen Untersuchungen lag aber das Inter-
    esse auf der Interaktion zwischen Etikettierern und Etikettierten, einer Interaktion
    als *Interpretation, Sanktionierung* und *Rollenzuweisung*.

6   So schon durch die alte Untersuchung von Wallerstein und Wyle (1947), neuer
    auch durch eine Untersuchung von Hirschi (1971).

den Täter konzentrierten und auf dessen Motive und Möglichkeiten (so
etwa bei Gibbs 1966), Kritik erwuchs ihm auch aus den eigenen (interpretativen) Reihen und betraf die starre Zuschreibungsmechanik mit un-
ausweichlichen Folgen, die im Widerspruch stehe zum selbstgewählten
interpretativen Ansatz. Man kann nämlich leicht argumentieren, dass der
labeling-Ansatz seinen interpretativen und interaktiven Zugang aufgibt,
wenn er zu erklären versucht, was *nach* der sozialen Reaktion geschieht,
mit der eine Handlung als deviant identifiziert und behandelt wird. Die
resultierende Devianz, die deviante Rolle eben und die beschädigte Identität, ist dann nämlich nicht mehr eine, die erst interpretativ festzulegen
wäre, sie wird von den labeling-Theoretikern als "wirklich" konzipiert
und als Produkt der einmal erfolgten Reaktion. [7]
   Das Interesse an dieser Mikroperspektive hat sich erschöpft. Das
simple Konzept einer Zuschreibungsmechanik mag den Ausschlag gegeben haben. Der Abweichende als Opfer eines Erfassungstäters, welcher
mit fragwürdigen Zuschreibungen operiert, das ist ein Bild, das zu pene-
trant gezeichnet wurde, nicht so sehr von den wesentlichen Vertretern
des Ansatzes, als vielmehr von seinen oft ausserhalb des interpretativen
Paradigmas stehenden Rezipienten – Gegnern und Befürwortern. [8]

3.1.2 Soziologie der Devianzkategorien – die "constructionist view"

In gewisser Hinsicht ist die Arbeit am labeling-Konzept substituiert worden durch die Forschung, die unter dem Begriff der *Konstruktion sozialer Probleme* Fragen von Norm und Abweichung in einer strikter interpretativen, ethnomethodologischen Perspektive bearbeitet. Das Interesse
ist hier thematisch weiter gefasst und damit auch etwas abstrakter: Es erstreckt sich auf all jene "... Aktivitäten von Gruppen, die einen Übel-
stand behaupten und Forderungen an Organisationen, Agenturen und Institutionen richten bezüglich behaupteter Bedingungen", also auf das
"Entstehen, Aufrechterhalten und die Geschichte von (solchen) Forde-

---

[7]   Becker hat sich mit dieser Kritik auseinandergesetzt ([1963] 1973: 161 ff.). Es ist
       im übrigen eine Kritik, die man ganz allgemein an den symbolischen Interaktio-
       nismus richten kann, dass ihm das "social self" zum "social determined self" geriet
       (vgl. Giddens 1984: 24f.).

[8]   Rains (1975) zeigt überzeugend, wie diese Version des Geschehens zustande kam:
       aus der Übernahme isolierter ethnomethodologischer Elemente (etwa aus der
       Arbeit von Kitsuse 1962) und ihrer Vermengung mit einer konventionellen Sicht
       von Devianz und sozialer Kontrolle als zwei getrennten, wenngleich interagieren-
       den Grössen, wie sie etwa Lemert (1951b; 1967) vertrat. Es handelte sich also ge-
       wissermassen um eine Kompromissversion.

rungen und auch (auf) die Antworten auf diese" (Spector/Kitsuse 1973: 146). Damit erstreckt es sich auf *soziale Probleme* schlechthin, denn so müssen diese in einem interpretativen Ansatz definiert werden: als *interpretative*, und das meint auch immer *interaktive* Leistung, als *ausgehandelte Interpretation*. Es handelt sich nun auch nicht mehr um eine Erforschung des gesellschaftlichen Mikrobereichs; untersucht werden Gruppen, Organisationen, Professionen und nicht selten Instanzen wie Parlamente und oberste Gerichtshöfe.

Will man diesen Wandel in Interesse und Zugang – die neue *constructionist view* sozialer Probleme, wie sie oft genannt wird – auf den Themenbereich meines Projektes übertragen, so hat das Interesse nun dem Handeln jener zu gelten, die behaupten, bestimmte schulische Bedingungen und bestimmtes Schülerverhalten seien als Problem zu betrachten und dieses Problem verdiene Beachtung. Weiter hat es dem allfälligen Erfolg solcher Behauptungen zu gelten, wie er sich niederschlägt in einer neuen Definition der Wirklichkeit, die man sich gegenseitig als selbstverständlich unterstellen kann, und wie er in Programmen, Gesetzgebung, Budgetplänen und letztlich auch – je nach Art des behaupteten Übelstandes – in Devianzraten, von denen ich ausgegangen bin, empirisch einfacher greifbar wird. Conrad/Schneider (1980:17) bezeichnen einen solchen Ansatz – soweit er sich spezifisch mit abweichendem Verhalten auseinandersetzt – auch als eine *Soziologie der Devianzbezeichnungen* oder Devianzkategorien, und es ist wohl bereits an diesem Punkt der Ausführungen evident, dass deren Zugang meiner Fragestellung näher kommt als die Sozialpsychologie devianter Individuen. Denn die letztere müsste Devianzraten – und das heisst auch: Unterschiede in diesen Raten oder deren sprunghaftes Ansteigen – aus einer Vielzahl von Interaktionen erklären, in denen je *ein Fall* konstituiert wird. Dabei wären Verlauf und Ausgang der einzelnen Interaktionen *aus der einzelnen Situation und nur aus dieser* zu verstehen. Dass allerdings letztlich Devianzraten dann doch nur über Fälle zustandekommen respektive Devianzkategorien nur über ihre Anwendung in einzelnen Situationen zu relevanten Kategorien werden, trotz der Relevanz des Geschehens auf der höheren Ebene, ist ein Einwand, den ich hier gegen die "constructionist view" schon anführen möchte – und mit dem ich mich noch auseinandersetzen werde, allerdings nicht durch Rückgriff auf den labeling-Ansatz.

Die Soziologie der Devianzbezeichnungen wendet ihr Interesse meist solchen Definitionsprozessen zu, wie sie in der Interaktion von Akteuren der stigmatisierenden Mehrheit – also auf der *anderen Seite* – ablaufen. Kennzeichnendes Merkmal von Prozessen, in denen Devianzkategorien geschaffen werden, ist es nämlich, dass die Angehörigen der als abweichend definierten Gruppen nicht präsent sind: Diese Prozesse laufen unter

38   *Problemkonstruktion und Expertisierung*

Ausschluss der Betroffenen ab. Das ist eine Behauptung, die sich auf empirische Befunde stützt; sie gilt allerdings nicht immer. Sie gilt für Definitionsprozesse, die sich auf solche Mitglieder der Gesellschaft beziehen, die mit wenig interaktiver Kompetenz ausgestattet sind – wenig, was die Teilnahme an Interaktionen dieser Art betrifft; damit aber gilt sie für den grösseren Teil solcher definitorischen Prozesse (vgl. Hawkins/Tiedeman 1975:168ff.; Giesen 1983).

Wie wohl kaum eine andere, dem interpretativen Paradigma verpflichtete Forschungsrichtung hat die Erforschung von Problemdefinitionen immer wieder darauf aufmerksam gemacht, dass es den Akteuren darum geht, Interessen durchzusetzen, auch gegen die Interessen anderer. Der Prozess der Definition respektive Redefinition von Problemen und der Institutionalisierung einmal erreichter Definitionen, ist einer, in dem es *Gewinne* und *Verluste* für bestimmte gesellschaftliche Gruppen zu verbuchen gilt, und es ist einer, in dem die *Eigentümer* des Problems wechseln können, das heisst, andere Gruppen oder Institutionen werden zuständig für die Formulierung einer öffentlichen Politik des Umgangs mit dem Problem (Gusfield 1975). Kurz: Soziale Probleme, so wie sie in einem bestimmten Zeitpunkt einmal konstruiert sind, sind nicht anders, denn als *vorläufiges Kampfresultat* zu verstehen. In der Ethnomethodologie – und ganz allgemein im interpretativen Paradigma – ist das nicht vorgesehen. Da gibt es nur *ein* Interesse des Handelns, und das ist ein sinnstiftendes. Sich gegenseitig zu vergewissern, dass die Welt so beschaffen ist, wie man es mit seinem Handeln unterstellt und damit das Handeln als rational erscheinen zu lassen, ontologische Gewissheit zu erwirken – das ist es, worauf soziales Handeln zielt.[9] Bei der Analyse von Problemkonstruktionen drängten sich Konzepte wie *Macht* und *Konflikt* auf, und die Autoren verschiedener Projekte haben deshalb theoretische Anleihen ausserhalb des interpretativen Paradigmas gemacht. So beziehen sich Conrad und Schneider (1980) auf eine Konfliktperspektive, in der es innerhalb der Gesellschaft rivalisierende Interessengruppen gibt und die definitorische Leistungen als Produkte sozialer und politischer Konflikte zu sehen vermag. Ähnlich argumentiert Pfohl.[10]

---

9 Das ist eine Einseitigkeit des interpretativen Zugangs, die Giddens zur Kritik veranlasste, man habe sich nur mit *Handeln als Sinn* und nicht mit *Handeln als Praxis* auseinandergesetzt (1984: 137, 64).

10 Conrad und Schneider (1980) beziehen sich sowohl auf eine pluralistische wie auch auf eine marxistische Konfliktperspektive; Pfohl (1985) bezieht sich unter anderem auf Foucault und Derrida und damit auf einen Machtbegriff, der gelegentlich zum Mythos zu werden droht.

Mit der "constructionist view" sozialer Probleme begann man nun ein interpretatives Programm, wie es Becker für die Devianzforschung vorgezeichnet hatte, auch in den zuvor vernachlässigten Aspekten einzulösen. Beckers prägendster konzeptueller Beitrag für die weitere Erschliessung dieser Ebenen, den er schon geleistet hatte, längst bevor sich der konstruktionistische Zugang zu sozialen Problemen als Forschungszweig zu etablieren begann, war der des *moralischen Unternehmens*. Es gibt kein soziales Problem ohne ein solches Unternehmen. Bei seinen Studien ([1963] 1973) identifizierte Becker Akteure, die sich vis-à-vis von Instanzen wie Parlament oder obersten Gerichtshöfen dafür engagieren, Anerkennung zu finden für ihre Definitionen eines sozialen Übels. Solche bezeichnete er als *moral entrepreneurs* (moralische Unternehmer). Der Begriff meint einmal, dass sie ihr Geschäft vorantreiben – und sich dieses auch vorantreiben lässt – über Strategien, wie Unternehmer sie einsetzen, um ein neues Produkt zu lancieren: über Propaganda. Er drückt auch aus, dass sie dazu in erster Linie moralische Argumente einsetzen. Das Ziel ihres Unternehmens – man kann es auch als moralischen Kreuzzug bezeichnen – ist die Setzung einer Regel; die Regel soll das Übel beseitigen. Seine Folge ist eine neue Gruppe von Aussenseitern, nämlich alle diejenigen, die bezichtigt werden, dieser Regel nicht zu entsprechen.

Becker hat die moralische Motivierung des Unternehmers allerdings überschätzt. Sein empirisches Material war die Rauschgiftgesetzgebung in den USA gewesen, nämlich das Verbot von Opiaten zu Beginn des Jahrhunderts und von Marihuana in den dreissiger Jahren. Dickson (1968) hat diese Gesetzgebung noch einmal analysiert, gründlicher als Becker es getan hatte. Er zeigte, dass das Geschäft der Regelsetzung in erster Linie von der Leitern des "Bureau of Narcotics" vorangetrieben wurde und dass sich der Geschäftserfolg für diese Abteilung im wörtlichen Sinne auszahlte – im Budget, welches das Parlament der Abteilung bewilligte. Das einzig Sichere, was über die moralische Motivierung dieser Art von Unternehmern ausgesagt werden kann, ist demnach, dass sie den Inhalt ihrer Propaganda abgibt.

Nicht alles, was in dieser Art öffentlich thematisiert wird, findet Anerkennung als Problem. Die Anerkennung durch die Gesellschaft ist ein selektiver Prozess, und einer, der bei verschiedenen öffentlich thematisierten Bedingungen unterschiedlich weit fortgeschritten ist (Blumer 1975). In einer solchen Perspektive kann man nun von einer *Karriere sozialer Probleme* sprechen. Hierin liegt dann die zweite wichtige Erkenntnis, die aus der von Becker initiierten Forschung resultierte: Sie zeigte, wie die allerersten Erfolge in der Laufbahn eines sozialen Problems die weitere Karriere begünstigen. War nämlich – als Folge erster Anerkennung – eine spezialisierte Agentur mit der Abarbeitung des Problems beauftragt, so trat diese dann selber auf den Plan und verhalf ihm zur weiteren Anerkennung. Die Agentur vergrösserte so ihren Einflussbereich – und ebenso die Möglichkeiten, den (weiteren) Prozess der Anerkennung effektvoll zu steuern.[11] So macht das Problem Karriere, man ist versucht zu sagen: automatisch, aber dann würde man unterschlagen, dass die Karriere durch planvolles Handeln in Gang gesetzt und gehalten werden muss. Ob die öffentliche Anerkennung auch von der Art der behaupteten Bedingungen abhängt, also etwa davon, dass diese Bedingungen mit zentralen gesellschaftlichen Werten konfligieren, scheint dagegen – nach allen empirischen Einsichten, die mittlerweile erreicht wurden – eher fraglich zu sein.[12]

Definitorische Leistungen werden nicht nur gegenüber Politikern und der Öffentlichkeit vollbracht. Auch bei Sozialwissenschaftlern können sie Erfolge verbuchen. Dies jedenfalls ist die Kritik der interpretativen Theoretiker, wie sie etwa Blumer (1975:102ff.) formulierte: Die Soziologie sei unfähig, selber Bedingungen als der Problematisierung würdig zu erkennen, sie folge hierin der öffentlichen Anerkennung sozialer Probleme. Die Lösung, die die konstruktionistische Sicht hier anbietet, kann allerdings auch nicht ganz befriedigen: Sie folgt nämlich zuerst einmal ebenfalls dieser öffentlichen Anerkennung, kehrt aber dann die Logik um, und problematisiert die Anerkennung. Das ist ein "ironischer" Zugang, wie Kitsuse und Ibarra (1986:4) ihn nennen. Es ist allerdings auch ein wesentlich stärker empirischer; denn was ein soziales Problem ist, kann nun aus dem erschlossen werden, was Leute *tun* (Schneider 1985a: 233), aus ihren kollektiven Aktivitäten, in denen sie Zustände als problematisch und unerwünscht definieren. Um als Soziologe soziale Probleme zu identifizieren, braucht es dann keine Annahmen über strukturelle Spannungen und Dysfunktionen, wie sie in einem struktur-funktionalistischen Ansatz, etwa bei Merton (Merton/Nisbet 1971), gemacht werden. Solche Annahmen sind höchst problematisch in ihrer operationalen Ausdefinition und damit in der Beantwortung der Frage, was nun wirklich ein soziales Problem sei. So aufgeworfen, setzt die Beantwortung der Frage ein soziologisches Wissen voraus, wie es nicht annähernd vorhanden ist, unter anderem nicht weniger als das Wissen um das optimal mögliche Funktionieren sozialer Systeme.[13] Diese Vorbehalte treffen auch zu für den

---

[11] Das findet sich bei Dickson (1968) systematisch nachgezeichnet.

[12] Eine solche Wertekonfliktthese ist schon von Fuller und Myers (1941a) formuliert worden. Kitsuse und Spector (1973) haben gute Argumente gegen eine solche These vorgebracht. Dennoch erscheint eine solche Argumentation immer wieder, so etwa bei Giesen (1983: 236f; besonders seine Punkte 2 und 3).

[13] Zur Kritik am struktur-funktionalistischen Ansatz siehe Kitsuse/Spector (1973).

wahrscheinlich neuesten Versuch, soziale Probleme aus objektiven Bedingungen zu begründen. Es ist der Definitionsvorschlag Haferkamps, der aus Bedrohungen des Lebens und Überlebens eine Definition sozialer Probleme ableiten möchte (Haferkamp 1987: 127ff.). In einer konstruktionistischen Definition wird demgegenüber die Frage nach der Rolle, die objektive soziale Bedingungen für die gesellschaftlichen Definitionen spielen, zu einer, die empirisch zu beantworten ist; allerdings einer, die – wollte man konsequent interpretativ denken – so auch gar nicht mehr gestellt werden dürfte, wie weiter unten noch zu zeigen sein wird.

Es ist eine zunächst einmal eine legitime Kritik, dass mit dieser Konzentration auf den Definitionsprozess nicht *soziale Probleme* analysiert werden, sondern nur die soziale *Problematisierung* (Haferkamp 1987: 126).[14] Sie trägt allerdings nicht dem ganzen Beitrag der Konstruktionisten Rechnung; zumindest implizit beschäftigen sich diese durchaus mit sozialen Problemen – und zwar in einem Sinne, wie es die Vertreter der theoretischen Gegenposition tun.

Diese Kritik vergisst etwa das Geschehen auf der Mikroebene, für welches die gesellschaftlichen Definitionsleistungen die Basis abgeben; sie vergisst die Etikettierungsprozesse. In diesen wird geschaffen, was den interpretativen Forscher beschäftigt: *Aussenseiter*. Selbst wenn dieses Mikrogeschehen in der "constructionist view" sozialer Probleme selten thematisiert wird, könnte man durchaus sagen, dass Konstruktionisten damit auch eine eigene Definition eines sozialen Problems zumindest im Hintergrund haben: Nicht das *Verhalten* der Aussenseiter stellt sich ihnen als Problem dar, sondern deren gesellschaftliche *Stellung*. So gesehen wäre der Zugang dann kein ironischer – und auch nicht ein so radikal relativer wie seine Vertreter es behaupten –, jedenfalls nicht nur; er wäre selbst ein moralischer. Für Beckers Position etwa wäre das keine unangemessene Charakterisierung.[15] Conrad und Schneider (Conrad 1975; Conrad/ Schneider 1980) problematisieren die Adäquatheit propagierter und anerkannter Problemdefinitionen unter einem anderen Ge-

---

14 Sie ist analog zur Kritik, die an die interpretative Devianzsoziologie schon dort gerichtet wurde, wo sie die Mikroprozesse der Devianzkonstruktion konzeptualisierte, der Kritik nämlich, die soziale Reaktion statt der unerwünschten Aktion zu untersuchen.

15 Auch wenn interpretative Devianzforscher bestreiten möchten, dass sie sich für irgend eine Position entschieden hätten, wird die Identifikation mit den "underdogs" immer wieder sichtbar. Eine solche Identifikation und damit eine markante Position in der amerikanischen Soziologie wurde H.S. Becker – und manchem der Soziologen in seinem Gefolge – auch von Gouldner (1968) in seiner bekannten Soziologiekritik attestiert, auch wenn er beanstandete, dass Becker seine Position letztlich nicht genügend explizit und nicht mit der ganzen Konsequenz vertrete.

sichtspunkt: Sie würden Konstruktionen vorziehen, die von einer anderen Ätiologie ausgehen, nämlich soziogenetische und politische Konzepte der Abweichung anstatt einer Medikalisierung der Devianz.[16] Blumer (1971) – noch stärker von der ontologischen Gewissheit einer von ihm vertretenen Sicht der Dinge überzeugt als andere "Konstruktionisten" – unterscheidet sogar zwischen sozialen Problemen als Produkt kollektiver Definitionsprozesse einerseits und objektiven Bedingungen als Korrektiv von Ignoranz und Fehlinformation andererseits. Bei anderen Autoren seien solche Annahmen über einen *wahren* (und das heisst: nicht bloss konstruierten) Charakter sozialer Bedingungen und Probleme zwar versteckter, aber dennoch fast immer vorhanden; das ist die Kritik von Woolgar und Pawluch (1985). Dass die Konstruktionisten dennoch von ihrer relativistischen Position da und dort abrücken, dass sie nicht nur ironisieren, hat ihnen also auch kein Lob eingetragen. In Anbetracht der Haltung, die sie gegenüber den Problemdefinitionen der Gesellschaftsmitglieder und der anderen Wissenschaftler einnehmen, kann man ihnen auch dies zum Vorwurf machen. Vor allem deshalb, weil sie ihre eigenen entsprechenden Aussagen nicht als definitorische Leistungen verstehen, wohl aber die Definitionsanstrengungen anderer Akteure als solche analysieren. Das sei *ontologischer Wahlbetrug* (Woolgar/ Pawluch 1985).

Konstruktionisten steckten hier in einer Zwickmühle, der kaum zu entkommen sei, argumentieren diese Kritiker weiter. Denn erst aus der Einsicht, dass es verschiedene gesellschaftliche Antworten auf dieselben objektiven Tatbestände gebe, eine Disjunktion also zwischen realen Bedingungen und deren Problematisierung, gewinne der konstruktionistische Ansatz seine Daseinsberechtigung: Es gäbe sonst nichts zu erklären. Schneider (1985b) bestreitet zwar aus konstruktionistischer Sicht, dass der von ihm vertretene Ansatz eine solche Diskrepanz brauche. Er kommt aber auch zum Schluss, dass es für den Soziologen – als Gesellschaftsmitglied, das er selber sei – nicht leicht halte, einen konsequent konstruktionistischen Standpunkt einzunehmen. Man kann vermutlich Woolgar und Pawluch folgen und eingestehen, dass die ontologische Falle – in die schon der labeling-Ansatz gegangen ist – letztlich unausweichlich ist. Man kann dem aber auch noch hinzufügen, dass es vielleicht nicht einmal wünschenswert ist, ihr um jeden Preis auszuweichen. Und beides gilt umso mehr, als sich die Konstruktionisten Problemen zugewandt haben, die von vitalem sozialem Interesse sind, und sie diese erst noch in einem empirischen Zugang explorieren, der ihnen abverlangt, die Welt aus der

---

[16]   Unklar bleibt, ob sie diese Thematisierung nur vorziehen, weil sie sie ganz pragmatisch als geeignetere Konstruktion betrachten oder nicht doch auch deshalb, weil sie sie als "wahrer", als einer objektiven Realität angemessener, einschätzen.

Sicht der Untersuchten zu betrachten.[17] "Beiseite zu stehen ..." ist da nicht unbedingt gefragt (Gusfield 1984).[18]

Man kann die Frage nach der Konsequenz, mit der die Konstruktionisten ihrem eigenen, relativistischen Zugang anhängen (können) auch als etwas spitzfindige betrachten, und so stehen auch Woolgar/Pawluch trotz ihrer Kritik dem Ansatz wohlwollend gegenüber. Es bleibt nämlich das Verdienst, auf soziale Probleme in einer Art aufmerksam gemacht zu haben, die diese in einem anderen Lichte erscheinen lässt. Die Thematisierung sozialer Bedingungen kann nun nicht mehr als direkte Folge objektiver Bedingungen betrachtet werden. Es handelt sich um einen Prozess eigener Art: einen Prozess mit eigenen Ursachen und eigenem Verlauf. Als Folge dieser Einsicht werden bisher unangezweifelte Konstruktionen hinterfragbar. So bezeichnet Pfohl den Ansatz als *dekonstruktiv* (1985: 230).[19] Womit er ausdrücken möchte, dass er an der Wahrheit rüttelt, die den bisher dominierenden Definitionen zugestanden wurde – einer Wahrheit, hinter deren Zustandekommen und Bestand auch ein Kampf um Macht steht. "(T)o open a space for wondering ..." (230), das sei seine Absicht – und das ist nicht wenig.

3.2 Problemkonstruktionen und ihre Naturgeschichte

Wie man die Konstruktion von Problemen anstellen kann, wer das tut und mit welchen Folgen, das untersuchten in den letzten 15 Jahren – meist in Anlehnung an Spector und Kitsuse, Becker oder Blumer – eine ganze Reihe von Autoren. Sie taten es an so verschiedenen Problemen wie Kindsmisshandlung (Pfohl 1975), Alkoholismus (Schneider 1978; Gusfield 1975; Chauncey 1980; Wiener 1981), Drogen (Peyrot 1984), Vergewaltigung (Rose 1977), Homosexualität (Conrad/Schneider 1980), weiblichen Lebensereignissen (Riessman 1983), um nur eine Auswahl zu

---

[17] Zum methodologischen Standpunkt der interpretativen Soziologie vergleiche Blumer (1973).

[18] Und unfreiwillig – und im Versuch eben gerade einen neutralen Zugang zu zeigen und zu postulieren – demonstriert Gusfield in seinen Ausführungen, dass es auch kaum möglich ist (vgl. dazu auch die Einleitung von Schneider/Kitsuse 1984).

[19] Der Begriff der Dekonstruktion, wie er neuerdings in den Sozialwissenschaften – und schon etwas länger in der Architektur – in Mode gekommen ist, ist von Derrida geprägt worden ([1967] 1976). Gemeint ist damit, dass die Konstruktionsprinzipien transparent gemacht werden, weil nur so der Weg für eine Neukonstruktion frei wird. Der Begriff könnte die Rückkehr zu den wahren Tatbeständen suggerieren; das wäre eine Vorstellung, wie wir sie noch in der Phänomenologie finden. Das aber ist *nicht* gemeint. Vgl. dazu auch Spivak (1976).

nennen. Unmittelbar zum Thema der vorliegenden Arbeit untersuchten sie auch die Entdeckung der Hyperkinese (Conrad 1975), die Entdeckung verschiedenster weiterer kindlicher Störungen als neues berufliches Einsatzgebiet für Kinderärzte, welche in einer sich wandelnden Gesellschaft ihre frühere Rolle verloren hatten (Pawluch 1983), und schliesslich die Durchsetzung des "Learning Disability Acts" von 1969 in den Vereinigten Staaten (Carrier 1983b); die konstruktionistische Perspektive ist in den letzteren beiden Untersuchungen allerdings nur implizit vorhanden. Diese Studien sind meistens nach ungefähr demselben Schema aufgebaut. Sie identifizieren *erstens* ein Phänomen, sie beschreiben es in Verbreitung und Entwicklung. Sie beschreiben *zweitens* die Definition dieses Phänomens, ob es als Problem definiert wurde oder nicht, in welcher Art es allenfalls als Problem definiert wurde, und welche Forderungen zu seiner Behebung erhoben wurden. Sie identifizieren *drittens* die Akteure, die die Definition vorgenommen respektive die Forderungen erhoben haben.

Nimmt man mehrere dieser Studien zur Kenntnis, so stellt sich beim Leser eine ganz generelle Skepsis gegenüber Problemdefinitionen jeglicher Art und ihren Urhebern ein, den *claim-makers,* wie sie in der "constructionist view" genannt werden. Die Forscher haben es wohl auch verstanden, Beispiele zusammenzutragen, die in besonderem Masse zu einer solchen Sensibilisierung des Lesers führen müssen. Etwa wenn sie zeigen, wie im letzten Jahrhundert in einem medizinischen Journal ein neu entdecktes Problem dem Leser vorgestellt wurde, nämlich eine Krankheit, genannt *drapetomania,* die hauptsächlich Negersklaven befiel und sich dann bei diesen besonders im Entlaufen manifestierte (womit dieses Problem dem Expertenbereich der Medizin zugerechnet werden konnte). Das ist ein Beispiel, das bereits recht bekannt geworden ist und sich an verschiedenen Orten erwähnt findet (vgl. etwa Conrad/Schneider 1980). Ein anderes solches Beispiel ist die Konstruktion der Hyperkinese. Diese wird als Unternehmen der Pharmaindustrie dargestellt, das dann von Kinderärzten und Elternverbänden aufgegriffen wurde (Conrad 1975). Propagandatätigkeit und Interesse der Pharmaindustrie können glaubhaft nachgewiesen werden; interessant war die Konstruktion für die pharmazeutischen Unternehmen wegen der Abgabe von Ritalin, einem Amphetaminpräparat, das als geeignetes Mittel zur Behandlung von Hyperkinese propagiert wurde und das in den USA und in Europa nicht zu selten abgegeben wird, etwa bei *classroom-rebelliousness,* Schulschwierigkeiten verschiedenster Art und anderem mehr.

Viele dieser Studien haben den Charakter von Entlarvungen, sie machen auf Interessen aufmerksam, Phänomene so und nicht anders zu definieren – zum Vorteil der einen und nicht selten zum Nachteil der anderen. Sie zeigen – nicht zuletzt dadurch – den speziellen Charakter dessen, was als universell angenommen wird (Gusfield 1980: ix); in diesem Sinne sind sie tatsächlich *dekonstruktiv*. Es ist wohl andererseits richtig, die positive Funktion moralischer Unternehmer zu erwähnen: Sie ermöglichen Betroffenheit in weiten Kreisen der Bevölkerung, auch dort, wo persönliche Betroffenheit ausbleibt (vgl. Giesen 1983). Nur sähe man dies lieber mit weniger handfesten Interessen verbunden. Den moralischen Disput, der sich hier anbahnt, könnte man auch über eine (moralische) Arbeitsteilung lösen: Der moralische Unternehmer konstruiert soziale Probleme, und der Forscher mit einer "constructionist view" entlarvt die Interessen und den Gewinn des Unternehmers.

Bei den Problemdefinitionen, die in dieser Art untersucht wurden, handelt es sich fast in jedem Fall um Konstruktionen, an denen die Medizin massgeblich beteiligt war. Die Medizin hat ihren Einflussbereich erheblich ausdehnen können,[20] sie ist zu einem Hauptagenten sozialer Kontrolle geworden. Man kann auch von einer *Medikalisierung der Devianz* sprechen, wie dies Conrad und Schneider (1980) tun.

Als gesamtgesellschaftliche Entwicklung lohnt die Medikalisierung der Abweichung eingehendere Analysen und hat sie auch bereits gefunden.[21] Diese globale Ebene einer Analyse und Kritik von Wissen und Macht will ich aus meinen Überlegungen aussparen. Auf der Analysenebene, die hier gewählt werden soll, wird sich dann auch zeigen, dass sich die Karriere eines bestimmten Problems keineswegs automatisch aus einer solchen gesamtgesellschaftlichen Entwicklung ergibt. Jede Problemdefinition ist stets einzeln zu verhandeln, auch wenn die Akteure sich bei diesen Verhandlungen dann etwa auf eine allgemein akzeptierte Bedeutung eines Sonderwissens – und jener, die es besitzen: der Experten – stützen können.

Soziale Probleme, sieht man sie als Definitionen, wie sie zwischen verschiedenen gesellschaftlichen Gruppen ausgehandelt werden, sind als *Prozesse* zu verstehen. Von Fuller und Myers (1941b) über Becker ([1963] 1973) bis zu Blumer (1971) und Spector und Kitsuse (1973, 1977) haben die Forscher mit einer "constructionist view" versucht, *generelle Aussagen über den Ablauf* zu machen; sie alle suchten nach einer Entfaltungssequenz, die sozialen Problemen schlechthin eigne. Dass die dabei erzielten Aussagen Übergeneralisierungen darstellen können, die dann durch einzelne Beispiele leicht zu widerlegen sind, ist als Schwäche

---

[20] Quantitative Angaben dazu finden sich bei Hawkins/Tiedeman (1975); sie belegen diese Aussage überaus deutlich.

[21] So etwa bei Foucault 1977, Kittrie 1971 und – populärwissenschaftlich und polemisch – bei Illich 1977.

dieser Versuche kritisiert worden;[22] aber das ist eine Kritik, die man gegen jegliche Theoriebildung anbringen könnte. Problematischer scheint mir, dass beim Versuch, Generalisierbares zum Ablauf zu sagen, letztlich Aussagen zustande gekommen sind, die kaum noch über die zentrale Erkenntnis eines ausgehandelten und prozessualen Charakters sozialer Probleme hinausführen. Diese Erkenntnis bleibt allerdings erstaunlich genug, wenn man sieht, wie soziale Probleme gängigerweise betrachtet werden – und zwar im Alltag wie auch von anderen Sozialwissenschaftlern.

Der erste Versuch, ein Ablaufmodell zu formulieren, stammt von Fuller und Myers (1941b). Er basiert auf einer Fallstudie[23] und fasst den Prozess in drei Phasen: In der ersten Phase werden Forderungen zur Kenntnis genommen, in der zweiten Phase wird eine generelle Politik gegenüber dem Problem festgelegt, und in der dritten Phase kommt es zu Reformaktivitäten. Rund dreissig Jahre später haben Spector und Kitsuse (1973) ein Vierphasenmodell entwickelt. Es basiert auf der Analyse verschiedener sozialer Probleme – und gab seinerseits einen Interpretationsraster für zahlreiche der bereits zitierten Forschungsprojekte zur Konstruktion sozialer Probleme ab.

In der *1. Phase* wird durch irgendwelche Gruppen versucht, *Bedingungen ins öffentliche Bewusstsein zu rufen* und sie als problematisch anerkennen zu lassen. In der *2. Phase* wird dieses Bemühen *durch eine offizielle Agentur anerkannt*. Es kann zu einer offiziellen Abklärung kommen, zu Vorschlägen für eine Reform, eventuell auch zur Schaffung einer eigenen Agentur, die sich mit den Forderungen auseinanderzusetzen hat. In der *3. Phase* werden von neuem Forderungen formuliert; *Unzufriedenheit mit den offiziellen Reaktionen* wird ausgedrückt, z.B. Missfallen an der bürokratischen Handhabung der Sache. In der *4. Phase* werden *andere Lösungen verlangt* als die etablierten Einrichtungen und Programme und eventuell auch neue Vorschläge realisiert.

Aus denselben Elementen besteht das fünfphasige Modell Blumers (1971), ohne allerdings vorzusehen, dass die Geschichte keineswegs ihr Ende hat, wenn sich einmal eine erste Definition eines Problems durchsetzen konnte und erste Reformen eingeleitet wurden. Blumer thematisiert nur das, was man als einen ersten Zyklus des Problems bezeichnen könnte.[24] Probleme haben aber *verschiedene Zyklen*: Auf ihre Definition

---

22 Hier setzt zum Beispiel die Kritik von Lemert (1951a) an: Er widerlegt die Fallstudie von Fuller und Myers auf der Basis von neuem Material.

23 Die Fallstudie analysierte das Geschehen rund um die öffentliche Problematisierung eines Wohnwagencamps in Detroit.

24 Seine fünf Phasen sind: (1) Auftauchen des sozialen Problems, (2) Legitimation des Problems, (3) Mobilisierung des Handelns angesichts des Problems, (4)

folgt die permanente Redefinition – und die aktuelle Definition und die aktuellen Lösungsversuche basieren auf den je früheren (Peyrot 1984; Spector/Kitsuse 1973: 148).

Fuller und Myers (1941b), Becker ([1963] 1973), Spector und Kitsuse (1973) und manche Forscher in ihrem Gefolge bezeichnen ihre prozessualen Modelle als *natural histories*. Mit diesem Begriff ist ein theoretischer und ein methodischer Anspruch verbunden. Der theoretische Anspruch besteht darin, Phänomene als sozial konstruierte Geschichten zu begreifen. Das haben die bisherigen Ausführungen bereits deutlich gemacht, es soll aber noch einmal hervorgehoben werden, um nicht das Missverständnis aufkommen zu lassen, die Geschichte eines Phänomens werde hier als eine begriffen, die durch Gesetze verursacht wäre, die wie Naturgesetze wirken – ein Missverständnis, das in der Bezeichnung dieser Prozessmodelle angelegt ist. Die "natural history" soll – das ist der methodische Anspruch – aus intensiver Auseinandersetzung mit dem Geschehen geschrieben werden, gerade auch mit den Details des Geschehens. Und sie soll in weiterer Weise einen besonders engen Bezug von theoretischer Aussage und empirischem Material gewährleisten: Es soll eine vollständige Deckung der Aussagen durch das Material erreicht werden.[25] Als Ideal hat bei solchen Ansprüchen der Naturkundler vor Augen gestanden, der aus der minutiösen Naturbeobachtung (generalisierende) Schlüsse zu ziehen versucht. Von daher lässt sich auch die Bezeichnung des Zuganges verstehen, der seine soziologische Tradition in der Chicago-Schule hat. Für eine eingehendere Auseinandersetzung mit der "natural history" verweise ich auf Bühler-Niederberger (1989).[26]

3.3 Problemkonstruktion als Expertenunternehmen – Basis und Prozesse der Professionalisierung

Eine Definition unerwünschter sozialer Zustände oder unerwünschten Verhaltens, welche öffentliche Anerkennung findet, geschieht unter Beizug von *Experten* – jedenfalls meistens. Will man mehr über die Dynamik solcher Unternehmen erfahren, muss man diesen Zusammenhang auslo-

---

Erstellung eines offiziellen Handlungsplans, (5) Transformation des offiziellen Plans in seine tatsächliche Ausführung (Blumer 1971). Blumers Modell gliedert die beiden ersten Phasen von Spector/Kitsuse feiner, thematisiert aber nur diese.

[25] Nicht nur eine Deckung durch einen überzufällig grossen Teil des Materials wie beim statistischen Schliessen.

[26] Was die operationale Einlösung des Konzepts in diesem Projekt betrifft, verweise ich auf den Anhang 6.3.

ten. Bevor Probleme als Expertenunternehmen dargestellt werden, soll aber zunächst der (dennoch vorhandene) Anteil der *Laien* geklärt werden. Laien sind von diesen Unternehmen nämlich nicht ausgeschlossen. Nicht einmal von jenen, die in einer medizinischen Definition problematisierten Verhaltens bestehen, die mithin hohes Fachwissen implizieren; auch daran waren immer wieder *Laiengruppen* beteiligt, nicht nur als Kontrahenten, sondern durchaus auch in einer Art von Unternehmergemeinschaft mit den Experten. Das ist aus den Analysen verschiedenster entsprechender Unternehmen zu schliessen, wie sie sich etwa bei Schneider und Kitsuse (1984) oder Conrad und Schneider (1980) zusammengestellt finden. Es ist wohl in manchen Fällen richtig, bei diesen Laiengruppen von moralischen Unternehmern, wie Becker das Konzept verstand, zu sprechen. Die moralische Absicht kann sowohl die Stützung geltender Moral wie auch ihre Veränderung sein. Auch der unmittelbare Profit Betroffener ist als mögliches Motiv der Laienkooperation mitzudenken, sei es als direkter und auch materieller Gewinn aus beschlossenen Programmen oder als eher symbolischer Profit durch die Etablierung weniger stigmatisierender Deutungsmuster.

Unternehmerische Laiengruppen zeigen alle Abstufungen von Kompetenz und Engagement bei der Definition oder Redefinition problematischer Umstände und bei der Formulierung von Forderungen. Die Umfrageforschung zur Sozialpolitik zeigt ein allgemein höheres Forderungsniveau der Bürger mit besserer Bildung (Arzberger et al. 1979; Arzberger 1980). Die detaillierten Aufzeichnungen verschiedener Definitionsunternehmen verdeutlichen die enormen Unterschiede. Aus eigener Kompetenz verstanden es z.B. japanische Diplomateneltern, die Probleme ihrer im Ausland aufgewachsenen Kinder bei der Rückkehr ins japanische Schulsystem zum anerkannten sozialen Problem zu machen und ein ganzes Bündel von Massnahmen zu erreichen (Kitsuse et al. 1984). Ebenfalls mit einiger Kompetenz und grossem Engagement operierten die Interessengruppen homosexueller Männer und Frauen, die ihr Verhalten umdefinierten – man könnte sagen "entmedikalisierten" – und diesen anderen Deutungsmustern Geltung zu verschaffen verstanden (Conrad/ Schneider 1980; Weitz 1984); ähnliches gilt auch für die Anonymen Alkoholiker (Conrad/Schneider 1980).[27] Diese Aussenseitergruppen engagierten sich zwar selbst in der Definition ihrer Situation und ihres Verhal-

---

27 Kitsuse (1980) hat in diesem Zusammenhang den Begriff der *tertiären Devianz* geprägt. Der Begriff fasst die Absetzung stigmatisierter Individuen von dem Wert, der ihnen zugeschrieben wird, ihre Anstrengung, diese Identität in ein positives Selbstkonzept zu übersetzen. Eine solche Vorstellung impliziert natürlich eine Abwendung von der starren Zuschreibungsmechanik der labeling-Theorie.

tens, beriefen sich aber auch auf Experten[28] und unterhielten von diesen
da und dort Unterstützung. Etwa in einer mittleren Position auf einer Dimension von Kompetenz und Engagement wären die amerikanischen Eltern von Kindern mit Lernschwierigkeiten zu lokalisieren. In der "Association for Children with Learning Disabilities" organisierten sie Infor-
mationskampagnen und Kongresse, etwa zur Hyperkinese, und trieben
die Gesetzgebung voran. Allerdings taten sie das immer zusammen mit
Fachleuten und ohne selber Deutungsmuster zu stiften (Conrad 1975;
Carrier 1983b; Clapp 1988); gleiches dürfte für die entsprechenden deutschen und schweizerischen Verbände gelten. Am negativen Ende einer
solchen Dimension wären dann – von isolierten Aktionen abgesehen –
etwa die Drogenabhängigen zu sehen (Giesen 1983); das gleiche gilt für
viele andere Randgruppen.

Laien können problemdefinierende Unternehmen vorantreiben und in
ganz seltenen Fällen ohne Experten zum Ziel kommen. Soweit es sich um
direkt Betroffene handelt, ist aber ihr Engagement nicht das, was bei den
Problemkonstruktionen erstaunt; allenfalls tut das eher das Desengage-
ment. Das Engagement der Experten jedoch ruft nach Erklärungen. Einmal von seinen Beweggründen her, zum zweiten von seinen Erfolgschan-
cen her: Experten können auch ohne Laienmithilfe zum Ziel gelangen.

Erfolg und Beteiligung der Experten rechtfertigen es sogar, Problemkonstruktionen als Expertenunternehmen zu fassen. So können jedenfalls all jene Unternehmen bezeichnet werden, bei denen Experten die
Deutungsmuster stiften und bei denen sie als Eigentümer des neu definierten oder umdefinierten Problems auftreten, bei denen sie also
Zuständigkeit beanspruchen für alles, was mit der Definition und
Bearbeitung des Problems zu tun hat. Beides trifft für einen grossen Teil
aller problemkonstruierenden Unternehmen zu und ausnahmslos für all
jene, deren Effekt in einer Medikalisierung oder *Quasi-Medikalisierung*
der beklagten Bedingungen besteht.

Wenn die Bedeutung von Experten für Problemkonstruktionen und
von Problemkonstruktionen für Experten dargelegt werden soll, dann
muss ein Zusammenhang erschlossen werden, den die Konstruktionisten
einigermassen pauschal abgehandelt haben – in beide Richtungen. Soweit
es die Bedeutung der Problemkonstruktion für die darin engagierten Institutionen und Personen betrifft, sprechen etwa Conrad und Schneider
einfach davon, dass sie Terrrain erobern würden, ihren eigenen "social
control 'turf'" definieren könnten (1980: 8). Die Eigentümerschaft wirft

---

[28] Die Homosexuellen bezogen sich zum Beispiel anfänglich stark auf den Kinsey-
Report, um die Normalität ihres Verhaltens mit seiner in diesem Report festgestellten weiten Verbreitung zu belegen (vgl. Conrad/Schneider 1980).

Rendite ab; Hawkins und Tiedeman formulieren deutlich und polemisch: "Controlling deviance is big business" (1975: 144). Bei den Problemen, deren Konstruktion Conrad und Schneider (1980) sowie auch Hawkins und Tiedeman (1975) verfolgen, handelt es sich um den Terrraingewinn einer bereits akzeptierten Berufsgruppe, ja der angesehensten Profession überhaupt: der Medizin. Diese versieht ihrerseits das vorgeschlagene Deutungsmuster mit Legitimation: "(i)t (gemeint ist die Medizin) has won the almost exclusive right to reign over the kingdom of health and sickness, no matter where it may extend" (Conrad Schneider 1980: 16); das ist die Bedeutung der Experten für die Problemkonstruktion. Dieses Zugeständnis an die Medizin fügt sich ein in eine "... wachsende Anerkennung und Dominanz einer wissenschaftlichen Weltsicht ..." – kurz: Es liegt im Zug der Zeit (Conrad/Schneider 1980: 35ff.).

Die Analysen der Konstruktionisten lassen wichtige Fragen offen: Etwa, wie ein definitorisches Unternehmen aussehen könnte, wenn dabei Berufsgruppen massgeblich sind, die längst nicht diesen Stand der Professionalisierung erreicht haben; welche Bedeutung ein problemdefinierendes Unternehmen gerade für solche Berufsgruppen haben könnte; welche Strategien hier zum Einsatz kommen und welcher Erfolg respektive Misserfolg welche weiteren Strategien und Erfolge nach sich ziehen könnte. Das sind zentrale Fragen, wenn man bedenkt, dass das Geschehen, das ich in der Folge untersuchen werden, nur eine Quasi-Medikalisierung kindlichen Verhaltens darstellt; dass also andere Berufsgruppen als die Medizin als Eigentümer der neu definierten respektive zu definierenden Probleme auf den Plan getreten sind, noch wenig anerkannte Gruppen, die sich einige Strategien und Denkschemen der grossen Profession zu eigen gemacht haben. Allerdings haben es sich die Forscher der "constructionist view" auch dort zu einfach gemacht haben, wo sie das Wirken der Medizin untersuchen. Die pauschalen Antworten, die sie geben, könnten nämlich auf ein Geschehen schliessen lassen, das weitgehend determiniert ist, wenn erst einmal die Medizin auf den Plan tritt – determiniert durch den professionellen Status. Eine solche Sicht aber passt schlecht in einen letztlich interpretativen Ansatz. Das konzeptuelle Instrumentarium, mit dem die aufgeworfenen Fragen gefasst und Antworten gesucht werden können, lässt sich zum Teil in der Professionssoziologie finden.

Eine ältere, *funktionalistische* Professionssoziologie hätte auf diese Fragen allerdings keine Antworten bereit gehalten. Sie wandte sich mit einer gewissen Ausschliesslichkeit Berufsgruppen zu, die – unter anderem, was sie auszuweisen haben – ein besonderes Wissen, ein *Expertenwissen,* geltend machen. Solche Berufsgruppen – sie werden als Professionen bezeichnet – sind als Agenten formalen Wissens von besonderer

Theoretisches Modell 51

Bedeutung für moderne Gesellschaften, die eine Erhöhung der Rationalität in der Verfolgung pragmatischer Ziele anstreben.[29] Die funktionalistische Professionssoziologie betonte diese gesellschaftliche Funktion, und sie betonte das Dienstleistungsideal, welchem sich die Professionen in einer selbstdefinierten Ethik verschrieben haben. Anregungen für die Theoretisierung haben die Funktionalisten in der Folge auch einem professionssoziologischen Zugang entnommen, der seinerseits recht theorielos war. Man bezeichnet ihn als Merkmals-Ansatz (*trait approach*). Seine Vertreter versuchten, die verschiedenen Merkmale von Professionen zu definieren und erschöpfend zu katalogisieren (vgl. etwa Greenwood 1957). Die Funktionalisten betrachteten diese Merkmalskompilationen als Modelle, denen Hypothesen zu entnehmen seien über den Zusammenhang verschiedener Merkmale.[30] Sie verknüpften gedanklich die verschiedenen Merkmale als Angebote eines *Austausches* zwischen Professionen und Gesellschaft. So ergab sich folgendes Bild: Die Experten bieten wissenschaftlich begründete Kompetenz und Integrität – und erhalten als Gegenleistung das Vertrauen der Gesellschaft, relative Freiheit von Laienkontrolle, Protektion gegen unqualifizierten Wettbewerb, grosszügige Remuneration und hohen sozialen Status (vgl. etwa Goode 1957; Parsons 1968). Rüschemeyer spricht – in einer Kritik dieses Modells – von *bargaining chips* (1983: 44).

Als typisch und bemerkenswert an diesem Arrangement von Professionen und Gesellschaft wurde in der Folge vor allem das gesellschaftliche Angebot von *Autonomie* gesehen; gemeint ist die besondere soziale Kontrolle der Experten, nämlich eine durch Kollegen anstatt durch Laien (vgl. Rüschemeyer 1983: 41).[31] Das gilt auch für die neuere Professionssoziologie: Sie betrachtet Autonomie als zentrales Element von Pro-

[29] Vgl. dazu Rüschemeyer (1980), als einen Vertreter eines neueren funktionalistischen Ansatzes.

[30] In einem Überblick beurteilt Johnson (1972) diesen Ansatz, der eine Flut von Literatur produzierte, als steril und wenig ergiebig, zumal er auch kaum übereinstimmende Resultate erbracht hätte. Vergleicht man nämlich die Kataloge verschiedener Autoren, so zeigen sie wenig Übereinstimmung. Diese Aussage stützt Johnson auf eine Analyse der verschiedenen Merkmalskataloge durch Millerson (1964): 21 Autoren listeten 23 Merkmale, *keines* der Merkmale wurde von allen Autoren genannt, und *keine zwei Autoren* stimmten in ihrem Katalog überein.

[31] Johnson (1972) macht die Kollegenkontrolle in einer Typologie verschiedener Arrangements zwischen Konsumenten und Berufen sogar zum Definitionskriterium von Professionalismus, dem er dann das Patronage-System (Kontrolle durch Klienten) und ein mediationales Kontrollsystem (z.B. Kontrolle durch den Staat) gegenüberstellt. In den beiden letzteren würde sich die Machtbalance zwischen Experten und Konsumenten ihrer Dienste zugunsten der letzteren verschieben.

fessionen und professionellen Bestrebungen, so etwa Larson (1977: 219), Freidson (1987), Johnson (1972). Davon abgesehen hat sich die Sicht in den siebziger Jahren erheblich gewandelt. Skepsis gegenüber den Professionen ist aufgekommen.[32] "Sociologists ... have become the dupe of established professions (helping them justify their dominant position and its payoff) ..." (Roth 1974: 17) – lautet die Kritik. Sie betrifft die Tatsache, dass die Soziologen in ihre Merkmalskataloge genau jene Eigenschaften aufgenommen haben, die die Sprecher der Professionen beanspruchen: die elaborierte Wissensbasis, die Orientierung am Gemeinwohl, die Selbstkontrolle und anderes mehr – ohne zu prüfen, ob all das auch tatsächlich gegeben sei und für die Berufsausübung überhaupt von Bedeutung. Das kritisieren Autoren, die sich in der Tradition von E. C. Hughes den Professionen mit einem Augenmerk auf Interpretationen und Interaktionen nähern und zu beobachten versuchen, was tagtäglich geschieht, die also danach fragen "... was Professionen im alltäglichen Leben tun, um ihre besondere Position auszuhandeln und aufrecht zu erhalten ..." (Larson 1977: xii; übers. D.B.-N.).[33] Durch die Beobachtung dieser Praktiken konnte nun der Erwerb professioneller Statusattribute als ein Prozess *politischen Verhandelns und Überredens* identifiziert werden – und keineswegs als blosser Austausch von bargaining chips, deren Wert und Gegenwert keiner Interpretation mehr bedurft hätte und von allen Beteiligten schon immer so akzeptiert worden wäre.

Einer der theoretisch und empirisch produktivsten Denker dieser Richtung ist Freidson.[34] Seine Kritik am funktionalistischen Zugang zu Professionen erhält von verschiedener Seite Unterstützung: von Autoren, die Professionen in einen Zusammenhang zu Macht und politischen Eliten (Johnson 1972) und zum Markt (Larson 1977) rücken oder die das funk-

---

[32] Bei den Ökonomen war sie schon weit früher anzutreffen als bei den Soziologen, welche die Professionen als Garanten der Demokratie und sozialen Ordnung betrachteten (vgl. dazu Johnson 1972: 14 ff.; Dingwall 1983; Freidson 1983: 19).

[33] Hughes äusserte sich zu seinem Interesse am Prozess der Professionalisierung wie folgt: "... in my own studies I passed from the false question 'Is this occupation a profession?' to the more fundamental one, 'What are the circumstances in which people in an occupation attempt to turn it into a profession, and themselves into professional people?" (zitiert nach Vollmer/Mills 1966: v)

[34] Freidson ((1975; 1979; 1983; 1986). Für die neue Sicht der Dinge war auch der empirische Einblick in die *Selbst-* oder *Kollegenkontrolle* wichtig, die die Professionen als Privileg beanspruchen, und über die sie Fremdkontrolle abwehren. Dass diese Selbstkontrolle keine Qualitätsgarantie hergibt und auch in keiner Weise darauf angelegt ist, zeigten die Untersuchungen ärztlicher Selbstkontrolle von Freidson und Rhea (1963, 1965).

tionalistische Austauschmodell von Professionen und Gesellschaft als undifferenziert gemessen an seinem eigenen grundlagentheoretischen Ansatz beurteilen (denn es sei in sämtliche Fallgruben funktionalistischen Denkens gestürzt; Rüschemeyer 1983).[35]

Was Professionen tatsächlich tun, um ihre besondere Position zu erreichen, hat Larson (1972) in einer historischen Analyse herausgearbeitet, die geeignet ist für die Beobachtung heutiger professioneller Bestrebungen zu sensitivieren. Larson lokalisiert die Entstehung der modernen Professionen in der "grossen Transformation", und sie meint damit Verstädterung, wachsende Bedeutung von Handel und kapitalistische Industrialisierung – den Prozess, wie er sich grob gesagt am Übergang zur Neuzeit abspielte. Die Professionen hatten sich damals auf einem kompetitiven Markt zu bewähren; dieser war nach universalistischen Prinzipien strukturiert, denn die Patronage durch lokale Eliten oder lokale Gesetze erwies sich nun als ungenügend oder entfiel gänzlich. Dazu mussten sie *erstens* eine *deutlich unterscheidbare Ware* produzieren. Weil aber das Angebot der Professionellen meist kein fassbares Produkt ist, sondern untrennbar an seiner Person festgemacht, konnte das nur heissen: "... *the producers themselves have to be produced if their products or commodities are to be given a distinctive form*" (1977:14).[36] Die Produzenten mussten also trainiert werden. *Zweitens* mussten die Professionellen einer breiteren Öffentlichkeit Massstäbe vermitteln zur Beurteilung ihres Angebotes und der Bedürfnisse, die das Angebot abdecken könnte. Larson spricht von einer *Standardisierung* des Produktes. Konkurrenzierende Standards musste man auszuschalten versuchen, es hielt sonst schwer, die Öffentlichkeit von ihr vertrauten Konsumgewohnheiten abzubringen. Daraus ergab sich eine Tendenz zur Monopolisierung; um Schutz angegangen wurde der Staat. Auch dadurch konnte allerdings noch nicht sichergestellt werden, dass die Öffentlichkeit eine Dienstleistung in Anspruch nahm, von der sie noch nicht einmal wusste, dass sie sie brauchte. Für die Professionen stellte sich eine ideologische Aufgabe, die sie allein nicht erfüllen konnten, zu der sie aber wesentlich beitrugen. Dass in der Bevölkerung gemeinsame Grundlagen für die Bewertung von Be-

---

[35] Larson weist auf Aussagen von Parsons, die allerdings einer anderen Sicht der Dinge den Weg hätten bereiten können, etwa wenn er sagte, dass das institutionelle Arrangement der Professionen mit der Gesellschaft nicht automatische Folge des Glaubens an die Bedeutung der Professionen sei, sondern eine komplexe Balance verschiedener sozialer Kräfte involviere (Parsons 1968). Die komplexe Balance sozialer Kräfte sei aber in der funktionalistischen Betrachtung geopfert worden zugunsten der Betonung funktionaler Beziehungen zwischen Professionen und zentralen sozialen Bedürfnissen (Larson 1977: xiii).

[36] Hervorhebung im Original.

dürfnissen und professioneller Kompetenz erzeugt werden konnten, war wesentlich abhängig vom allgemeinen sozialen Übergang zu einem neuen *symbolischen Universum*[37]. *Drittens* mussten die Professionen *Nachwuchs rekrutieren*, der bereit war, in die Ausbildung zu investieren, die für die Produktion des Produzenten notwendig war. Dazu bedurfte man gewisser Garantien, dass die Investitionen sich auszahlen würden; ein weiterer Grund, Monopole anzustreben: als Risikogarantien.[38]

Eine für den Bildungswissenschaftler interessante Bemerkung soll hier noch angeschlossen werden. Ihr Monopol konstruierten die Professionen in neuartiger Weise: mittels Dominanz, die für die *formale Bildung* über die Lehre, den traditionelleren Typus einer Befähigung, beansprucht und erreicht wurde. Damit haben sie Belohnung mit Verdienst in scheinbar universalistischer Weise verbunden – das Monopol ist legitimiert. Hierin liegt die Einzigartigkeit ihres Projektes: dass sie mittelalterliche korporatistische Standesprivilegien mit Bildung kombinierten und Vorrechte damit in einer Weise legitimierten, die den universalistischen Prinzipien zu genügen vermochte.[39] Das Bildungssystem erfüllt eine weitere wichtige Funktion für die Professionen: Es garantiert ihnen Kontrolle über neues Wissen, das für ihre Praxis wesentlich ist, "... die Produktion des Wissens und die Produktion des Produzenten werden in der gleichen Struktur vereinigt" (Larson 1977: 17; übers. D.B.-N.). Das ist kennzeichnend für die obersten Zweige des Bildungssystems.

Am Beispiel verschiedener Berufe, vor allem der Ärzte und Ingenieure, kann Larson dieses Geschehen historisch verfolgen. Unbesehen lässt sich das Modell auf die aktuelle Situation allerdings nicht generalisieren; das hat Larson festgestellt. Ein Rückzug vom reinen Marktprinzip

---

[37] Mit diesem Begriff bezieht sich Larson auf Stinchcombe (1965).

[38] Dass Risikogarantien über Monopole angestrebt werden, ist typisch für eine Marktsituation, und die professionellen Unternehmer unterschieden sich weder hierin von den industriellen Unternehmern, noch im Versuch, den *Staat* für den eigenen Schutz und die Bestrafung von Konkurrenten in Anspruch zu nehmen.

[39] Das ist der Profit für die Professionen. Larson sieht aber einen weiteren: Legitimieren lässt sich so auch die hierarchische Organisation des Bildungswesens und letztlich die gesellschaftliche Ungleichheit überhaupt. Das ist makrosoziologisch betrachtet der Ertrag des professionellen Projektes, den Larson hervorhebt. Die reife kapitalistische Ordnung legitimiert sich über das Bildungssystem – das bestimmt wird durch die Klassenstruktur der Gesellschaft. Zu diesem Erziehungssystem haben die Professionen ihr spezifisches ideologisches Amalgam beigetragen – nicht als einzige, aber in entscheidender Weise. Es wird das Paradox eines *universalistisch legitimierten Monopols* und beschränkten Zugangs zu gesellschaftlich hoch bewerteten Positionen erreicht – über die Verbindung von Bildung und Professionen. Wie sehr das Bildungssystem durch die Klassenstruktur der Gesellschaft bestimmt wird, haben auch meine Daten im Kapitel 2 gezeigt.

hat stattgefunden, durch Staatsinterventionen und durch die Konsolidierung grosser Organisationen im privaten Sektor. Unter diesen Bedingungen ist dann Professionalisierung nicht mehr so sehr ein Marktprojekt, als vielmehr ein Versuch, berufliche Aktivitäten zu schützen und aufzuwerten. Die Privilegien, die gesucht werden, lassen sich aber durch die Marktstrategien noch immer am besten *legitimieren*. Larson denkt hier vor allem an das Privileg der *Autonomie* der Professionellen (1977: 219); zu seiner Legitimation können Produktion des Produzenten und Standardisierung des Produktes dienen. Die Standesprivilegien aber werden dann durch den Staat verliehen und nicht mehr auf dem Markt erworben. Da die Staatsintervention immerhin schon lange als Element vorhanden war – und in den kontinentaleuropäischen Staaten stets stärker als in den Vereinigten Staaten oder Grossbritannien[40] – , kann man eher von einer graduellen als von einer fundamentalen Veränderung der Bedingungen sprechen. Auch dürfte es heute noch bei der Entstehung neuer Berufsgruppen eine gewisse Zeit dauern, bis sich der Staat einschaltet.

Festhalten lässt sich an diesem Punkt der Analyse "... dass es keine sichere institutionelle Eigenschaft gibt, die unweigerlich zu einer solch autonomen Stellung führt ..." (Freidson 1979: 71), und das heisst, ohne dass sich Berufsgruppen in einem *professionellen Projekt* engagieren würden. Das Angebot, das die Professionellen der Gesellschaft machen, ist nicht die "Ursache" des professionellen Status, schon eher gibt es die Verhandlungsbasis ab.

Die Kritik der Professionen, und der professionellen Autonomie im besonderen, ist untrennbar verbunden mit einer kritischeren Sicht des *Wissens*, wie sie aus der Wissenssoziologie resultiert – und wie sie bereits eingangs dieses Kapitels dargestellt wurde. Daraus ergibt sich nach Rüschemeyer die theoretisch interessanteste Kritik des Modells professioneller Selbstkontrolle (1983: 49) überhaupt. Überzeichnet besagt sie, dass das Dilemma der Kontrolle von Experten als ein durch sie selber geschaffenes betrachtet werden muss, da das Wissen, über das die Experten als einzige zu verfügen beanspruchen, eines ist, das unternehmerische Gruppen selbsternannter Experten konstruiert haben und das nicht einfach als gegeben hingenommen werden kann.[41]

Das gilt es zum *Inhalt* des Wissens zu sagen. Kritisches lässt sich aber auch anmerken zu seiner *Funktion* für die Berufsgruppen, die als seine Agenten auftreten. Diese liegt nicht nur und vielleicht auch nicht

---

[40] Larson limitiert ihre Analyse explizit auf die Situation in den USA und in England; zu kulturell variierenden Gegebenheiten siehe auch Freidson (1983: 23ff.).

[41] Freidson hat einiges von dieser Sicht in seine Betrachtung medizinischen Wissens eingebracht, vielleicht des angesehensten Wissens überhaupt (1977: 174 ff.).

einmal so sehr darin, eine objektive Voraussetzung für die wirkliche Arbeit des Berufes zu bilden. "(D)ie tatsächliche Arbeit der eine Profession Ausübenden (bewegt) sich viel häufiger im Konkreten als im Abstrakten ..." (Freidson 1979: 158). Zum selben Schluss kommt Larson aufgrund einer Rekonstruktion des professionellen Projektes von Ingenieuren. Über die Ausbildung ihres Nachwuchses in Mathematik setzten sich die Hochschulingenieure von jenen Ingenieuren ab, die in der Praxis angelehrt worden waren – und setzten sich dann auch gegen sie durch; ohne dass ein unmittelbarer Einfluss solch theoretischer Bildung auf die Berufspraxis hätte konstatiert werden können (Larson 1977). Der theoretische Teil einer Ausbildung – über den sich Professionen vorrangig auszuweisen pflegen – ist denn bei den angehenden Berufsangehörigen auch oftmals unbeliebt und wird als zweitrangig betrachtet, hinter der Einführung in die praktische Arbeit. Entsprechend geringer Ehrgeiz wird von den Studenten in seine Aufarbeitung investiert. Solches konnten etwa Becker und Mitautoren (1961) in einer äusserst gründlichen Untersuchung angehender Mediziner feststellen.

Unerlässlich ist das Wissen also nicht so sehr für die Berufsausübung, sondern in anderer Hinsicht. Es kann "... als *Teil des Prozesses* betrachtet werden ..., durch den ein Beruf in der Öffentlichkeit eine Ansicht über sich erhalten oder auch erst schaffen möchte" (Freidson 1979: 158). Es ist die Basis, auf der dem potentiellen Publikum das Besondere der "Ware", die die Professionellen anbieten, gezeigt werden kann.[42] Unternehmerisch aktive Berufsgruppen haben immer wieder wissenschaftliches Wissen beansprucht und – wie Rüschemeyer (1983: 50) zeigt – auch immer wieder dafür Anerkennung gefunden, auch dann, wenn dieser Anspruch aus der Sicht unbeteiligter Wissenschaftler unhaltbar war.

Wie notwendig und effektiv dieses Wissen ist, und wie sehr es dem einzelnen Professionsangehörigen zur Verfügung steht, das sind nämlich Fragen, die so kaum noch gestellt werden; jedenfalls dann nicht, wenn es im Zuge des professionellen Projektes gelungen ist, aus dem Wissen *Expertise* zu schaffen. Dann muss der praktizierende Professionelle das Verfügen über das Wissen und die Überlegenheit des Wissens im Alltag

---

[42] "The structure of the professionalization process binds together two elements which can, and usually did, evolve independently of each other: a body of relatively abstract knowledge, susceptible of practical application, and a market – the structure of which is determined by economic and social development and also by the dominant ideological climate at a given time. The standardization or codification of professional knowledge is the basis on which a professional 'commodity' can be made recognizable to the potential publics" (Larson 1977: 40).

gar nicht mehr ausweisen; das unterscheidet ihn übrigens von dem, der in der Wissenschaft tätig ist. *Dieser* muss immer wieder den Versuch unternehmen, andere durch die Überzeugungskraft guter Gründe zu beeinflussen; *jener* – etwa der Arzt – muss dies nicht, als Grundlage seiner Kompetenz "... reicht ... die Tatsache, dass er bona fide Experte ist" (Freidson 1975: 87). Denn: "Expertise ist nicht blosses Wissen. Bei ihr handelt es sich um die *sozial organisierte Praxis des Wissens*" (Freidson 1975: 113; Hervorhebung D.B.-N.), um einen *institutionellen Status*. Im Fall besonderer professioneller Anerkennung dürfen Aussenstehende dann "... die Tätigkeit (der Berufsangehörigen; D.B.-N.) nicht mehr aufgrund der logischen Regeln und des Wissens beurteilen ..., das allen gebildeten Menschen zur Verfügung steht", sie stellt jetzt den "... einzig wahre(n) Weg zum Dienst am öffentlichen Interesse ..." dar (Freidson 1975: 114). Eine solch geringe Liberalität gegenüber kritischer Prüfung des Wissens, wie sie der Expertenstatus impliziert, findet sich übrigens auch in den Kosmologien, die am historischen Ursprung professioneller Projekte noch immer dominierten: in der Magie und der Religion. Sie widerspricht dem Ideal der damals erst aufkommenden modernen Wissenschaften, als deren Agenten sich Professionen jedoch heute präsentieren.

Funktion und Beschaffenheit des Wissens lassen Skepsis gegenüber den Professionen als seinen Agenten, und das heisst auch: als seinen hauptsächlichen Produzenten, angebracht scheinen. Dies sollte aber nicht darüber hinwegtäuschen, dass auch Professionen nicht nach Belieben ihre Anwendungsgebiete abstecken können. Die Stabilität der umgebenden Kultur steht dem entgegen (Rüschemeyer 1983: 53). Freidson (1986) zeigt in einer ausführlichen Analyse, wie Professionen ihr Wissen adaptieren müssen, um es einsetzen zu können. Die Anpassung erfolgt im Hinblick auf politische Eliten und auf Arbeitgeber. Die Einsicht in solche Transformationsprozesse ist allerdings auch nicht geeignet, die Skepsis gegenüber dem analytischen Charakter des professionellen Wissens kleiner werden zu lassen.

Expertise in einem Masse, wie sie diejenigen Professionen besitzen und zu schützen vermögen, die den Professionstheoretikern bei ihren Überlegungen meist Modell gestanden haben, in erster Linie waren das die Ärzte, erreichen die Berufsgruppen, mit denen sich das vorliegende Projekt beschäftigt, allerdings nicht. Den meisten dieser Berufsgruppen fehlen etwa – als Voraussetzung für eine unabhängige Definition des Wissensbereiches – Ausbildungsstätten, die gleichzeitig in nennenswertem Masse eigenes Wissen produzieren. Mit ihren quasi-medizinischen Definitionen bleiben die Berufsgruppen auf die Wissensproduktion anderer angewiesen – vor allem auf diejenige der Mediziner. Sofern sie dennoch eigene Wissensbestände beanspruchen, könnten diese durch anderslautende Definitionen der wahren Experten vermutlich jederzeit leicht delegitimiert werden. Man könnte sagen, dass sie mit ihren quasi-medizinischen Definitionen den Teil des Terrains einer grossen Profession besiedeln, an dem diese bisher wenig Interesse zeigte. Auch wenn sie dies mit einigem Erfolg tun, wie etwa Statistiken zur beruflichen Expansion zeigen, so dürfte es sich dennoch zu einem beträchtlichen Teil nur um eine Expertise bis auf Widerruf handeln.[43] In diesem Sinne ist auch die erreichte Monopolstellung, trotz meist staatlich geregelter Zulassungspraxis, letztlich nur etwas, das durch die grosse Profession – stillschweigend – gewährt wird.

Auf Berufsgruppen, die den Vorstellungen einer Profession nur zum Teil entsprechen, die etwa kürzere Ausbildungszeiten und eine schmalere Wissensbasis haben und die weniger Autonomie geniessen, wird auch der Begriff der *Semi-Professionen* angewendet (Etzioni 1969; Marshall 1939). Mit dieser Bezeichnung ist die Annahme verbunden, die für die ältere Professionstheorie typisch war, dass der Begriff der Profession eine (abgrenzbare) Gattung bezeichne. Professionen sind dann nicht nur Berufsgruppen, deren Projekt erfolgreicher war, es wird angenommen, dass es auch ein anderer Entwicklungsprozess sei, in dem Berufsgruppen zu Professionen werden oder diesen Status doch nicht erreichen (Wilenski 1972: 211); entsprechend würden Erkenntnisse über Professionen kaum ein Wissen über Semiprofessionen vermitteln und umgekehrt. Die stärker interpretative Professionssoziologie hat sich um diese Unterteilung allerdings nie gross gekümmert. Jedenfalls nicht in der Art, dass sie sich Berufsgruppen, die nicht den Status voller Professionalität besassen, mit einem anderem Instrumentarium genähert hätte oder sich von der kritischen Analyse ihrer Strategien weniger Einsichten versprochen hätte. Hughes etwa beschäftigte sich explizit mit allen Berufsgruppen, wenn er das Begriffspaar von *Lizenz* und *Mandat* als analytischen Zugang wählte (vgl. Dingwall 1983: 5ff.).[44] Professionen unterscheiden sich dann von den übrigen Berufsgruppen durch den weitest möglichen legalen, intel-

---

43   Zur Expansion solcher Berufsgruppen und ihren expansiven Ansprüchen vgl. auch die verschiedenen kritischen Beiträge in Kleiber/Rommelspacher (1986). Die darin zitierten Statistiken der Bundesanstalt für Arbeit zeigen, dass die Berufsgruppen psychosozialer Versorgung, zu denen auch die heilpädagogischen Berufe gezählt werden, in den letzten 20 Jahren am stärksten expandierten.

44   Alle Berufsgruppen haben eine implizite oder explizite *Lizenz*, gewisse Aktivitäten auszuführen, welche verschieden sind von denen, die andere ausführen dürfen. Wenn die Mitglieder der Berufsgruppe aufgrund ihrer geteilten Arbeitserfahrung ein Gefühl der Gemeinschaft haben, dann ist es wahrscheinlich, dass sie auch ein *Mandat* definieren; gemeint ist eine Berufsauffassung, der sie sich verpflichten und auf die sie auch die anderen Gesellschaftsmitglieder verpflichten.

lektuellen und moralischen Anspruch ihres Mandates. Die Unterschiede sind aber graduell und nicht grundsätzlich, und Berufsgruppen, die sich noch mit der Definition ihrer Mandate beschäftigen, die sich also professionalisieren, sind – in diesem Verständnis – als Übergangszonen von besonderem Interesse für den Sozialwissenschaftler.

Freidson (1983) fordert einen phänomenologischen Zugang zum Professionskonzept. Dieser habe der Tatsache Rechnung zu tragen, dass es sich um ein *folk concept* handle und nicht um einen Gattungsbegriff. Gemeint ist, dass es in jeder historischen Periode und Kultur andere Merkmale sind, die als Zeichen und Bedingungen einer herausragenden Stellung einer Berufsgruppe interpretiert werden und die zur Anerkennung als Profession führen. Und genau das studiert dann der phänomenologische Ansatz: die Entwicklung, den Gebrauch und die Konsequenzen einer solchen Konstruktion. Konkreter ausgedrückt: Er studiert, wie die Mitglieder einer Gesellschaft bestimmen, wer ein Professioneller ist und wer nicht, und was daraus an Konsequenzen für die Eigen- und Fremdwahrnehmung der Berufsgruppen und für die Arbeitsausführung resultiert. In einem phänomenologischen Zugang hat dies dann stets mit einem äusserst geringen Anspruch auf Generalisierung der Einsichten untersucht zu werden. Es gibt keinen Grund, einen solchen Zugang nicht auf alle Berufsgruppen auszudehnen, hat man erst einmal Einsicht in den volkstümlichen Charakter des Professionskonzeptes erreicht. Im Gegenteil: Freidson leitet daraus die Forderung ab, über alle möglichen Berufe systematische und detaillierte Informationen zu beschaffen, um eine Basis für Vergleiche zu erhalten, wie sie bisher fehlte. Dabei sollen sie in und gemäss ihrer Eigenart studiert werden und nicht nur in den wenigen Aspekten, die sie mit anderen Berufen teilen oder die einem vereinfachten, idealtypischen Modell entsprechen (Freidson 1983). Damit ist auch ein weitgehend induktives Forschungsprogramm gezeichnet, das sich zwar an den Einsichten der Professionssoziologie orientiert,[45] sich ihnen aber nicht a priori verpflichtet. In dieses Programm fügt sich die nachfolgende Studie – beurteilt man sie von ihrem professionssoziologischen Beitrag her – nahtlos ein.

Ich habe mich mit professionssoziologischen Überlegungen und Einsichten auseinandergesetzt, weil die Antworten, welche die konstruktionistischen Erforscher sozialer Probleme auf die Fragen nach der Bedeutung von Experten für problemdefinierende Unternehmen und nach der Bedeutung von solchen Unternehmen für die Experten bereithielten, nicht befriedigten. Das Bild einer nimmersatten Profession, die gerade

---

[45] Dass sie sich daran immer noch stark orientiert, zeigt auch Freidsons eigene neue Studie (1986).

durch ihre masslosen Ansprüche eine Macht erreicht, die ihr die Befriedigung sämtlicher weiterer Ansprüche garantiert, war zu pauschal und gleichzeitig zu deterministisch; es reduzierte den Zusammenhang zwischen Experten und problemdefinierenden Unternehmen auf eine einfache Mechanik, die in einer einzigen Profession angelegt war: der Medizin. Die professionssoziologischen Kenntnisse ermöglichen nun Antworten auf diese Fragen, die dieses Bild zwar nicht gerade widerlegen, die den interessierenden Zusammenhang aber differenzierter fassen, in einer Art, die dem interpretierten und ausgehandelten Charakter sozialer Realität Rechnung trägt; weiter lässt sich aus der Beschäftigung mit der Professionssoziologie auch eine theoretisch fundierte Begrifflichkeit zur Aufarbeitung des empirischen Materials gewinnen.

Die neuen Antworten fallen wie folgt aus: Berufsgruppen haben sich Anerkennung in einem *professionellen Projekt* zu erwerben. Dessen Strategien sind im wesentlichen vergleichbar den Strategien, mit denen alle Anbieter eines Produktes sich auf dem Markt zu behaupten haben. Es ist für sie unverzichtbar, ein *besonderes Angebot* zu produzieren und auszuweisen, das sie von anderen Berufsgruppen abgrenzt, und als solches kann nun das Verfügen über das Wissen rund um ein definiertes oder noch zu definierendes Problem – noch spezifischer: rund um eine Devianzkategorie – dienen; der Zwang ergibt sich, je nach dem Mass an Staatsintervention, aus legitimatorischen Gründen oder tatsächlich aus Marktgründen. Das Wissen um das Problem ist vielleicht ein Bestandteil, vielleicht aber der einzige Inhalt des besonderen Angebotes einer Berufsgruppe. Es ist wichtig, eine verbindliche Definition des Problems durchzusetzen, weil sich nur so auch eine *Standardisierung* des Angebotes, das eine Berufsgruppe zu machen hat, durchsetzen lässt und sich also auch möglicherweise konkurrenzierende Angebote ausschalten lassen. In diese theoretischen Überlegungen zum notwendigen Ausweisen eines Wissens fügt sich die Beobachtung ein, dass unternehmerische Experten (oder Berufsgruppen, die den Expertenstatus erst anstreben) eine mehr oder weniger ausgearbeitete Ätiologie, eine Epidemiologie und – falls sie in diesen beiden Aspekten rudimentär bleiben – immerhin eine Terminologie für den problematisierten Tatbestand liefern. Jedenfalls trifft das für die Problemdefinitionen zu, die ich hier noch behandeln werde. Der Wissensbestand muss kodifiziert sein – aber mit Vorteil nicht zu sehr: Ein Rest von Unbestimmtheit oder Unsicherheit ist es erst, der der Berufsgruppe, die es vertritt, die nötige Aura verleiht;[46] er trennt die Insider von denen, die nicht dazugehören, verlangt nach dem Gespür, das sich nur Experten unter Berufskollegen erwerben können – und entzieht die Ex-

---

46 Vgl. Freidson (1979: 142; 1975: 70, 101).

perten jeder Kontrollmöglichkeit. Und auch dieser Rest an Unbestimmtheit wird sich in den hier untersuchten Problemkonstruktionen finden lassen. Das also ist die Bedeutung problemdefinierender Unternehmen für unternehmerische Berufsgruppen.

Im Zuge des professionellen Projektes wird aus diesem Wissen Expertise geschaffen. Expertise ist nicht dasselbe wie Wissen, es ist die sozial organisierte Praxis des Wissens. Als solche entrückt sie das Wissen der Kritik, sie gibt ihm sogar ontologische Gewissheit – je weiter das Projekt gediehen ist, umso stärker.[47] Das ist die Antwort auf die Frage nach der Bedeutung der Experten für das problemdefinierende Unternehmen. So kann man von zwei definitorischen Unternehmen sprechen, die sich gegenseitig bedingen und vorantreiben. Oder man kann die Konstruktion des Problems als einen Bestandteil des professionellen Projektes betrachten, je nachdem, wie man den Schwerpunkt des Interesses setzen will. Die Aussage, dass sich diese Unternehmen bedingen würden, darf natürlich nicht im Sinne eines mechanischen Prozesses verstanden werden. Sie soll zunächst so verstanden werden, dass sie sich gegenseitig eine argumentative Basis schaffen, auf die Bezug genommen wird. Aber der Prozess wird nicht allein durch situativ erzeugte Interpretationen gesteuert: Gerade die Expertise stellt eine Institutionalisierung solcher Definitionen dar, und als solche limitiert sie das Spektrum möglicher Interpretationen; auch wenn sie selber der Definition wieder zugänglich ist, so handelt es sich doch nicht mehr um eine voraussetzungslose.

Der fassbare Gewinn, den die definitorischen Unternehmen den Berufsgruppen bieten können, ist ein Gewinn an *Autonomie*: das Recht, ihre eigene Arbeit zu kontrollieren. Es ist wichtig, sich darunter nicht nur die Kontrolle von Arbeitsleistungen, Abrechnungspraxis und ähnlichem mehr vorzustellen, sondern auch die Kontrolle des Wissens, das die Berufsgruppe einsetzt, um die Arbeitsleistungen auszuführen. Die Autonomie des Wissens, die selbstbestimmte Wahl von Deutungsmustern also, welche zur Definition und Bearbeitung von Situationen eingesetzt werden, kann als Kern der professionellen Autonomie bezeichnet werden (Freidson 1979; Lachmund 1987). Mit der Expertise müsste die Autonomie des Wissens eigentlich in einem engen Zusammenhang stehen, die Expertise nämlich müsste die Voraussetzung einer solchen Autonomie sein. Tatsächlich zutreffen muss dies aber nur dort, wo diese Autonomie bewusst gewährt wurde; nicht zutreffen muss es, wenn einfach keine

---

47 Wieweit sie ihm allerdings solche Gewissheit gibt, bleibt dennoch etwas unklar; das kann an einem Beispiel verdeutlicht werden: Das Misstrauen des Patienten gegenüber dem Arzt (die eben doch nicht vorhandene völlige Gewissheit) wird vermutlich aufgrund der offen geäusserten und sozial akzeptablen Kritik unterschätzt.

Kontrahenten aufgetreten sind, denen die Kontrolle dieses Wissens ein Anliegen war.

Eine Gewinnbilanz professioneller Projekte sollte auch den *materiellen Gewinn* nicht unterschlagen – darauf machen die Ausführungen der "Konstruktionisten" aufmerksam; es ist ein Aspekt, der in professionssoziologischen Untersuchungen zu kurz kommt, selbst in solchen einer neueren kritischeren Richtung (vgl. dazu auch Haller 1986).

Es muss vielleicht an dieser Stelle noch begründet werden, weshalb ich zur Beantwortung der gestellten Fragen nicht auf die Überlegungen zum Professionalisierungsgeschehen Bezug genommen habe, wie sie vor allem von Sozialpädagogen angestellt werden. Ein Grund ist darin zu sehen, dass jene Überlegungen oft eine nicht unproblematische Mischung darstellen aus analytischem Zugang und berufsständischem Programm. Auch dort, wo die Autoren gegenüber der eigenen Berufsgruppe durchaus kritisch sind,[48] resultieren aus den Überlegungen recht schnell Vorschläge für einen "neuen" Sozialpädagogen/Sozialarbeiter. Die zweite Komponente dieser Überlegungen bindet also die erste zurück; wohl so ist es denn auch zu erklären, dass in dieser Diskussion bisher die Fragen, wie sie hier aufgeworfen werden, nämlich die Fragen nach der sozialen Konstruktion der Probleme, die da behauptet und bearbeitet werden, erst am Rande auftauchten.[49] Zwar ist die Vorstellung der Interpretiertheit und sozialen Konstruiertheit jeglicher Wirklichkeit da, ja der Begriff des "Alltags" hat sogar sehr schnell Einzug gehalten in diese Diskussion und mit ihm auch Elemente interpretativer Theorie;[50] aber gerade daraus (und das ist wohl der Einfluss der berufsständischen Komponente) hat man es andererseits auch verstanden, eine neue Berechtigung und Aufgabe für den "professionellen" Sozialpädagogen/Sozialarbeiter abzuleiten. Dieser soll nun zuständig sein für die Deutung der Problemlagen seiner Klienten und diese Deutung zum eigentlichen Inhalt seiner Arbeit machen (vgl. Dewe et al. 1986). Diese Zuständigkeit allerdings hat sich der Sozialpädagoge/ Sozialarbeiter schon immer zugeschrieben, genau daraus hatte er ja auch die Berechtigung für seine gemäss diesen Deutungen notwendigen Interventionen abgeleitet. Ob also die alltagstheoretisch angeregte Neuformu-

---

48   Vgl. etwa Arbeitsgruppe "Soziale Berufe" 1981; Dewe et al. 1986; Kleiber/Rommelspacher 1986.

49   Wenn in dieser Diskussion die kritische Frage auftaucht, ob die Berufsgruppen an der Entstehung der Probleme, die sie bearbeiten, nicht selber beteiligt seien, so wird dieser Einwurf kaum im Sinne von claim-making verstanden, sondern viel eher im Sinne einer nichtintendierten Nebenfolge der Intervention (vgl. Hornstein/Lüders 1990: 750).

50   Wobei der Alltagsbegriff in dieser Diskussion verschiedene Auslegungen erhalten hat, die mit dem Input der Soziologie nicht immer übereinstimmen.

lierung der Lizenz und des Mandats, nun mit dem Inhalt der "stellvertretenden Deutung" schwieriger Lebenslagen oder "defizitären Handlungssinns" (die Begriffe stammen von Dewe et al. 1986), im Hinblick auf das, was hier interessiert, nämlich die Schaffung neuer Devianz und neuer Aussenseiter durch Berufsgruppen mit professionellen Interessen, irgend etwas ändern wird oder ob die Devianten nun einfach nur neu bearbeitet werden und mit etwas mehr "Sinnarbeit" eingedeckt werden, muss fraglich bleiben. Es würde jedenfalls nicht erstaunen, sollte man auf das Argument stossen, dass gerade bei einer solchen Neuformulierung von Lizenz und Mandat sich nun neue Probleme zur Bearbeitung durch den Sozialpädagogen/Sozialarbeiter aufdrängen oder immerhin anbieten würden – und dass ohnehin bei einer solchen Aufgabendefinition die ganze Berufsgruppe neu, nämlich höher, zu bewerten sei.[51]

Ein zweiter und wichtigerer Grund, weshalb ich die theoretischen Elemente direkt der Professionssoziologie entnommen habe, und ich mich also nicht bei der entsprechenden pädagogischen Diskussion angelehnt habe, ist der, dass sich diese Diskussion im allgemeinen durch eine krasse Vernachlässigung neuerer und vor allem amerikanischer Beiträge zur professionssoziologischen Forschung und Theoriebildung auszeichnet; sie hat so fast den gesamten Wandel der soziologischen Beschäftigung mit dem Thema seit den siebziger Jahren verpasst und orientiert sich noch immer an den älteren Konzepten von Professionen und Semiprofessionen. Die Vernachlässigung wird offen eingestanden und mit der Eigenständigkeit der Pädagogik begründet.[52] Nicht zuletzt dazu sollte hier ein Gegenakzent gesetzt werden, zumal diese Vernachlässigung den berufsständischen Interessen in verdächtiger Weise entgegenkommt.

Wenn ich hier schon bei einer Thematisierung des belasteten Verhältnisses von Pädagogik und Professionalisierung angelangt bin, kann eine weitere Präzisierung angebracht werden. Die Pädagogik hat sich dem

---

51 Ansätze in diese Richtung finden sich durchaus, etwa wenn auf vergleichbarer Basis Forderungen gestellt werden nach besserer Ausbildung, nach mehr Forschung an den Ausbildungsstätten usw. (vgl. dazu verschiedene Beiträge in "Projektgruppe "Soziale Berufe" 1981). Ansätze zu einer Kritik des "deutenden" Berufsbildes finden sich allerdings auch schon, nämlich bei Müller (1981), allerdings nur unter dem Aspekt der Beziehung von Sozialarbeiter und Klient, nämlich der Entmündigung der Klienten, die auch damit verbunden sein könnte.

52 Vgl. dazu Hornstein/Lüders (1989: 765), die sich ihre Sache recht einfach machen mit der nicht weiter begründeten Aussage: "Dabei muss man sich nicht lange damit aufhalten, dass der soziologische Begriff kaum in der Lage ist, den 'genuin pädagogischen Theoriebedarf zu decken' ... Daraus ergibt sich, dass die Frage nach dem Spezifischen pädagogischer Professionalität in eigener begrifflicher und kategorialer Anstrengung erarbeitet werden muss."

Thema auch in einer Art genähert (sie tut es immer wieder), die als besondere Auflage der fundamentalen Bedenken gegen eine Technologie gesehen werden kann, wie sie vor allem die geisteswissenschaftliche Pädagogik formuliert hat. Das findet man schon bei A. Fischer (1921),[53] dem die "Menschenleistung" der Erziehung durch die "Entstehung und Entwicklung der Erziehung als Beruf ... geradezu von innen heraus bedroht" erschien (zitiert nach Hornstein/ Lüders 1989: 749). Auch mit dieser Diskussion hat meine Behandlung des Themas nichts gemeinsam. Was in meiner Arbeit kritisiert wird, ist nicht der Versuch, Wissen zu gewinnen und einzusetzen, denn anders als auf der Basis von Wissen, sei es nun ein Alltagswissen oder ein Sonderwissen, können sich soziale Akteure nicht orientieren. Es ist die soziale Organisation des Wissens, der meine skeptischen Ausführungen gelten, eine Organisation, die das Ausmass der "Wirklichkeit" dieses Wissens überzieht und seinen konstruktiven Charakter unterschlägt, und es ist die devianzbegründende Wirkung dieses Wissens, die mit seiner sozialen Organisation eng verknüpft ist.

3.4 Institution und Interaktion: Die Mesoebene der Analyse

Die Erforschung sozialer Probleme in einer "constructionist view" hat ihre Analyse auf eine Makroebene beschränkt. Es ist die Ebene, auf der offizielle Akteure – Standes- und Regierungsvertreter – offizielle Definitionen aushandeln, die dann etwa in Programmen und deren Leitlinien, in Gesetzen und in öffentlichen Budgetposten ihren Niederschlag finden. Diese Einschränkung geschieht bewusst. Conrad und Schneider (1980) formulieren dies sehr deutlich am Beispiel der Medikalisierung von Abweichungskategorien: Es seien nur wenige Angehörige der Profession, die solch neue, medizinische Deutungsmuster abweichenden Verhaltens propagierten und sich um deren öffentliche Anerkennung bemühten, das durchschnittliche Mitglied der Berufsgruppe sei daran nicht beteiligt. Es ist die Ebene der *Institution*, die da thematisiert wird, die Ebene, auf der Definitionen ausgehandelt werden, die die unmittelbare Interaktion raumzeitlich weit übergreifen.

Wie und ob daraus anschliessend auch Realität im einzelnen Falle hervorgeht, ob sich also diese Definitionen auf das Geschehen zwischen konkreten Akteuren auswirken – gewissermassen "vor Ort" – hat die Konstruktionisten nicht interessiert. Soweit sie eine Soziologie der Devianzkategorien betrieben haben, haben sie sich also nicht dafür interes-

---

[53] Den man allerdings ansonsten gerade nicht der geisteswissenschaftlichen Pädagogik zurechnen darf.

siert, ob die Kategorien so auf Individuen angewendet werden, und unter
welchen Bedingungen und mittels welcher interpretativen Leistungen sie
es werden. Sie haben den Prozess der Konstruktion sozialer Wirklichkeit
nur bis an einen bestimmten Punkt verfolgt und problematisiert.

Das ist in gewissem Sinne ein Rückfall hinter die Einsichten in den
ausgehandelten und stets von neuem verhandelten Charakter sozialer
Ordnung, welche Autoren, die sich am interpretativen Ansatz orientierten
– und mithin Autoren derselben theoretischen Herkunft wie die Konstruktionisten –, ansonsten erreicht haben; und die sie nicht zuletzt dadurch erreicht haben, dass sie die Anwendung von Kategorien der Abweichung betrachteten. Dass formal gültige Deutungsmuster, seien es
soziale Regeln oder codifizierte Wissensbestände, über die Konstruktion
von Realität in der unmittelbaren Interaktion noch längst nicht alles
aussagen, zeigte etwa Becker ([1963] 1973) am Beispiel der Reaktion auf
Regelbrecher. Deren Verstoss braucht nicht einmal dann eine Reaktion
nach sich zu ziehen, wenn er entdeckt wird, es braucht ein zusätzliches
Interesse an einer Reaktion. Das betrifft die Frage, ob die formal ausgehandelte Wirklichkeitsdefinition überhaupt zur Anwendung kommt. Anderes betrifft die *Adaptation* dieser Definitionen im Falle ihrer Anwendung. So zeigt etwa Freidson, wie ärztliche Deutungsmuster in der Interaktion mit den Klienten verhandelt werden müssen und erst so zur Diagnose eines Falles werden (1979: 79, 256). Einen neueren Beitrag wid-
met Freidson der interaktiven Transformation formaler Wissensbestände
überhaupt, wie sie über mehrere Stufen im Prozess der Anwendung unvermeidlich erfolgt – auf der letzten Stufe handelt es sich um eine Anpassung an die Bedingungen des Arbeitsplatzes der Experten (1986).

Das Desinteresse, das die Erforscher sozialer Probleme daran zeigten, das konstruktive Geschehen auch über die institutionelle Ebene hinaus zu verfolgen, ist nicht etwa Ausfluss einer extrem deterministischen
Sicht, in der die institutionelle Regel alles bestimmen würde (so dass
dann mit dem Zustandekommen dieser Regel auch schon alles erklärt
wäre). Vielmehr wurde der institutionelle Charakter der so ausgehandelten Bedeutung gar nicht beachtet, und das ist nichts anderes als die be-
reichsspezifische Version des voluntaristischen Kurzschlusses, der im
interpretativen Zugang immer wieder auftaucht: Soziales Handeln wird
auf *konstruktive Akte* reduziert, auf Akte der Herstellung ontologischer
Gewissheit. In dieser Art kurzgeschlossen wird offensichtlich nicht nur
dort, wo sich interpretative Soziologen mit dem Mikrogeschehen befassen, sondern auch dort, wo sie das Makrogeschehen erforschen, wie im
Falle der konstruktionistischen Erforschung sozialer Probleme. (Mit dem
Unterschied allenfalls, dass die Erforscher der Makroebene weitaus stärker zugestanden haben, dass das Erreichen von Gewissheit nicht das *ein-*

zige Interesse ist, dass das Handeln vorantreibt.) Für die interpretative Soziologie der Abweichung und der sozialen Probleme gilt damit, dass sie es von zwei verschiedenen Zugängen her verpasst hat, das *Verhältnis von Institution und Interaktion* zu analysieren.[54] Auf der Mikroebene hat sie sich nur mit Interaktion befasst, auf der Makroebene dann nur mit der Institution – die sie nun aber ebenfalls in der Logik der Interaktion fasste, als (rein) konstruktiven, nur aus der Situation gesteuerten Akt. Was vor oder nach diesem Akt geschieht, entzieht sich dann gleichermassen der Aufmerksamkeit.[55]

Es soll hier weit weniger darum gehen, diesen Kurzschluss grundsätzlich zu kritisieren; es könnte sich ja, jedenfalls in bestimmten Bereichen, um eine hinreichende Erklärung des Geschehens handeln. Aber genau das ist es für meine Zwecke nicht: Sollen die Einsichten theoretisch aufgearbeitet werden, die im vorliegenden Projekt zur Zunahme kindlicher Devianz erreicht wurden, so erweist sich eine Erklärung, wie sie die "constructionist view" anbietet, als anregend, aber noch ungenügend. Die untersuchte Entwicklung erwies sich zwar als Produkt situativen Handelns, aber dieses war stets auf eine Struktur bezogen, auf übersituativ geltende Regeln. Solche Arrangements wurden *in Rechnung gestellt* (mit dieser Formulierung soll ausgedrückt werden, dass sie das Handeln keineswegs vollständig determinierten), sie wurden auch*variiert* und *produziert*. Erst mit der Konzentration auf dieses Verhältnis von situativem Handeln und Strukturen konnte ein Verständnis der Dynamik (und ein griffiges Erklärungsmodell) erreicht werden.

Sucht man nach einem theoretischen Anschluss für diese (bereichsspezifisch entwickelte) Sicht des Handelns, so findet man einen solchen bei der Sozialtheorie von Giddens, bei seinem Konzept der *Dualität der Struktur*. Giddens (1989: 389) expliziert das Konzept unter anderem mit einem Zitat von Wilson.

"Die soziale Welt wird durch *situative Handlungen* konstituiert, die in bestimmten konkreten Situationen geschehen, von den Beteiligten wahrgenommen und beschrieben werden und ihnen als brauchbare Grundlage weiteren Denkens und Handelns dienen. Zu situativem Handeln kommt es durch kontextfreie und kontextabhängige Mechanismen der sozialen Interaktion, und die Gesellschaftsmitglieder machen ihre Handlungen in be-

---

54   Das gilt übrigens auch dort, wo sie sich – das ist ein neuestes Forschungsinteresse – mit der *privaten Moralkonstruktion* befasst. Zu dieser Forschungsrichtung vgl. Schneider (1984), Sabini/Silver (1982) und Lidz/Walker (1980).

55   Die Herstellung von Gewissheit kann auch als Abfolge von Akten konzipiert sein; das ändert aber nichts daran, dass nur das konstruktive Geschehen thematisiert wird. Es bleibt die voluntaristische Voreinstellung.

stimmten Situationen durch Rückgriff auf die *Sozialstruktur* verständlich und sinnvoll. Dabei ist die Sozialstruktur eine wesentliche Grundlage wie auch ein wesentliches Produkt des situativen Handelns und wird als etwas objektiv Reales reproduziert, das das Handeln bis zu einem gewissen Grade einschränkt" (Wilson 1982: 498; Hervorhebungen D.B.-N.).

Das ist nicht nur ganz generell eine ausgezeichnete Formulierung einer Sicht von Handeln als *Reproduktion und Produktion*,[56] es ist auf einer allerdings noch sehr abstrakten Ebene auch ein Modell, mit dem sich das Geschehen rund um die Zunahme kindlicher Störungen fassen lässt. Versucht man, das Modell empirisch einzulösen, so steht weder die Mikroebene noch die Makroebene im Zentrum des Interesses, sondern die Übersetzung zwischen beiden. Man könnte das auch als *Mesoebene* der Analyse bezeichnen.[57]

Inanspruchnahme, Adaptation, Generalisierung, Institutionalisierung und *Realisierung* sind die fünf Begriffe, die ich zur Erfassung des Geschehens auf dieser Ebene vorschlagen möchte. Es sind fünf Dimensionen, auf denen das, was bei der Übersetzung zwischen Struktur und situativem Handeln geschieht, gedanklich geordnet werden kann. Ihnen können die Handlungen der verschiedenen Akteure zugeordnet werden; sei es, dass die Akteure selber Übersetzungsleistungen erbringen oder bei anderen Akteuren solche Leistungen zu erwirken oder verhindern versuchen. Auf diesen Dimensionen kann auch der Erfolgsstand des Unternehmens jeweils genauer bestimmt werden, den man ganz global als das Ausmass bezeichnen kann, in dem ein Interpretationsmuster Wirklichkeit zu konstruieren vermag. Schliesslich können mithilfe dieser Dimensionen Probleme geortet werden, die sich für den weiteren Verlauf eines devianzdefinierenden Unternehmens ergeben.

Alle diese Dimensionen betreffen in je anderer Weise den Umgang mit Kategorien, die soziale Wirklichkeit mit (raum-zeitlich) übergreifender Geltung definieren. *Inanspruchnahme* meint zuerst einmal nur, dass von den Akteuren im konkreten Fall, in der Handlungssituation, auf solche Kategorien Bezug genommen wird. Die Kategorien, um die es in

---

56 Oder anders ausgedrückt – und wie Giddens das formuliert – von Struktur als Medium und Resultat des Verhaltens (1988).

57 Jedenfalls rechtfertigt sich dieser Sprachgebrauch in meiner Arbeit, weil auch in anderer Hinsicht eine mittlere Ebene angesprochen ist, etwa in der Wahl von Gemeinden als Analyseeinheiten. Das Konzept einer dualen Struktur reduziert sich aber natürlich nicht auf eine bestimmte Ebene, es beansprucht, soziales Geschehen überhaupt zu fassen. Giddens wendet sich entschieden gegen eine Zuteilung seiner Theorie zu einer Mikro- oder Makroebene, betont vielmehr, dass seine Arbeiten mit dieser Einteilung nichts zu tun hätten, dass sie quer dazu lägen.

meiner Analyse geht, sind Interpretationsmuster der Normalität und Abweichung, wie sie von der Wissenschaft definiert wurden und wie sie allenfalls schon in der Gesetzgebung anderer Länder verankert waren. Ihre Inanspruchnahme ist kein selbstverständlicher und auch kein determinierter Akt, ist nicht lineare Übersetzung auf den Fall und damit auch nicht eine blosse Frage der Beschaffenheit des konkreten Falls; wäre es das, so wäre die Inanspruchnahme nur der Mikroebene zuzurechnen. Kategorien, wie sie auf einer höheren Ebene geschaffen wurden, können zum Beispiel häufiger oder seltener oder überhaupt nicht in Anspruch genommen werden, sie können durch bestimmte Akteure in Anspruch genommen werden und durch andere nicht, schliesslich können sie auch eher extensiv oder eng ausgelegt werden, was ihre Passung auf den zu definierenden Fall betrifft; das alles ist eine Frage der *Konstellation*, in der die Akteure stehen, die auf diese Kategorien zurückgreifen oder nicht. Diese Konstellation, auf die die Inanspruchnahme immer verwiesen ist, interessiert hier vor allem in den noch zu präzisierenden Begriffen des Erfolgsstands des professionellen und devianzdefinierenden Unternehmens respektive seiner entsprechenden Ausgangsbedingungen. Die Konstellation verändert sich damit im Laufe des Unternehmens.

In ihrer Anwendung auf den konkreten Fall werden die Kategorien, wie sie zuerst einmal von der Wissenschaft definiert wurden, adaptiert; sie werden in bestimmter Weise ausgelegt, Neues wird hinzugefügt und andere Bestandteile, wie sie die Wissenschaft vorgesehen hätte, werden weggelassen. Das meine ich mit dem Konzept der *Adaptation*; es meint mehr, als nur eine etwas mehr oder weniger extensive Auslegung. Auch das ist wiederum nicht nur als Leistung zu verstehen, die vom speziellen Fall, seinen besonderen Merkmalen, abhängt, jedenfalls interessiert sie hier nicht nur als solche: Auch die Adaptation verweist auf die Konstellation der Akteure.

Als *Generalisierung* kann man den Prozess bezeichnen, in dem die so in Anspruch genommene und eventuell adaptierte Kategorie an Präsenz im Handeln der Akteure gewinnt. Generalisierung heisst, dass die Akteure ihr Handeln also nicht mehr nur in bestimmten, hochspezifischen Situationen an der neuen Kategorie orientieren, sondern es nun in zahlreichen, verschiedenen Situationen tun und letztlich in *allen* Situationen, für die es gelingt, der Kategorie irgendwie noch Relevanz zuzusprechen. Man kann auch sagen, dass ihnen die Kategorie geläufig und vertraut wird und so in den verschiedensten Situationen bereit steht. Generalisierung heisst weiter auch, dass die neue Kategorie für *alle* dafür überhaupt in Frage kommenden Akteure eines Kontextes zum präsenten Interpretationsmuster wird; und damit sind jedenfalls mehr Akteure gemeint, als sie unmittelbar an den Situationen beteiligt waren, zu deren Definition die

Kategorie zuvor schon in Anspruch genommen worden war. Generalisierung meint also einen Gewinn an Geltung über die Situationen bisheriger Inanspruchnahme hinaus. Ein solcher Gewinn ist auch mit dem Konzept der *Institutionalisierung* angesprochen, das zur Aufarbeitung der empirischen Ergebnisse im eingeschränkten Sinne von behördlichen Beschlüssen verstanden wird. Solche Beschlüsse betreffen stets die Geltung der Kategorie über einen konkreten Fall hinaus; selbst wenn es Beschlüsse über Fälle sein sollten, so werden diese zu Präzedenzfälllen.

Mit dem Konzept der *Realisierung* schliesslich spreche ich an, wieweit die neue Kategorie und alles, was sie definiert, zur nicht mehr hinterfragten und hinterfragbaren Wirklichkeit geworden ist. Damit ist mehr gemeint, als nur die Summe all dessen, was auf den übrigen Dimensionen erreicht wird. Natürlich ist es richtig, dass mit den Errungenschaften, wie sie auf den zuvor genannten Dimensionen erreicht werden, Realität geschaffen wird – zum Beispiel die Realität bezeichneter Fälle und behördlicher Beschlüsse. Aber die so geschaffene Realität kann sich unterscheiden im Ausmass an Selbstverständlichkeit, das sie besitzt, respektive an Darstellungsaufwand, den sie noch verlangt – und das ist es, was mit dem Konzept der Realisierung gemeint ist. Im Falle eines hohen Grades an erreichter Realisierung ist die neue Kategorie zu einem Deutungsmuster geworden, das herbeigezogen werden kann, um das Handeln darstellbar ("accountable") zu machen, es als rational einsichtig zu machen, als etwas, das schon "seine Ordnung" hat – ohne dass dies alles dann noch grossen interpretativen Aufwand von den Beteiligten verlangen würde. Die Situationen, die mit diesem Muster definiert werden – das heisst also vor allem die Fälle und der Umgang mit ihnen –, erhalten dann den Anschein ontologischer Gewissheit; alles, was mit dieser Kategorie definiert wird, gehört zu dem "taken for granted" der Alltagswelt, von dem die Ethnomethodologen sprechen. Damit ist ein Ordnungsproblem angesprochen: Das Erreichen verbindlicher, weil selbstverständlicher Interpretationsregeln und damit verbindlicher Deutung der jeweiligen Handlungssituationen.[58]

Realisierung würde aber missverstanden, wenn man darin die Bedeutung einer Determinierung des Akteurhandelns sehen würde. Dass Interpretationsregeln erarbeitet wurden und nun mit geringem Aufwand beansprucht werden können, dass sie zur Verfügung stehen, muss so verstanden werden, dass die Akteure sich daran *orientieren* und *informieren*, es heisst nicht, dass sie sich damit identifizieren, sich diese Re-

---

[58] Mit diesem Problem haben sich die Ethnomethodologen beschäftigt, auf die ich mich mit den Begriffen der Darstellung ("accountability") und des "taken for granted" auch stütze (Garfinkel 1967; Heritage 1984).

geln vollständig zu eigen machen, jede Distanz zu ihnen verlieren.[59] Es ist
ein Vorzug eines interpretativen Theorieverständnisses, dass es die Akteure in einem solch anderen Verhältnis zu den sozialen Regeln begreift;
das soll an dieser Stelle nur im Hinblick auf die Aufarbeitung der empirischen Ergebnisse begründet werden. Es zeigte sich nämlich in meiner
Analyse, dass sich der *öffentliche* Deutungsaufwand, den das Handeln
noch verlangte, unterscheiden konnte von einem *privaten* Aufwand, von
einem, den die einzelnen Akteure für sich zu leisten hatten, um ihr Verhalten je für sich selber darstellbar zu machen. Dabei interessiert, dass der
öffentliche Deutungsaufwand, der geleistet wurde, von einem höheren
Mass an ontologischer Gewissheit ausgehen konnte, als sie die (so ge-
deutete) Wirklichkeit für die einzelnen Akteure tatsächlich besass; man
könnte von einem Überziehen des Gewissheitskontos sprechen. Der
private Deutungsaufwand war dann grösser als der öffentliche. All diese
Deutungsarbeit, die noch mit einer Kategorie und der Wirklichkeit, die sie
definiert, verbunden ist, soll unter dem Begriff der Realisierung gefasst
werden. Es bleibt noch anzufügen, dass die Vorstellung eines privaten
Deutungsaufwandes, einer privaten Definition von Wirklichkeit, hier
nicht individualistisch missverstanden werden darf. Privat ist er, weil er
von einzelnen oder verschiedenen Akteuren über den Deutungsaufwand
hinaus geleistet werden muss, der notwendig ist, um Handeln öffentlich
(gegenüber dafür vorgesehenen Gremien und Interaktionspartnern) als
rational auszuweisen. Mit der Bezeichnung als privat ist dagegen nicht
gemeint, dass die Distanz zu den öffentlich beanspruchten Deutungen
abseits von sozialen Interaktionen zustande gekommen sein müsste und
nur abseits von Interaktionen thematisiert werden könnte.

Diese fünf Begriffe können fürs erste – und eher anekdotisch gemeint – durch ein Beispiel plausibler gemacht werden. Zu Beginn der
siebziger Jahre begannen schulpsychologische und kinderpsychiatrische
Dienste für die Diagnose einzelner Fälle ein Konzept in Anspruch zu
nehmen, wie es von der Wissenschaft schon vor längerer Zeit entwickelt
worden war: das Konzept des POS, des psychoorganischen Syndroms.
Dieses war definiert als *leichte* hirnorganische Störung oder auch als *minimale* cerebrale Dysfunktion. Das war (und ist noch) die – in der Wissenschaft allerdings stark umstrittene – Regel übergeordneter Geltung.
Schon bald wurde dieses Konzept den verschiedensten Akteuren geläufig: Lehrern, Schulpflegern und auch Eltern; es wurde zu einem Denkmuster, das nicht nur zur Deutung einzelner, von den Beteiligten kaum
noch zu bewältigender Problemsituationen herangezogen wurde, sondern

---

[59]   Vgl. dazu den ausgezeichneten Beitrag von Heritage (1984), der die ethnomethodologische Theorie nicht nur klärt, sondern auch vorantreibt.

ganz allgemein für die Beobachtung von Kindern sensitivierte. Generalisiert wurde aber nicht nur die Vorstellung einer minimalen Schädigung, sondern auch die Vorstellung eines "schweren POS", einer irgendwie intensiveren Ausprägung dieser Störung, sowohl was das störende Verhalten als auch die zugrundeliegende cerebrale Beeinträchtigung und ihre Verursachung, die Schwangerschafts- oder Geburtskomplikationen, betraf. Damit wurde also auch ein Konzept generalisiert, das im Hinblick auf die Kategorie, wie sie von der Wissenschaft entwickelt worden war, eine Adaptation bedeuten musste. Auf den kürzesten Nenner gebracht, war es das Konzept einer "schweren leichten hirnorganischen Dysfunktion". Vor allem in dieser Version wurde das Konzept auch institutionalisiert: Für schwere POS-Kinder sah man eigene Heime, eigene Schulen und ähnliches vor. Handlungen, die auf diesem Konzept basierten, brauchten bald nur noch einen minimalen Deutungsaufwand; ein Hinweis auf das schwere POS machte den Fall eindeutig und alle Reaktionen, die auf das Vorhandensein eines POS abgestimmt waren, erhielten damit hinreichende Rationalität zugesprochen. Man darf aber das Ausmass an erreichter Realisierung nicht überschätzen; der private Deutungsaufwand blieb bei manchem Beteiligten grösser, als es der öffentlich erreichte und als Handlungsbasis beanspruchbare Konsens über die Gewissheit dieses Musters glauben machen konnte. Das Beispiel mochte auch verdeutlichen, wie das Voranschreiten auf einer Dimension auch mit einem Voranschreiten auf anderen Dimensionen einherzugehen pflegt; selbst wenn dies keine absolute Notwendigkeit ist.

Wenn das problemdefinierende Unternehmen als Übersetzungsprozess zwischen Struktur und Situation gefasst wird, so ist damit die Behauptung verbunden, dass auch das professionelle Projekt auf dieser Ebene abläuft; jedenfalls was das Ausweisen eines besonderen Angebotes und seine Standardisierung betrifft (denn das soll mit dem problemdefinierenden Unternehmen erreicht werden). Man könnte diesen Gedanken weiterverfolgen und auf das gesamte professionelle Projekt ausdehnen. Dann käme den einzelnen Berufsangehörigen eine wichtige Bedeutung beim Aushandeln des professionellen Status der gesamten Gruppe zu. Sie hätten in der Interaktion mit Abnehmern ihrer Leistungen an den Bedingungen zu arbeiten, die auf einer höheren Ebene, also von den Standesvertretern, vielleicht schon ausgehandelt worden wären; und sie würden so erst die Bedingungen ihrer Arbeit, die dann auch über diese Situationen hinaus gelten würden (zum Beispiel für alle Berufsangehörigen in einem bestimmten Unternehmen oder einem abgrenzbaren geografischen Raum), genauer festlegen. Dass zweifellos auf dieser Ebene mehr geschieht, als die Professionstheoretiker vorsahen, zeigt Freidsons Beitrag zur Transformation des professionellen Wissens in seiner Anwendung

(Freidson 1986). Ich verzichte hier auf eine weitere Ausarbeitung dieses Gedankens; das steht nicht im Zentrum meines Interesses.

Über den Verlauf des professionellen Projektes – sofern es nicht ganz direkt den problemdefinierenden Anteil betrifft – soll lediglich jeweils Bilanz gezogen werden, an relevanten Erreignisstellen des problemdefinierenden Unternehmens. Das geschieht auf drei Dimensionen. Die erste Dimension ist die des *besonderen Angebots* und seiner *Standardisierung*. Das Bilanzieren auf dieser Dimension ist nichts anderes als eine Interpretation des devianzdefinierenden Unternehmens unter einem besonderen Gesichtspunkt; nämlich unter dem Aspekt, wieweit eine Berufsgruppe mit der Problemdefinition zu einem Angebot gekommen ist, das sie gegen andere Berufsgruppen abgrenzt und von dem anerkannt ist, dass es erbracht werden muss – und zwar in der Art, wie es diese Berufsgruppe anbietet. Die zwei weiteren Dimensionen sind die *Autonomie* und der *materielle Gewinn*; sie sprechen ganz unmittelbar die Rendite des professionellen Projektes an (während das besondere Angebot und seine Standardisierung als Ausgangsbedingungen solchen Gewinns betrachtet werden können). Das Konzept der Expertise schliesslich, der Transformation von Wissen in den sozialen Status des "Wissenden", dessen Bedeutung in meinen theoretischen Ausführungen herausgestrichen wurde, ist zu komplex, um es auf eine operationale Dimension zu reduzieren. Es ist mit verschiedenen dieser Dimensionen angesprochen – besonders stark auch mit der Dimension "Realisierung" – und Einsichten dazu werden sich auch aus jeweils zu konstatierenden Zusammenhängen zwischen verschiedenen Dimensionen ergeben.

Zusammenfassend können jetzt die Dimensionen aufgelistet werden, die zur Systematisierung der Ergebnisse dienen:

1. Dimensionen des problemdefinierenden Unternehmens
   - *Inanspruchnahme*
   - *Adaptation*
   - *Generalisierung*
   - *Institutionalisierung (durch behördliche Beschlüsse)*
   - *Realisierung*
2. Dimensionen des professionellen Projektes
   - *besonderes Angebot/Standardisierung*
   - *Autonomie*
   - *materieller Gewinn*

Als *Kernkategorie*, auf die diese Dimensionen bezogen werden, dient die Vorstellung einer Übersetzung zwischen Struktur und Situation, die in unterscheidbaren Phasen verläuft, deren Naturgeschichte sich also ermitteln lässt (vgl. 3.3).

3.5 Die Bedingungen der Schule

Die Ausführungen haben sich bisher auf den *Prozess* bezogen, in dem neue Definitionen Wirklichkeit konstruieren. Dieser Prozess wird auch strukturiert durch Institutionen, die ausserhalb des zentralen Geschehens liegen. Sie bringen das Geschehen nicht in Gang und halten es nicht in Gang, und ihre Veränderung ist höchstens eine Nebenfolge des Prozesses; sie können aber den Start und den Verlauf erleichtern oder erschweren, und sie können eine bestimmte Verlaufsrichtung angezeigter erscheinen lassen als eine andere. Man könnte eine Vielzahl solcher Bedingungen nennen, angefangen von kulturspezifischen Interpretationsvorgaben zum abweichenden Verhalten oder vom wachsenden Stellenwert der Expertise in unserer Gesellschaft, bis hin zur Sozialgesetzgebung, deren Eigenarten nicht zuletzt auch eine Rolle gespielt haben dürften. Eingetreten werden soll aber hier nur auf die Bedingungen der Schule.

Von den Beteiligten, also etwa von Schulpsychologen, Lehrern, Behördemitgliedern, werden eine ganze Reihe von Erklärungen vorgetragen für das Aufkommen und die häufige Inanspruchnahme neuer Devianzkategorien. Je nach schulpolitischem Standort können die Akteure andere Erklärungen anbringen, dennoch gibt es Argumentationen, auf die man immer wieder stösst. Zur Erklärung herangezogen werden etwa die Selektionsaufgabe der Schule, der Bedeutungszuwachs, den diese Aufgabe erlebt habe, und – damit zusammenhängend – der Unwille der Eltern, schlechte Schülerleistungen und die Zuteilung etwa zu Sonderklassen zu akzeptieren; quasi-medizinische Definitionen schlechter Leistungen würden dann als weniger stigmatisierend eher akzeptiert. Argumentiert wird auch mit einer wachsenden Belastung der Schüler und Lehrer durch mehr Unterrichtsstoff, und schliesslich wird das steigende Mass behandelter Abweichung immer wieder begründet mit einer sinkenden Qualität der Schüler. Das letztere Argument wird dann verbunden mit einer Kritik an unserer Zeit. Es handelt sich hier im übrigen um eine interessante Mischung aus Argumenten, die sowohl auf eine neue *Beschaffenheit* der Wirklichkeit wie auch auf eine lediglich neue *Definition* der Wirklichkeit zielen. Man könnte das als Ausdruck einer zwar teilweisen, aber eben doch nicht vollständigen Realisierung der neuen Interpretationsmuster betrachten;[60] und das ist ein Stand der Dinge, auf den die folgende Analyse noch systematischer schliessen lassen wird.

Aus wissenschaftlicher Sicht kann man an dem, was hier als Ursachen genannt wird, Zweifel anbringen. Die Klage über sinkende Schü-

---

60 Bei vollständiger Realisierung wird die soziale Wirklichkeit nämlich gerade nicht als Produkt definitorischer Leistungen wahrgenommen.

lerleistungen etwa kontrastiert mit der gut belegten These eines erheblichen Intelligenzzuwachses der Schüler[61] und mit dem in Schulleistungs-
tests nachgewiesenen Leistungsanstieg[62] – und ganz allgemein kontra-
stierte diese Klage schon immer mit dem, was die Entwicklung der
Menschheit so frappant ausweist: einem wachsenden Leistungsvermö-
gen, vor allem im intellektuellen Bereich. Aber es soll hier nicht der Frage
nachgegangen werden, wie die Wirklichkeit "wirklich", damit ist gemeint, unabhängig von menschlicher Deutung, beschaffen ist – und als
Begründung des Handelns mag die zu geringe Leistungsfähigkeit des
Schülers für die vermehrte Inanspruchnahme von Devianzkategorien
wohl eine Rolle gespielt haben.

Auch die Schulforschung bietet Hinweise auf Bedürfnislagen und
Handlungsdispositionen, welche die hier interessierende Entwicklung
begünstigt haben mögen. Zu denken ist etwa an die informelle Regel, die
unter Lehrern gilt, wonach nur schlechte Lehrer Probleme mit ihren
Schülern haben, die guten Lehrer jedoch ohne Schwierigkeiten Disziplin
herzustellen vermögen; das ist eine Regel, die sich dann auch in der informellen Hierarchie niederschlägt (vgl. etwa Hoy 1968; Willower 1971;
Lortie 1975). Gilt diese Regel, dann liegt es nahe, ein dennoch vorhandenes Problem dem Schüler zuzuschreiben, und was wäre hier ein besserer Beweis als eine medizinische oder immerhin quasi-medizinische
Diagnose. Auch wenn diese Ergebnisse mittlerweile nicht mehr dieselbe
Gültigkeit besitzen sollten – die Ordnungsorientierung war ja bei jüngeren
Lehrern, die eben erst in den Schuldienst eintraten, schon geraume Zeit in
geringerem Masse vorhanden (vgl. Dann et al. 1978; Hänsel 1975, 1985)
–, so dürften sie immerhin noch im Zeitpunkt, in dem das hier interessierende problemdefinierende Unternehmen anlief, gegolten haben. Es lassen sich auch die Ergebnisse zu schneller Typisierung der Schüler durch
die Lehrer anführen (vgl. Hargreaves et al. 1975; Arbeitsgruppe Schulforschung 1980), und wie wäre eine solche schneller möglich als durch
die Verwendung der einfachen Stereotypen, wie sie die hier interessierenden Devianzkategorien darstellen. Weil diese Einsichten in verschiedenen Untersuchungen und verschiedenen Ländern zu finden waren, lassen sich dahinter Strukturen vermuten, durch die institutionellen Gegebenheiten von Schule weitgehend determinierte Handlungsmöglichkeiten.

Wenn man das institutionelle Gefüge thematisiert, kann man auch
auf die Prämisse homogener Schülergruppen hinweisen, wie sie bei der
Gründung der heutigen Volksschule gewählt wurde und über die Eintei-

---

[61]   Ein solcher war seit den fünfziger Jahren zu konstatieren; vgl. Schallberger (1983;
       1987).
[62]   Vgl. dazu zusammenfassend Brügelmann (1983: 124 f.).

lung der Schüler in Jahrgangsklassen (mit entsprechenden Jahreszielen) organisatorisch sichergestellt werden sollte. Von dieser Prämisse und von der mit Jahrgangsklassen erreichten teilweisen Homogenisierung kann man plausibel argumentieren, dass dadurch die verbleibende Heterogenität der Schüler erst recht sichtbar wurde; diese fällt nun als Devianz ins Gewicht, und also legt die erste Differenzierung, die eine nach Jahrgängen war, weitere, *sekundäre Differenzierung* nahe (Niederberger 1984).

Wenn die Kinder, eingeteilt in Klassen von Gleichen und beschäftigt mit dem Gleichen, dem Blick des Lehrers ausgesetzt sind – wenn sie sogar noch frontal vor ihm aufgereiht sind –,[63] dann sind die Voraussetzungen geschaffen für das stete Massnehmen an den Normen, ein solches drängt sich sogar auf. Es handelt sich in der Schule um einem ganzen Komplex von differenzierten Normen, die zu beachten sind: von zeitlichen Normen (dass jetzt etwas Bestimmtes zu tun ist, und nicht etwa auch nur fünf Minuten später), von Normen der Leistung, von Normen des Verhaltens. Dass Normen Beachtung verdienen, dass der Abstand von den Normen dauernd und für jedes Kind im Auge zu behalten ist, das ist ganz generell eine Perspektive, die in und durch Schulen institutionalisiert wurde. Erst Schulen haben es ermöglicht – gemeint sind jetzt die Schulen der Moderne –, eine solche Perspektive konsequent einzunehmen, und erst die Schulpflicht hat es ermöglicht, sie gegenüber *allen* Kindern einzunehmen. Damit ist die Schule Teil und Ausdruck eines neuen Verhältnisses zur Norm und Normalität, wie es den Beginn der Neuzeit markiert, eines neuen Wissens und neuer Wissenschaften der Normalität, deren Archäologie Foucault betreibt (1973; 1976). Damit für jeden einzelnen Schüler seine Distanz oder Nähe zu den Normen exakt festgehalten werden konnte, haben dann die Philantropen eine Technik und ein ganzes Arsenal von Instrumenten entwickelt; Meritentafeln, Orden der Tugend, Register von Fehlern und Tugenden, Klassenbücher und ähnliches mehr waren die Bestandteile dieser frühen Technik der Normierung und Normalisierung.[64] Es geht an dieser Stelle nicht darum, der Pädagogik aufklärerischen Anspruch und Leistung abzusprechen. Aber es scheint schwer, systematisch Entfaltung der Kinder zu betreiben, ohne nicht auch *den rechten Pfad* (ein beliebter Ausdruck bei den Philantropen) eng vorzuzeichnen, auf dem diese sich zu bewegen habe und jedes Abweichen davon mit Aufmerksamkeit und Besorgnis zu quittieren, letztlich mit Kategorien von Amoralität oder Krankheit zu belegen – und

---

63 Das lässt an Foucaults Konzept des *überwachenden Blicks* denken (1976: 221ff.).
64 Für eine ausgezeichnete Zusammenstellung von Quellenmaterial in einer allerdings nicht unproblematischen, psychoanalytischen Interpretation vgl. Rutschky (1977); eher kursorisch dazu auch Tenorth (1988).

das ist nun nicht bloss eine Frage der Haltung einzelner Pädagogen, sondern der gewählten Strukturen. Durch ihre blosse Existenz und Beschaffenheit hat die Schule eine wesentliche Voraussetzung für ein definitorisches Unternehmen der hier interessierenden Art geschaffen: einen Kontext dichter Normen und Normierung – und also zwangsläufig Abweichung und das Dauerproblem ihrer Bearbeitung.

Die Bedingungen der Schule haben das hier interessierende Unternehmen ohne Zweifel begünstigt. Es sind aber nicht Bedingungen, die es ausgemacht haben, durch die es unmittelbar in Gang gesetzt und in Gang gehalten wurde. Auf das Anlaufen der ganzen Entwicklung hatten zum Beispiel die Lehrer – und deren Handlungssituationen und Handlungsdispositionen wurden ja mit diesen schulstrukturellen Überlegungen angesprochen – kaum einen Einfluss, sie haben nur den bereits laufenden Prozess zum Teil begünstigt und jedenfalls nur selten behindert; sie haben die Funktion von Laienhelfern übernommen, die unternehmerische Berufsgruppen in ihrem Vorhaben unterstützen.

Schon näher an das hier interessierende Unternehmen haben da die zuvor schon existierenden Devianzkategorien geführt: die Kategorien der Sonderklassenbedürftigkeit. Denn mit diesen Kategorien wurden Akteure auf den Plan gerufen, die für die Durchsetzung von weiteren Devianzkategorien ausschlagggebend waren: die Schulpsychologen. Dieses Geschehen soll deshalb im nächsten Kapitel – als Einstieg in die empirische Analyse – eingehender dargestellt werden.

Nebst den Bedingungen des Schulehaltens im engeren Sinne, sind *schulpolitische Bedingungen* zu berücksichtigen. Gemeint sind die strukturierten Aspekte der Entscheidungsbildung in schulischen Belangen: wer wann und in welcher Art in schulischen Angelegenheiten zu entscheiden hat. Aus einem Forschungsüberblick, wie er sich etwa bei Wirt (1979) oder bei Wirt und Kirst (1982) findet, lässt sich entnehmen, dass die Entscheidungsbildung in einem *kommunal* organisierten Schulwesen stark vom jeweiligen Sachgeschäft abhängt. Je nachdem zeigt die stimm- und wahlberechtigte Bevölkerung Interesse oder nicht. Die kommunalen Schulbehörden müssen verstanden werden als Instanzen, die Vorgaben von oben und Ansprüche von unten und aussen in verschiedener Weise modifizieren und regulieren. Sie zeigen dabei einen anderen Stil, je nach sozialer Zusammensetzung der Gemeinde: In Unterschichtsgemeinden praktizieren die Schulverantwortlichen eher einen autoritären Entscheidungsstil, in Mittel- und Oberschichtsgemeinden einen demokratischeren Stil. Nicht nur nach aussen können unterschiedliche Stile gepflegt werden, auch innerhalb der verantwortlichen Entscheidungsorgane. Ferner können Machtgruppen verschiedener Art einen je nachdem offenen oder versteckten Einfluss auf die Schulpolitik ausüben.

Zusammengenommen heissen diese Befunde nichts anderes, als dass es offensichtlich innerhalb der institutionellen Entscheidungs- und Verfahrensregeln einen Spielraum gibt. Wie Entscheidungen zustande kommen, wer sie letztlich verursacht, ist nicht schlüssig festgelegt. Generell scheint von seiten der Bevölkerung eher Desinteresse vorzuherrschen, geringe Beteiligung an Entscheidungen und auch eine geringe Sichtbarkeit von Entscheidungen sind zu konstatieren. Diese Erkenntnisse sind am amerikanischen Schulwesen gewonnen worden, ihre Übertragbarkeit auf andere Schulwesen scheint aber möglich, jedenfalls soweit es sich um kommunal entscheidbare Geschäfte handelt. In den uns interessierenden Staaten, der Schweiz und der BRD, werden Geschäfte, die den Kernbereich der Schule betreffen, kaum kommunal entschieden; Stunden- und Stoffpläne, die Jahrgangsorganisation und anderes mehr, das sind die zentralen Regelungen der Schule, und sie werden auf höherer Ebene entschieden. Über den Bereich der therapeutischen Massnahmen jedoch wird – zwar nicht nur, denn es existieren Länder- respektive Kantonsvorgaben, ja sogar Bundesvorgaben, aber doch in erheblichem Masse – auf der Ebene von Gemeinden entschieden, in der BRD zum Teil sogar auf der Ebene von Schulen.[65] Bezogen auf das professionelle Projekt, das diese Untersuchung analysiert, scheinen damit die Bedingungen der Entscheidung allgemein nicht so zu sein, dass sie ein solches Projekt wesentlich erschweren würden. Desinteresse weiter Kreise, geringe Sichtbarkeit von Entscheidungen, Responsivität gegenüber Anliegen breiter Kreise nur soweit nötig – das sind keine schlechten Voraussetzungen dafür, dass sich partikuläre Interessen durchsetzen können. Liest man die folgenden Resultate zum Verlauf eines professionellen Projektes, so kann man allerdings zur Behauptung kommen, dass es auch unter schwierigeren Bedingungen hätte glücken müssen; sein Erfolg scheint unabwendbar.

Man kann einwenden, dass dies vor allem dort der Fall ist, wo es sich um *Laienbehörden* handelt; denn um solche handelt es sich im Untersuchungskontext, jedenfalls auf kommunaler Ebene. Das ist eine Argumentation, die man oft hören kann. Sie ist leicht durch empirischen Gegenbeweis ins Wanken zu bringen: Auch in anderen Kantonen der

---

65 So lassen die Richtlinien zur Förderung von Kindern mit Lese- und Rechtschreibschwächen, die durch die verschiedenen Länder der BRD erlassen wurden, einen grossen Ermessensspielraum offen. Und auch wenn diese Richtlinien die Einrichtung von Fördergruppen vorschreiben, kann man daraus keinen Rechtsanspruch auf Fördergruppen herleiten. Von seiten der Schulleitung kann etwa mit einem Mangel an ausgebildeten Förderlehrern argumentiert werden. Jedenfalls charakterisierte das die Situation der siebziger Jahre, der Zeit also, in der sich die Legastheniekategorie noch immer durchzusetzen hatte (vgl. dazu Heyse 1976).

Schweiz und in anderen Staaten, in denen die relevanten Entscheidungsträger nicht ehrenamtlich tätig sind und in denen sie eine pädagogische Ausbildung mitbringen müssen, haben diese professionellen Projekte Erfolge verbucht. Die Resultate werden auch zeigen, dass im untersuchten Kanton Zürich die pädagogischen Fachkräfte der (überkommunalen) Zentralverwaltung dem professionellen Projekt keineswegs mehr Widerstand entgegen setzten. Damit soll nicht in Abrede gestellt sein, dass die ehrenamtliche Tätigkeit kommunaler Schulbehörden und die Schulaufsicht durch Laien sich nicht in mancher Hinsicht von einer verberuflichten und professionalisierten Variante unterscheidet. Für die hier interessierende Entwicklung aber – so behaupte ich – ist das ohne Bedeutung. Deren Merkmal ist es nämlich, dass sie als professionelles Projekt jeden als nicht zuständig ausgrenzt, der nicht der unternehmerischen Berufsgruppe angehört.

4 Naturgeschichte einer neuen Sensitivität für Devianz – Von Schulproblemen zum Screening

Dieses Kapitel ist ein Versuch, zu schildern und zu analysieren, wie in den letzten knapp dreissig Jahren schulische Probleme neu konstruiert wurden. Mit dieser Neukonstruktion wurde neuen Qualitäten in der Betrachtung und Bearbeitung schulischer Probleme – und kindlichen Verhaltens überhaupt – zum Durchbruch verholfen: (1) einer neuen inhaltlichen Qualität, indem die Probleme nun *therapeutisch* oder *quasi-medizinisch* gedeutet und bearbeitet wurden und auch in Anlehnung an *Leistungen der Wissenschaft*; (2) einer neuen Qualität, was die *Koppelung an Situationen* betraf, die auch in Unkenntnis der verschiedenen Devianzkategorien, über die die neue Konstruktion erfolgte (wenn man so will: in einem *naiven* Problemverständnis), von den Beteiligten als *Probleme* gedeutet wurden; (3) einer neuen Qualität, was die *Sensitivität* für Probleme oder Abweichung betraf, die nun von den Beteiligten – hauptsächlich von den Lehrern – verlangt wurde. Mit diesen neuen Qualitäten war sie dann auch von anderer Art, was die *Menge der Devianz* betraf, die nun Bearbeitung verlangte. Und sie war von anderer Art, was die Akteure betraf, die die Bearbeitung nun zu leisten hatten: Sie verlangte nach *Experten* – und das nicht zu knapp.

Die Rekonstruktion und Analyse dieser Entwicklung geschah auf der Basis empirischer Daten, vor allem auf der Basis qualitativer Interviews. Diese wurden mit Lehrern, mit Vertretern der Gemeindeschulpflegen (und damit mit Vertretern einer vom Volk gewählten Laienbehörde, über deren Aufgaben und Kompetenzen die Ausführungen dieses Kapitels den Leser informieren werden), mit Schulpsychologen und mit Angehörigen verschiedener therapeutischer Berufsgruppen durchgeführt. Zusätzlich wurden einige Interviews mit Personen durchgeführt, die zum Teil früher selber in das Geschehen in den Gemeinden involviert waren, die aber aufgrund ihrer späteren Positionen das Geschehen im gesamten Kanton überblicken konnten: mit Hochschulprofessoren und Seminardozenten und mit Angehörigen der kantonalen Verwaltung.[1]

---

1 Zur Auswahl und zu weiteren methodischen Angaben vgl. Anhang.

4.1 "Zuerst kam die Legasthenie ..."

Diese Neukonstruktion schulischer Problem ging über die blosse Einführung einer oder mehrerer zusätzlicher Devianzkategorien hinaus. Dennoch soll hier *eine* solche Kategorie und ihre Durchsetzung im Mittelpunkt des Interesses stehen: die *Legastheniekategorie*. Dieser Kategorie nämlich kam eine Schlüsselstellung in der ganzen Entwicklung zu.

"Zuerst kam die Legasthenie ..." Das war eine Ansicht, die (so wörtlich) von verschiedenen Lehrern, Behördenmitgliedern und Schulpsychologen vertreten wurde. Der Satz meinte nicht in erster Linie, dass zuerst die Legasthenie als Störung oder Defizit auftrat, sondern dass die diagnostische Kategorie und das therapeutische Angebot aufkamen. Dass das schon rein sprachlich nicht unterschieden wird, ist allerdings aufschlussreich; es ist nicht sprachliche Schlampigkeit, sondern eine treffende Wiedergabe des Geschehens: der Konstruktion von Abweichung.

In welcher Art der Satz zutrifft, wird in der folgenden Berichterstattung präzisiert. Fürs erste und anekdotisch lässt sich die Aussage: "Zuerst kam die Legasthenie ...", aber mit den Worten eines Befragten vervollständigen:

M 1 "Zuerst kam die Legasthenie (...) mit Dyskalkulie haben wir dann auch schon relativ früh angefangen. Ich schrieb auf Behandlungsanträge an die Behörden: «Dyskalkulie, analog der Legasthenie» (...) Als ich dann zwei Jahre auf diesem Dienst war, war gerade die Psychomotorik neu. Der damalige Schulpräsident sagte mir, nachdem ich ihm den Hinweis darauf machte: 'Mach doch nächste Woche mal einen Vortrag dazu!' – und die Psychomotorik war eingeführt. [Das heisst, dass die Gemeinde eine eigene Therapeutin engagierte, während der Schulpsychologe zuvor die einzelnen, selteneren Fälle an die Therapeutinnen anderer Gemeinden zur Behandlung weitergeleitet hatte] (...) Für einen Vortrag habe ich das so aufgearbeitet: Logopädie und Psychomotorik rechne ich zu den sogenannten Basistherapien. Darauf baut sich die Rechentherapie und Legasthenietherapie auf. Wenn die Basis nicht auf den Stand kommt, könnte es Legasthenie oder Dyskalkulie geben. (F: Spricht das für möglichst frühe Erfassung?) Ja. Man muss bei Jüngeren schauen. Bei Drittklässlern mit Legasthenie kann man dann nämlich sehen, dass sie punkto Wahrnehmungsfunktionen auf dem Stand eines Fünfjährigen geblieben sind" (I35; Schulpsychologe).[2]

---

[2]   Legende zur Darstellung von Interviewmaterial
F: Zwischenfragen der Interviewerin
[ ]: Erklärende Bemerkungen der Verfasserin
(...): Text gekürzt durch Auslassung einer Passage
... : Im Interview unvollständig gebliebene Ausführung.

So liess sich schon argumentativ jede weitere Devianzkategorie und Therapie mit der einmal eingeführten Legastheniekategorie begründen, als analoge Kategorie oder als eine, die auf dahinterliegende Störungen (die "Basis", wie es der Befragte nennt) zielt. Das ist aber längst nicht die einzige Art, wie die Durchsetzung der Legastheniekategorie die umfassendere Neudefinition kindlichen Verhaltens einleitete, wie noch zu zeigen sein wird.

Die Schlüsselstellung der Legasthenie kann hier natürlich nur für den untersuchten Kontext, den Kanton Zürich, belegt werden. Es gibt aber Hinweise, dass die Kategorie auch andernorts diese Bedeutung hatte. In der Bundesrepublik Deutschland etwa, in der in einigen Bundesländern Reihenuntersuchungen auf Lese- und Rechtschreibschwäche hin durchgeführt wurden und nun, nachdem diese Kategorie aus verschiedenen Untersuchungen einigermassen angeschlagen herausging (vgl. dazu 4.3), die Schüler bei der Einschulung (dennoch!) routinemässig auf die verschiedenen Fähigkeiten respektive Defizite hin untersucht werden, die zuerst einmal im Zusammenhang mit der Legastheniekategorie als wesentlich behauptet wurden: motorische Fähigkeiten, perzeptuelle und weitere mehr.[3]

Für die USA könnte man zwar argumentieren, dass auch Head-Start-Programme den Zugang zur Schule für diagnostische Spezialisten verschiedener Art erleichtert haben und sogar das klassenweise Screening begünstigt haben.[4] Aber auch hier war die Legastheniekategorie nicht unbedeutend für weitere abweichungsdefinierende Projekte. So setzte sich die "Association for Children with Learning Disabilities", die in den frühen sechziger Jahren von Eltern und Professionellen gegründet worden war und deren Besorgnis und Einsatz zuerst einmal Problemen wie der Aphasie und Dyslexie[5] galt, für die Anerkennung der Hyperkinese als diagnostischer Kategorie ein. Die Association förderte entsprechende Konferenzen, unterstützte gesetzgeberische Bemühungen und anderes mehr; sie tat das zusammen mit einem weitaus potenteren Interessenvertreter: der Pharmaindustrie (vgl. Conrad 1975).[6] Allerdings muss offen bleiben, wieweit das, was da auf einer Makroebene geschah (der Ebene

---

3   Solch routinemässige Untersuchungen sämtlicher Schüler werden etwa in Schleswig-Holstein durchgeführt (vgl. Bründel 1989), und sie werden ganz entschieden gefordert, etwa in verschiedenen Beiträgen in Beck/Mannhaupt (1986).

4   Vgl. dazu Wambach (1981), der als Anfang des Screenings in amerikanischen Schulklassen die Bemühungen identifiziert, die besonderen Defizite (und die besondere Gefährlichkeit!) von Getto-Kindern frühzeitig zu eruieren.

5   Das ist der in angelsächsischen Ländern geläufige Ausdruck für Legasthenie.

6   Zu diesem Unternehmen siehe Kapitel 3.

von bundesweiten Erlassen, Gesetzgebung und ähnlichem), Auswirkungen hatte auf das Ausmass, in dem die Kategorien dann Fälle definierten, auf das Geschehen also, wie es in dieser Untersuchung interessiert. Sollte die Vorreiterfunktion der Legastheniekategorie ein zürcherisches Spezifikum sein, entgegen den Überlegungen zur Situation in anderen Ländern, die ich hier angestellt habe, so kann die Analyse ihrer Karriere für Leser aus anderen Kontexten immerhin exemplarisch sein für eine noch ausstehende ebenso intensive Durchleuchtung solcher und ähnlicher devianzdefinierender Unternehmen überhaupt.

4.2   Die Vorgeschichte des Unternehmens

4.2.1 *Institutionelle Reaktionen auf abweichendes Schülerverhalten*

Abweichendes Verhalten und Kategorien, die es fassten, gab es in der Schule schon lange. Schon bevor die Legastheniekategorie Geltung bekam, wurde Verhalten der Kinder als normverletztend eingestuft und entsprechend darauf reagiert. Die Reaktionen waren nicht nur situationsspezifische; es gab fallübergreifende, vorformierte, eben kategoriale Beurteilungen und ihnen entsprechende institutionelle Reaktionen. *Lernbehinderung* und *Verhaltensschwierigkeit* waren (unmittelbar vor dem Aufkommen der Legastheniekategorie) die bekanntesten Kategorien; ihnen entsprachen und entsprechen noch heute zwei *Sonderklassentypen*.

Auf kantonaler Ebene wurden 1965 in einem "Reglement über die Sonderklassen, die Sonderschulen und die Entlassung aus der Schulpflicht" diese beiden und zwei weitere Sonderklassentypen als gültige Gliederung – und damit auch als gültige Typisierung von Devianz – festgehalten, und die Gemeinden wurden verpflichtet, diese Sonderklassentypen (allenfalls gemeinsam mit anderen Gemeinden) zu führen.[7] An die-

---

7   Das Reglement wurde verfasst, nachdem schon einige Jahre zuvor, nämlich 1959 auf der Ebene des Schulgesetzes und damit auf einer rechtlich der reglementarischen Ebene übergeordneten Ebene der Grundsatz der Schulung in Sonderklassen für zwar "... bildungsfähige, aber körperlich oder geistig *gebrechliche* sowie *schwererziehbare* oder *sittlich gefährdete* Kinder, die dem Unterricht in Normalklassen nicht zu folgen vermögen oder ihn wesentlich behindern ..." (Gesetz vom 24. Mai 1959; Hervorhebungen D.B.-N.), festgehalten worden war. Die geltenden Sonderklassentypen waren gemäss Reglement vom 2. November 1965: "A" zur Einschulung; "B" für schwachbegabte Schüler (später als lernbehinderte Schüler bezeichnet); "C" für sinnes- und sprachgeschädigte Schüler; "D" für Kinder mit Schul- und Verhaltensschwierigkeiten (Reglement vom 2. November 1965). Ge-

ser staatlichen Regelung war zweierlei bemerkenswert: Sie war *nur reaktiv*, die Lösungen, die sie festhielt, galten zuvor schon auf der Ebene mehrerer Kommunen – und dort zum Teil seit 40 Jahren und länger. Sie hatte jedoch einen *generalisierenden* Anspruch, was bereits da und dort galt, sollte damit allgemeingültig werden. Das sind zwei Eigenschaften, die den staatlichen Regelungen im ganzen Geschehen, das hier zur Debatte steht, eigen waren.

Nebst der Zuweisung zu Sonderklassen waren weitere Reaktionen auf abweichendes Schülerverhalten institutionell vorgeformt: die Einweisung in Sonderschulen (für jene Schüler, die auch dem Unterricht in Sonderklassen nicht zu folgen vermochten) und die Heimeinweisung als Massnahme der Jugendhilfe, die aber mit schulischem Verhalten in einem engen Zusammenhang stehen dürfte. Weitere Reaktionen, die weniger organisatorischen und finanziellen Aufwand voraussetzten, waren die Repetition, die verspätete Einschulung und die vorzeitige Ausschulung.

Das Unternehmen, das ich hier analysieren werde, hat für die Schule das Phänomen der Abweichung, ihrer kategorialen Wahrnehmung und der institutionellen Reaktionen nicht erst geschaffen. Der Beitrag des Unternehmens bestand aber zum einen darin, das Repertoire an Kategorien und Massnahmen zu vergrössern (nicht etwa darin, die alten Kategorien und Massnahmen durch neue, sanftere Lösungen zu ersetzen, wie man das oft hört; vgl. Kapitel 2). Der Beitrag bestand zum zweiten darin, Devianz auf einer qualitativ neuen Basis zu konstruieren; die neuen Qualitäten habe ich am Anfang dieses Kapitels erwähnt.

4.2.2 Die Gründung schulpsychologischer Dienste

Es gibt einen sehr direkten Zusammenhang zwischen den zuvor schon geltenden Kategorien der Abweichung beziehungsweise institutionellen Reaktionen und dem hier interessierenden Unternehmen. Hatte man einmal Sonderklassen geschaffen, so musste nämlich das Problem gelöst werden, welche Schüler nun im Einzelfall der Kategorie angehören sollten, für die gesonderte Klassen vorgesehen waren. Und dieses Problem rief nach einer fachmännischen Lösung, nach einem neuen Fachmann, der dann für die weitere Entwicklung bedeutend war. Den Fachmann brauchte man nicht so sehr, weil das Problem wirklich besonders schwer zu lösen war. Welcher Schüler nämlich einer Sonderklasse zugewiesen werden solle, darüber hatten und haben die Lehrer von Normalklassen

---

genüber dem um einige Jahre älteren Gesetz fallen im Reglement übrigens bereits die moderneren Bezeichnungen auf.

sehr wohl ihre Meinungen. Die Gutachten der Experten unterschieden sich vom Lehrerurteil in der Regel übrigens kaum, wie noch zu zeigen sein wird. Grundlage des Lehrerentscheides ist die Untragbarkeit des Kindes in seiner Klasse, und diese ist nicht nur eine Frage des messbaren kindlichen Leistungsvermögens, sondern auch des Ausmasses, in dem der Schüler den Lehrer stört, sei es durch aggressives oder unselbständiges Verhalten (Bächtold 1987: 615ff.).

Nicht in erster Linie die Schwierigkeit der Entscheidung also rief nach dem Fachmann, sondern ihre *Konfliktivität.* Zuweisungen zu Sonderklassen stiessen schon immer auf den Widerstand der Eltern; das war ein Grund, weshalb die Schulpflegen nicht selten im einzelnen Fall, in dem eine solche Zuweisung vom Lehrer angestrebt wurde, dennoch davon absahen, sie zu beschliessen.[8] Trotz dieser Versuche, Konfliktvermeidung zu betreiben, handelten sie sich mit Sonderklassenzuweisungen, die sie – wie alle sonderpädagogischen Massnahmen und Promotionsentscheidungen – zu verantworten hatten, häufig Rekurse ein.[9]

Bei konfliktiven Entscheidungen gilt es, sich vor dem Vorwurf willkürlicher Entscheidung zu schützen; das leistet die Einhaltung eines definierten Verfahrens und darin ganz besonders das Fachgutachten. Als oberster Fachmann in Fragen kindlicher Abweichung bot sich zuerst einmal der *Schularzt* an – jedenfalls wählte man ihn als solchen. Vielleicht auch deshalb, weil bei der Einrichtung von Sonderklassen zunächst die Lernbehinderung im Vordergrund stand, die Grenze zum Schwachsinn, und damit ein schon lange dem Arzt zugeteiltes Feld der Abweichung.

Von Gesetzes wegen – und zwar im Gesetz von 1959 – wurde dem Schularzt die Kompetenz zugedacht, die Einteilung zu Sonderklassen vorzunehmen. In ländlichen Gebieten aber, wo dieser Schularzt nicht selten ein Allgemeinpraktiker war, zeigte er oft wenig Interesse, sich mit

---

8 Wie häufig dies der Fall war, kann natürlich nicht präzise gesagt werden, weil die Vorwegnahme späterer Konflikte die Entscheidung in verschiedenen und auch schon sehr frühen Entscheidungsstadien beeinflusst haben dürfte und zweifellos schon als Selbstzensur beim Lehrer wirksam war. Dass aber solche Konfliktvermeidung betrieben wurde, darauf wiesen Klagen der Lehrer und die wiederholt von Schulpflegen geäusserte Ansicht, es habe keinen Sinn, einen solchen Entscheid gegen den massiven Widerstand der Eltern zu fällen; eine Ansicht, der nicht nur pädagogische Überlegungen zugrunde liegen mochten, auch wenn solche vor allem geäussert wurden. Durchwegs wurde die Ansicht vertreten, der Elternwiderstand gegen Sonderklassen sei gross und schon immer vorhanden gewesen.

9 Nach Auskunft eines Interviewpartners, nämlich des lange Jahre für diesen Bereich zuständigen Juristen der kantonalen Verwaltung, gehören die Sonderklasseneinweisungen zu den häufigsten Rekursgründen, nebst Übertrittsentscheidungen (in die Oberstufe), Promotionen, Absenzen und Schulgeldentscheidungen für Schüler, die eine private Schule besuchen (müssen).

den Feinheiten des bald einmal differenzierten Sonderklassenwesens abzugeben. Klagen über den Schularzt waren deshalb nicht nur von Schulpsychologen (ihren späteren Rivalen) zu hören, sondern auch von Lehrern und Schulpflegern. Wenn – wohl doch eher als Scherz – von einem Schulpfleger die Ansicht geäussert wurde: "Unser Schularzt kann nicht einmal 'D' von 'B' unterscheiden ...", so war damit natürlich nicht eine mangelhafte Beherrschung des Alphabets gemeint, sondern die Unkenntnis der verschiedenen Sonderklassentypen "A" bis "D" oder sogar "E". Auch schienen die Gemeinden zum Teil auf eine ganz besondere Art unzufrieden mit der Art seiner Anordnungen: Seine Entscheidungen schienen zuwenig den Interessen der Schule verpflichtet, jedenfalls – das war die Klage – zu sehr den Interessen der Eltern. Dennoch waren die Schulärzte nicht unbedingt bereit, die Zuweisung zu sonderpädagogischen Massnahmen völlig aus den Händen zu geben.

M 2 *Die Unzufriedenheit mit den Schularzt bezeugten verschiedene Interviewaussagen. Die Häufigkeit der Klagen über den Schularzt war auch deshalb interessant, weil seine Rolle und seine sonderpädagogische Kompetenz stets ohne entsprechende Fragen oder Nachfragen angesprochen wurden.*
"Unser Schularzt konnte die Sonderklasse 'B' nicht von Dyskalkulie unterscheiden. Bis vor 2 Jahren hat er trotzdem alles entschieden" (I40; Schulpsychologe).
"Die Schulärzte hatten eigentlich wenig Interesse, diese Arbeit zu übernehmen, und die Gemeinden waren auch nicht sehr zufrieden. Die wollten allerdings den Bereich doch nicht unbedingt abgeben" (I17; ehemaliger Schulpsychologe).
"Unser Schularzt ärgert sich, wenn er jetzt Berichte schreiben muss, wo schon alles entschieden ist. Auf der anderen Seite waren wir mit seinen Entscheidungen auch nicht immer glücklich" (I34; Schulpräsident).
Die Schulpflegen waren mit dem Schularzt auch im Zeitpunkt der Untersuchung noch unzufrieden, obwohl sie nun die Entscheidungen über sonderpädagogische Massnahmen weitgehend an andere Fachleute delegiert hatten, mindestens zur Entscheidungsvorbereitung.
"Da kommt es bei einer Sonderklasseneinweisung zum Beispiel vor, dass die Schulpflege eine Einweisung in die Sonderklasse 'A' [die Einschulungsklasse] befürwortet, der Schularzt aber den Eltern sagt, sie könnten das Kind auch ein Jahr zurückstellen. Natürlich entscheiden sich dann die Eltern für die Rückstellung. Da war so ein Fall, der ist mir noch präsent" (I38; Gruppeninterview: 2 Schulpflegerinnen).
"Wenn wir finden, ein Kind sei nicht schulreif, dann kann der Schularzt doch tatsächlich sagen: 'Schulreif'. Die Eltern schicken das Kind dann natürlich noch so gerne. Wir können dann nichts machen" (I16; Gruppeninterview: Schulpräsident, Schulsekretär).

"Laut Schulgesetz müsste ja der Schularzt die Weichen stellen (...) Der Schularzt kennt aber die verschiedenen Massnahmen gar nicht und in der Regel hat er in den Gemeinden auch keinen besonders guten Ruf" (I39; Lehrer).

Schon bald einmal behalfen sich die Schulpflegen mit anderen Fachleuten, die den Entscheid immerhin vorbereiten konnten; der Schularzt hatte dann lediglich noch seine Zustimmung zu geben. Sie zogen *Schulpsychologen* bei, und mit der Zeit wurden eigentliche schulpsychologische Dienste gegründet, das heisst, das zunächst lockere Auftragsverhältnis zwischen Gemeinden und Psychologen wurde institutionalisiert.

M 3 Solche schulpsychologischen Dienste wurden (ausgenommen die schon älteren Dienste in den beiden grösseren Städten) seit ende der fünfziger Jahre gegründet. In einer schriftlichen Befragung aller schulpsychologischen Beratungsdienste des Kantons Zürich[10] ergab sich folgende Verteilung der *Gründungsjahre*: 25% der Dienste wurden zwischen 1957 und 1965 gegründet; 25% zwischen 1966 und 1970; weitere 25% zwischen 1971 und 1975 und die restlichen 25% später (N = 20 Dienste).

Als Schulpsychologen wirkten allerdings zunächst Fachleute auf einer vergleichsweise tiefen Stufe der Professionalisierung. Es waren *Sonderklassenlehrer* mit einer Ausbildung in Testanwendung; mit einer "Schnellbleiche" oder mit "Abendkursen", wie sich die *Hochschulpsychologen* abschätzig äusserten, die nach ihnen in diese Funktion drängten. Zum Teil verfügten sie auch über eine zusätzliche (damals noch in kurzer Zeit zu erwerbende) logopädische Ausbildung.

M 4 Von den Schulpsychologen aller in der Qualitativstudie untersuchten zwölf schulpsychologischen Dienste wurde berichtet, dass in ihrem Einzugsbereich die schulpsychologischen Funktionen, es habe sich fast ausschliesslich um die Zuweisung zu Sonderklassen gehandelt, zuerst einmal von Lehrern mit Weiterbildungskursen in Testapplikation wahrgenommen worden seien. Bei der Hälfte der Dienste handelte es sich damals bereits um eigentliche Dienststellen, das heisst um einen gewissen Institutionalisierungsgrad des Auftragsverhältnisses. Von der anderen Hälfte der Dienste wurde dies als die Zeit vor der Gründung der Dienststelle bezeichnet.

In der zeitlichen Abfolge betrachtet, gab es eine Überlagerung der beiden Berufsgruppen, also der Sonderklassenlehrer mit Testausbildung und der eigentlichen Psychologen, als je zuständiger für die schulpsy-

---

10   Vgl. Anhang 6.1.

chologischen Aufgaben. Es war keineswegs so, dass mit dem Auftreten der ersten Hochschulpsychologen in der Schulpsychologie die Lehrer ihre schulpsychologischen Funktionen sofort verloren hätten.

M 5 Diese zeitliche Überlagerung kann man konstatieren, wenn man die Entwicklung auf der Ebene der Gründung eigentlicher schulpsychologischer Dienststellen betrachtet: Der erste aller in der Qualitativstudie untersuchten zwölf Dienste wurde 1957 gegründet, damals wurde er noch *pädagogischer Beratungsdienst* genannt. Er wurde mit einem Sonderklassenlehrer besetzt, der zuerst nebenamtlich, also neben seiner normalen Lehrtätigkeit, dann (allerdings erst mehr als 10 Jahre später) hauptamtlich damit beauftragt wurde. Zwei Jahre später wurde der zweite dieser Dienste gegründet und nun mit einem Hochschulpsychologen besetzt, der allerdings vorerst – trotz der Bezeichnung der Einrichtung als "Dienst" – nur auf Fallbasis, das heisst ganz nach Bedarf, beschäftigt wurde. Weitere zwei Jahre später wurde wiederum ein Dienst gegründet, der mit einem Lehrer besetzt wurde; weitere zwei respektive vier Jahre später zwei Dienste, die je mit einem Hochschulpsychologen besetzt wurden; der letztgenannte, nun also 1965 gegründete Dienst war der erste vollamtlich mit einem Hochschulpsychologen besetzte Dienst im Kanton. Das war aber noch nicht die endgültige Wende: Als nächster Dienst wurde nach einem weiteren Jahr, also jetzt bereits 1966, ein Dienst gegründet, der zwar von einem Hochschulpsychologen geleitet wurde, an dem aber ansonsten ausschliesslich Sonderklassenlehrer als nebenamtliche Berater beschäftigt wurden. Und selbst in den siebziger Jahren wurde noch ein Dienst gegründet, der zunächst ausschliesslich mit Lehrern besetzt wurde.
(Diese Aufzählung der Gründungsjahre zeigt übrigens auch – vergleicht man mit den Daten in M3 –, dass die bereits länger bestehenden Dienste im Sample der Intensivstudie übervertreten waren; was im Hinblick auf die Aufarbeitung der Geschichte intendiert war.)

Der Konkurrenzkampf war also selbst ende der sechziger Jahre noch nicht endgültig entschieden. Und auch wenn die Hochschulpsychologen in den Jahren darauf einen erheblichen Terraingewinn gegenüber den beratenden Sonderklassenlehrern verbuchen konnten, so lassen sich jene noch bis heute in den schulpsychologischen Diensten finden, wenn auch nur noch vereinzelt.[11] Die Gemeinden verzichteten zum Teil ungern auf

---

11   Ende der achtziger Jahre zeigte sich im Kanton Zürich (in einer schriftlichen Befragung) folgende Situation, was die Ausbildung betraf: 15 Dienste beschäftigten Hochschulabsolventen, 5 nicht. Die insgesamt 45 darin tätigen Berater wiesen folgende Ausbildungsgänge auf: 25 (= 56 %) ein Hochschulstudium; 17 eine nichtakademische Ausbildung in Psychologie (hier zeichnet sich eine weitere Rivalität ab: zwischen akademisch und nichtakademisch gebildeten Psychologen!); nur noch 3 wiesen das Profil des Sonderklassenlehrers mit Zusatzausbildung auf.

ihre Sonderklassenlehrer in Beraterfunktion: "Die Gemeinden hingen (in unserem Einzugsgebiet) an dieser Einrichtung. Die Lehrer, die da als Berater wirkten, waren aus ihrem Lehrkörper herausgewachsen. Sie waren mit den Gemeinden stark verflochten" (I40; Schulpsychologe). Auf das Andauern der Konkurrenz bis in die jüngste Gegenwart lässt auch schliessen, dass es den Hochschulpsychologen des Beratungsdienstes der Stadt Zürich erst im Jahre 1989 erlaubt wurde, ihre Dienststelle überhaupt als *schulpsychologische* zu bezeichnen, zuvor war diese Bezeichnung reserviert gewesen für eine parallel dazu existierende Dienststelle, die mit Lehrern besetzt war, welche unter schulärztlicher Führung gearbeitet hatten. Es zeigte sich an diesem jüngsten Beispiel auch, dass die Konkurrenz nicht nur eine zwischen Schulpsychologen und Sonderklassenlehrern mit schulpsychologischer Funktion war, sondern auch eine zwischen Schulpsychologen und Schulärzten.[12]

Die ende der fünfziger und anfangs der sechziger Jahre anzutreffende, recht unklare professionelle Situation fand ihren Niederschlag in einer staatlichen Regelung von 1965, im "Reglement über die Sonderklassen, die Sonderschulung und die Entlassung aus der Schulpflicht". Das Reglement ersetzte das geltende Gesetz von 1959 nicht, das die Zuteilung zu Sonderklassen von der Entscheidung des Schularztes abhängig gemacht hatte; es präzisierte dieses Gesetz mit dem Hinweis, dass der Schularzt, falls er dazu selber nicht ausgebildet sei "... die entsprechenden Fachleute (Heilpädagogen, Mitglieder schulpsychologischer Beratungsdienste, Fachärzte) zu Rate ziehe".[13] Damit waren die Schulpsychologen als solche nun erstmals in den staatlichen Regelungen mitgedacht, aber in einer problematischen Position: austauschbar mit anderen Berufsgruppen und untergeordnet den Schulärzten (und ohnehin nur auf reglementarischer und nicht einmal gesetzlicher Ebene). Die Einsicht in die *unbefriedigende professionelle Situation* der Schulpsychologen ist wesentlich zum Verständnis des definitorischen Unternehmens, das sie in der Folge starteten.

Bot der Staat damit den Schulpsychologen zwar keinen Schutz, im Sinne einer Absicherung gegen Konkurrenten, eines gesicherten Mono-

---

12   Auf eine Konkurrenz zwischen Schulärzten und Schulpsychologen konnte auch daraus geschlossen werden, dass in verschiedenen Interviews die Schulpsychologen von Lehrern oder Schulpflegern unter Berufung auf Schulärzte kritisiert wurden; beanstandet wurde dabei vor allem diagnostischer Übereifer und eine übertriebene Tendenz, die Familiensituation zu problematisieren. Der Führungsanspruch der Schulärzte schien jedenfalls bei einer nichtakademisierten schulpsychologischen Rolle besser gesichert.

13   §7, Reglement über die Sonderklassen, die Sonderschulung und die Entlassung aus der Schulpflicht vom 2. November 1965.

pols, so enthielten die Bestimmungen aber durchaus die Möglichkeit, dass *mehr* Psychologen in schulpsychologischer Funktion eingesetzt würden. Festgehalten wurde nämlich schon im Gesetz von 1959 und noch einmal – nun auch expliziter – im Reglement von 1965, die Pflicht der Gemeinden, Sonderklassen der verschiedenen Typen zu führen; allenfalls – als Erleichterung für kleine Gemeinden – gemeinsam mit anderen Gemeinden und zusammengeschlossen zu Zweckverbänden.[14] Eine generelle Verbreitung der Sonderklassen und damit verbunden die Möglichkeit, auch in ländlicheren Gebieten Kinder in Sonderklassen schicken zu können und überhaupt *mehr* Kinder in Sonderklassen schicken zu können, verlangte nach mehr Zuweisungsanträgen, wie sie durch den Fachmann zu begründen waren. Sie verlangte also nach mehr Fachleuten, und das konnten auch Psychologen sein. Drei Entwicklungen waren ab den fünfziger Jahren zu konstatieren: eine wachsende Zahl von Gemeinden, die eigene Sonderklassen führten, ein Anwachsen der Sonderklassenraten und eine wachsende Zahl schulpsychologischer Dienststellen.

M 6 Zu Beginn der 50er Jahre führten nur knapp 10% aller Gemeinden des Kantons Zürich eigene Sonderklassen, 1960 waren es dann rund 25%, weitere zehn Jahre später 35%; zu Beginn der achtziger Jahre führte dann annähernd die Hälfte der Gemeinden eigene Sonderklassen. Eine Sonderklasse besuchten zu Beginn der 50er Jahre 2% aller Schüler des Kantons; diese Zahl stieg 1960 auf 3,3% und liegt seit 1970 bei 3,6%. Die Sonderklassenrate verdoppelte sich also annähernd.[15]

Die Verbreitung von Sonderklassen über das Kantonsgebiet und der wachsende Anteil von Schülern, die in Sonderklassen geschult wurden, waren nicht nur Folgen gesetzgeberischer Bemühungen. Es steckten auch erhebliche Anstrengungen der Schulpsychologen hinter dieser Entwicklung, wie noch zu zeigen sein wird; die Zunahme von schulpsychologischen Dienststellen war also nicht nur Folge, sondern auch Ursache der wachsenden Verbreitung und Benützung von Sonderklassen. Trotz Gesetzgebung und trotz den Bemühungen der Schulpsychologen, die sich damit auch auf eine gesetzliche Grundlage beziehen konnten, liess die Gesetzestreue der Gemeinden punkto Sonderklassen zu wünschen übrig; sie lässt es noch immer, und das ist weitgehend eine Frage der Gemeindegrösse. So weisen kleinere Gemeinden in der Regel einen weit tieferen Prozentsatz an Sonderklassenschülern auf als grössere Gemeinden, was darauf zurückzuführen ist, dass sie häufig keine Sonderklassen in der ei-

---

14 §12, Gesetz betreffend die Volksschule vom 24. Mai 1959; §2, Reglement 1965.
15 Beck/Imhof (1982); zur wachsenden Zahl schulpsychologischer Dienste vgl. M3.

genen Gemeinde führen[16] und dann unter Umständen ihre Lehrer anhalten, keine Sonderklasseneinweisungen zu beantragen.[17]

So kann denn an diesem Punkt ein *drittes Merkmal der staatlichen Regelungen* festgehalten werden. Sie sind nicht nur in ihren Ideen reaktiv auf bereits angelaufene Entwicklungen und haben bloss einen generalisierenden Anspruch, sie dringen ausserdem mit eben diesem Anspruch nur beschränkt durch; keineswegs beschneiden sie jeglichen lokalen Spielraum und ersparen sie lokale Aushandlungsprozesse.

Die wichtigste Einsicht in die Konstruktion von Devianz, die die Analyse der Vorgeschichte vermittelt, ist wohl die, dass aus Abweichung weitere Abweichung geschaffen wird; es zeigt sich ein ganz simpler Zusammenhang. Das Problem, zu dessen Lösung die Schulpsychologen respektive ihre Vorgänger, die beratenden Sonderklassenlehrer, beigezogen wurden (besser würde man sagen: das ihnen erlaubte, sich ins Spiel zu bringen), war zuerst einmal der fachmännische Umgang mit dem damals schon vorhandenen Repertoire institutioneller Reaktionen auf abweichendes Schülerverhalten. Damit hatte man Akteure auf den Plan gerufen, die eine weitere Devianzkategorie bereithielten und massgeblich für ihre Durchsetzung waren: Die Rede ist jetzt von der Legasthenie.

4.3 Die wissenschaftliche Konstruktion der Legasthenie

Wenn ich hier das Legastheniekonzept in seinem wesentlichen Inhalt darstelle und den Stand der empirischen Forschung rekapituliere, so geht es nicht nur darum, dem Leser einige Informationen über dieses Konzept zu vermitteln, die ihn – sofern er darüber nicht ohnehin schon verfügt – interessieren dürften. Es geht auch darum, einen Bezugspunkt zu erreichen, von dem dann in der Folge die Distanz abgemessen werden kann zur realisierten Devianzkategorie, eine Distanz, die als *Adaptation* begriffen werden kann. Und schliesslich gewinnt man damit einige Erkenntnisse über *erfolgreiches wissenschaftliches Wissen* – ein Wissen, das Chancen hat, durch praktizierende Berufsgruppen aufgegriffen zu werden.

---

16 Führen die Gemeinden keine eigenen Sonderklassen, so liegt der Prozentanteil von Primarschülern, die eine Sonderklasse (dann also nicht an ihrem Wohnort, sondern in einer Nachbargemeinde, mit der Absprachen getroffen wurden) besuchen, im Durchschnitt bei 1,5% (N = 79 Gemeinden); führen die Gemeinden Sonderklassen, so beträgt die entsprechende Grösse 4,4% (N = 75 Gemeinden).

17 In explizitem Widerspruch zum Gesetz äusserten die Schulpflegevertreter von zwei Gemeinden, dass es – angesichts der geographischen Lage ihrer Gemeinde und der ohnehin schon kleinen Schülerzahlen – um jeden Preis gelte, die Schüler in Normalklassen und damit in der Gemeinde zu behalten.

4.3.1 Geschichte und Konsolidierung des Legastheniekonzeptes

Erste Anstrengungen, schlechte Leseleistungen im Sinne einer Krankheit zu definieren und nach den Ursachen des Phänomens zu forschen, kamen von den Medizinern. Der englische Schularzt Kerr soll hier um die Jahrhundertwende vorangegangen sein. Die Jahrhundertwende war auch die Zeit, in der erste Sonderklassen und Sonderschulen eröffnet wurden – jedenfalls in der Schweiz. Die Problematisierung schlechter Schüler schien um diese Zeit einen Punkt erreicht zu haben, an dem man die Sache nicht mehr einfach auf sich beruhen lassen wollte. Kerrs Konzept fand rasch Verbreitung: Dem Schularzt folgten Augen- und Nervenärzte.

Man kam damals zum Schluss, dass Kinder, die zwar intelligent genug seien, um einer normalen Schule zugeführt zu werden, die aber trotzdem nicht lesen lernten, an einer *angeborenen Wortblindheit* leiden würden. Diese Wortblindheit äussere sich darin, dass es den davon Betroffenen nicht oder nur schwer möglich sei, einen geschriebenen Text zu erkennen, obwohl keinerlei Sehfehler vorlägen. Sie sei eine angeborene Störung in einer bestimmten Hirnwindung, dem Gyrus angularis, dem Sitz des visuellen Gedächtnisses. Der Begriff der Wortblindheit war einer, den die Mediziner schon zuvor verwendet hatten, um die Folgen von Hirnverletzungen bei Erwachsenen zu fassen, die eben im Verlust der Lesefertigkeit bestanden. Er wurde nun auf die Schwierigkeiten, die Kinder und Jugendliche hatten, das Lesen zu erlernen, übertragen. Zu Auseinandersetzungen führte vor allem die exakte Lokalisierung der Schädigung im Gehirn: Man stritt sich, welches das entscheidende Zentrum sei, dessen Schädigung die Wortblindheit verursache. Es gab Forscher, die die Lokalisation der Lesefähigkeit in der Angularwindung bestritten und sie in anderen Hirnregionen angesiedelt wissen wollten. Bis in die sechziger und sogar siebziger Jahre wurde jedoch das Konzept einer angeborenen Wortblindheit in Medizinerkreisen akzeptiert, und man kann noch in der Literatur neuerer Zeit auf die Definition von Legasthenie stossen, wie sie schon von Ranschburg vorgenommen worden war: "Leseschwäche oder Legasthenie nenne ich ... diejenige Minderwertigkeit des geistigen Apparates, der zufolge Kinder im schulpflichtigen Alter sich das verbale Lesen innerhalb der ersten Schuljahre trotz normaler Sinnesorgane nicht entsprechend anzueignen vermögen."[18]

Die frühen Legasthenieforscher unterschieden auch verschiedene Erscheinungsbilder der Störung, von denen man auch sagen könnte, dass es verschiedene Schweregrade seien, nämlich eine Leseunfähigkeit, die sich schon darin äussere, dass es dem Betroffenen unmöglich sei, einzel-

---

18   (Ranschburg 1916: 111, zitiert nach Marx 1985: 9).

ne Buchstaben zu identifizieren und eine solche, die sich erst in der Un-
möglichkeit, die Buchstaben innerhalb eines Wortes zu verknüpfen, nie-
derschlage. Auf eine einheitliche Bezeichnung der Störung konnte man
sich nicht einigen. Es gab verschiedene Vorschläge wie *Dyslexie, Dyle-
xie, Alexie* und *Legasthenie.*

Die so definierte Störung war nun in den Rang einer medizinischen
Kategorie gerückt: Man war zu einer *Ätiologie* gekommen, wenn auch
vorerst nur einer grob skizzierten, zu einer *Phänomenologie,* im Sinne
einer Beschreibung des Erscheinungsbildes, zu einer *Terminologie,* und
man stellte eine *Verlaufsprognose:* Die Schädigung galt als irreparabel.[19]

Dieses Krankheitsbild wurde in der Folge differenzierter ausgearbeitet. Seit etwa den dreissiger Jahren geschah dies dann auch unter Beteiligung von Psychologen, Pädagogen und Heilpädagogen. Es war ein ganzer Katalog von Merkmalen, von denen nun angegeben wurde, dass sie
mit der Störung verbunden respektive ursächlich dafür seien. Es sollen
hier nur diejenigen aufgezählt werden, die allgemein akzeptiert wurden
und die in der Folge die Grundlage für eine Therapie und auch für eine
Ausbildung von Therapeuten (und damit sogar für die Formierung einer
eigentlichen Berufsgruppe) abgaben; diese Grundlage gaben sie jedenfalls
in legitimatorischem Sinne ab. Das waren die folgenden Merkmale:

- ein *Defekt der Richtungsfunktion,* ähnlich wie bei Patienten, die am Gerst-
  manns Syndrom leiden, einer seltenen Hirnkrankheit (Hermann 1955,
  1959, 1967), mit vergleichbarer Bedeutung auch als *Raumlagelabilität* gefasst (Schenk-Danzinger 1961; Bleidick 1965). Dieser Defekt äussere sich
  in der Schwierigkeit, rechts und links sowie oben und unten zu unterscheiden – soweit es Geschriebenes betreffe oder überhaupt.
- eine Störung der *visuellen Wahrnehmung* ganz allgemein und über die
  Raumlagelabilität hinaus respektive auch unabhängig von ihr, auch etwa als
  eine *visuelle Gliederungs-* oder *Feinstrukturierungsschwäche* chronischer
  Art oder als *Deutungsschwäche* bezeichnet (Orton 1928; Malmquist 1958;
  Grissemann 1968; Klasen 1970).
- eine Störung der *akustischen Wahrnehmung,* auch bezeichnet als akustische
  Gliederungs- und Differenzierungsschwäche, als mangelnde phonema-
  tische Differenzierungsfähigkeit (Wepman 1960; Schenk-Danzinger 1961;
  Grissemann 1968; Valtin 1972) und als Mangel in der auditiv-visuellen In-
  tegration (Birch/Belmont 1964, 1965; Reilly 1972).
- eine *Gedächtnisschwäche,* auch präziser bezeichnet als eine Schwäche des
  Gestaltgedächtnisses, eine Speicherungsschwäche bezüglich optischer
  Feinstrukturen (Schubenz/Buchwald 1964; Grissemann 1968). In diesen

---

19 Ein Überblick über dieses frühe Stadium medizinischer Diskussion findet sich et-
    wa bei Malmquist und Valtin (1974), bei Schneider (1980) und bei Marx (1985).

Zusammenhang kann auch die behauptete mangelhafte Ausbildung der dominanten Hirnhälfte gerückt werden, die dann nach sich ziehe, dass Spuren geistiger Eindrücke, sogenannte *Engramme*, mangelhaft gebildet würden und demzufolge bei späterer Gelegenheit nicht mehr eindeutig abrufbar seien (Orton 1928, 1937).

- Probleme der *visuo-motorischen Integration* oder Vorstellung (Grissemann 1968) als Folge der Gedächtnisschwäche.
- eine *Linksdominanz*, d. h. eine Linkshändigkeit oder versteckte Linkshändigkeit, oder dann eine *Dominanzüberkreuzung*, d. h. eine Linksäugigkeit geaart mit Rechtshändigkeit respektive vice versa (Orton 1928; Dearborn 1930; Schenk-Danzinger 1961; Delacato 1966; Hess 1967).
- Lese- und Rechtschreibfehler besonderer Art, nämlich *Inversionen* (Verwechslungen von 'M' und 'W' von 't' und 'f') und *Reversionen* (Verwechslungen von 'd' und 'b' oder 'ei' und 'ie'); das seien Fehler, wie sie Kinder, die nicht an Legasthenie leiden, nicht oder nur ausnahmsweise produzieren würden (Orton 1928; Kirchhoff 1964; Müller 1966; Schenk-Danzinger 1961, 1968).

Das Problem schlechter Leistungen im Lesen und auch in der Rechtschreibung – denn die Legasthenie wurde schon in den fünfziger Jahren als Lese- *und* Rechtschreibschwäche verstanden – blieb damit eines, das im wesentlichen neurologisch respektive neuropsychologisch gefasst wurde. Die schlechte Leistung wurde auf einen cerebralen Defekt zurückgeführt, dessen Erscheinung nun exakter beschrieben wurde, nämlich als Wahrnehmungsschwäche im weitesten Sinne; und dieser Defekt wurde weiterhin als erblich betrachtet. Dieser Begründung widersetzten sich auch Psychologen, Pädagogen und Heilpädagogen nur selten (sie findet sich bei Schenk-Danzinger 1961; Linder 1951, 1962; Grissemann 1968, um nur einige Autoren aus dem deutschsprachigen Raum zu nennen). So stammte denn auch folgende Definition von einem Psychologen und erschien in einer psychologischen Zeitschrift: "Legasthenie ist die Leseschwäche bei hirngeschädigten, dominanzgestörten, reifedisproportionierten oder familiär belasteten Kindern" (Lory 1966: 42).[20]

In zwei Punkten aber wichen die Auffassungen der Psychologen und Pädagogen von denen der Mediziner ab. Einmal in der Frage, welche Bedeutung auch Umwelt- und Persönlichkeitsfaktoren bei der Entstehung einer Lese- und Rechtschreibschwäche beizumessen sei. Psychologen und Pädagogen veranschlagten deren Bedeutung höher als die Mediziner. Sie brachten folgende Aspekte in die Diskussion ein:

---

[20] Die Definition findet sich in der Zeitschrift für Psychologie (1966); zitiert wurde sie hier nach Angermayer (1976: 24).

- *Persönlichkeitsfaktoren* wie Leistungsmotivation (Milner 1951; Müller-Wolf 1974), Impulsivität oder emotionale Labilität, insbesondere überhöhte Ängstlichkeit, Nervosität, mangelndes Selbstvertrauen (Malmquist 1958; Linder 1963; Valtin [1970] 1974) und Konzentrationsleistungen (Malmquist 1958; Linder 1963; Kirchhoff 1964; Schenk-Danzinger 1968).
- das *Familienklima*, das als emotional kalt, als überbehütend oder als wechselnd charakterisiert wurde (Milner 1951; Trempler 1976).
- das häusliche *Anregungsniveau*, empirisch erfasst durch die soziale Schichtzugehörigkeit, die Anzahl Bücher im Haushalt, die Wohnungsgrösse, die Anzahl Geschwister und ähnliches mehr. Legastheniker stammen – so wurde geschlossen – häufiger aus tiefen sozialen Schichten, in denen wenig gelesen würde, aus beengten Wohnverhältnissen und aus grossen Familien (Malmquist 1958; Valtin [1970] 1974; Niemeyer 1974).

Die so beigesteuerten pädagogischen und psychologischen Dimensionen hatten allerdings gegenüber den medizinischen den Nachteil, dass sie wesentlich allgemeinerer Natur waren und sich weniger spezifisch auf das interessierende Problem bezogen. Man kann – und tut dies auch – einige dieser Variablen, die hier mit Legasthenie in Verbindung gebracht wurden, mit gleich grosser Berechtigung zur Erklärung eines weiten Spektrums normverletzenden Verhaltens herbeiziehen; sie erklären dann Schulleistungen ebensogut oder ebensoschlecht wie Alkoholismus und Kriminalität. Man kann die geringe Spezifität ihrer Erklärungen als einen Grund dafür sehen, dass sich die Psychologen und Pädagogen darüber hinaus eben auch den Erklärungsbeitrag und Wortschatz der medizinischen Vertreter zu eigen machten. Denn dieser Beitrag der Psychologie hätte kaum ausgereicht, sie als Spezialisten für die Befassung mit schlechten Lese- und Rechtschreibleistungen auszuweisen, wäre kaum eine tragfähige Basis eines besonderen Angebotes gewesen. Für eine Berufsgruppe, die eben erst aus dem Schatten der Mediziner herauszutreten begann und die häufig nur in deren Delegation arbeitete – und dies war die Situation der Schulpsychologen und Heilpädagogen vis-à-vis von Schulärzten und Kinderpsychiatern –, empfahl es sich ausserdem vermutlich auch, vorerst deren Paradigma zu übernehmen.

Wahrscheinlich lag der besondere Beitrag von Psychologen und Heilpädagogen nicht so sehr in einem Beitrag eigener Art zur Ätiologie und Phänomenologie der Anomalie, sondern vor allem in ihrem Einsatz für die Etablierung einer Therapie. Dieser lässt sich in Publikationen verfolgen (etwa bei Schenk-Danzinger 1961; Linder 1962; Grissemann 1968), in denen Einzelhilfe, Förderung in Kleingruppen – etwa an speziellen Lesekliniken –, aber auch die Zuweisung zu eigenen Leseklassen, einem neu einzurichtenden Sonderklassentypus für lese- und rechtschreibschwache Schüler (Tamm 1971: 147 ff.), gefordert wird. Denn diese Berufsgruppen sahen nun die Krankheit nicht mehr als unheilbare, sondern als eine, die bei rechtzeitiger Entdeckung und Behandlung durchaus Aussicht auf Milderung und Beseitigung der Symptome hatte; das war der zweite Punkt, an dem die Auffassungen von Medizinern und Psychologen respektive Pädagogen voneinander abwichen. Die Psychologen wiesen auf Erfolge, die durch die fachgerechte Behandlung erzielt würden (Schenk-Danzinger 1961) und präsentierten Fallgeschichten, die drastisch die Folgen einer unbehandelten Legasthenie aufzeigten (etwa Linder 1975: 9ff.). Diese Haltung rief nach den entsprechenden Fachleuten, und als solche boten sich die Psychologen und Heilpädagogen gleich selber an, als Fachleute nämlich für die Diagnose, die Entwicklung von Tests, die Entwicklung von Therapien und die Therapie selber oder die Ausbildung von Therapeuten. Weit mehr als dem Mediziner bot die Legasthenie also diesen Berufsgruppen ein Beschäftigungsfeld.

Ob es eine Folge davon ist, dass von diesen Berufsgruppen höhere Prävalenzraten genannt werden, lässt sich hier nicht überprüfen, und es ist eine etwas bosartige Vermutung; wahrscheinlich hatte man auch einfach eine andere Erscheinung vor Augen, was die Intensität der Lernschwierigkeiten betraf. Jedenfalls liegen die Schätzungen des Anteils legasthenischer Schüler, die von Psychologen und Pädagogen stammen, weit höher als die Schätzungen der Mediziner. Das zeigt ein Überblick über solche Schätzungen, den Malmquist und Valtin geben (1974: 158 ff.). Mediziner schätzten Raten von unter 1%, wenn sie den Terminus "angeborene Wortblindheit" verwendeten (0,02%, 0,05% und 0,7% sind Schätzwerte, die da auftauchten), und von 2 bis 4,5%, wenn sie diesen Begriff schwerster Störung nicht verwendeten. Psychologen und Heilpädagogen dagegen ermittelten Prävalenzraten von 8%, nämlich Malmquist und Valtin (1974) für Schweden und Niemeyer (1974) für die BRD, aber auch von 15% (Smith/Carrigan 1959), ja sogar von 22% (Schenk-Danzinger 1968)[21] oder von 10 bis 25% (Bond/Tinker 1967). Eine Rate, die ähnlich tief liegt wie die der Mediziner, schätzte nur Grissemann (1968) mit 2%. Da die Psychologen und Heilpädagogen sich andererseits nie klar vom medizinischen Paradigma absetzten, bedeuteten ihre Schätzungen, dass nun zehn bis zwanzig Prozent der Schulkinder als erheblich wahrnehmungsgestört und hirngeschädigt zu betrachten waren.

Dieses Krankheitsbild fand in den sechziger Jahren über die Expertenkreise hinaus Anerkennung. Es wurden Vereine und Institute gegründet zur Förderung von Legasthenikern, und die Massenmedien griffen das Thema auf. Bei diesem Stand der Dinge und entsprechend dieser

---

21 Wobei allerdings nur 4% schwere Legasthenien seien, die übrigen 18% dagegen Fälle leichterer Leseschwäche.

Sichtweise reagierte die Schule mit einem Ausbau ihrer Infrastruktur. Es kam zu Erlassen, Richtlinen und zur Anstellung von Therapeuten, in verschiedenen Ländern wurden Leseklassen und Lesekliniken eingerichtet (vgl. Heyse 1976 für die BRD; Grissemann 1981 für die Schweiz; Clapp 1988 für die USA). Dass dabei von Therapeuten und Kliniken gesprochen wurde, zeigt noch einmal die medizinische Denkweise, die man sich auch bei der Behebung des Problems zu eigen machte.

Die Richtlinien zur Förderung von Legasthenikern, wie sie in einigen Ländern der BRD erlassen wurden, führten in verschiedenen Punkten erheblich weiter als die entsprechenden Erlasse in der Schweiz; nicht nur was den Ausbau schulischer Infrastruktur gemäss dieser Problemdefinition betraf, nämlich die Führung eigener Lese(sonder)klassen, sondern auch was das Zugestehen eines Krankheitsstatus an die Legastheniker betraf: Für die Legastheniker galten nun in einigen Bundesländern andere Leistungs- und Selektionsnormen, sie wurden sogar von den Deutschnoten befreit, wenn es um die Versetzung in die nächsthöhere Jahrgangsklasse oder in weiterführende Schulen – Gymnasien und Realschulen – ging. Man könnte hierin ein Stück fortschrittlicher Schulpolitik erkennen, ein Abrücken von starren Leistungserwartungen, muss aber gleich beifügen, dass dies nur durch Bescheinigen einer Krankheit möglich wurde, nämlich "durch ein Gutachten eines hauptamtlichen Psychologen".[22]

Bestand in den sechziger und frühen siebziger Jahren damit ein breit abgestützter Konsens über einen anormalen, eben krankheitsbedingten Charakter schlechter Lese- und Rechtschreibleistungen, so war allerdings nicht eindeutig festgelegt, ob ein solcher Charakter für alle ausgesprochen schlechten Lese- und Rechtschreibleistungen anzunehmen sei oder nur für jenen Teil der Fälle, die abgesehen vom Lesen und Schreiben akzeptable schulische Leistungen erbrachten respektive einen durchschnittlichen oder höheren IQ aufwiesen. Die Wissenschaft hat sich hier im Laufe der Zeit auf einen Kompromiss geeinigt. Sie erforscht schlechte Lese- und Rechtschreibleistungen dann, wenn eine Diskrepanz zur allgemeinen Intelligenz des Schülers vorhanden ist (Niemeyer 1976; Vellutino 1979). Diese Konstellation ist das Phänomen, das die Wissenschaft interessiert und auf welches sie ihre Erklärungen und Beschreibungen bezogen wissen möchte – bereits seit der Legastheniedefinition von Linder (1951). Sie fordert dagegen Legasthenietherapie für alle Schüler, die in Lese- und Rechtschreibtests einen bestimmten Wert unterschreiten, weil – so lautet

---

22   Aus den "Erläuterungen und Hilfen zu dem Erlass des Kultusministeriums vom 4.10.1973 für die Gymnasien, Gesamtschulen und Realschulen" des Landes Nordrhein-Westfalen.

das Argument – auch allgemein unintelligente Schüler erfahrungsgemäss von dieser Therapie profitieren könnten (Schenk-Danzinger 1961; Scheerer-Neumann 1979; Valtin 1984). In einem neueren Erlass auf Bundesebene wird in der BRD dieser Forderung Rechnung getragen, es wird ein Anrecht auf Lese- und Rechtschreibtherapie für alle Schüler gefordert, die ihrer bedürfen, unabhängig von ihrer Intelligenz (Valtin 1984: 98).

Die exakten Werte in Intelligenztest einerseits und in Lese- und Rechtschreibtests andererseits, die von der Forschung zur Bestimmung einer Legasthenie festgelegt wurden, waren ohnehin für die Praxis – und das heisst vor allem: für die Zuteilung von Legasthenikern zur Behandlung – von untergeordneter Bedeutung geblieben.[23] Hier wurde nach schwer beschreibbaren und wohl auch stets anderen Kriterien auf Legasthenie geschlossen. So kam es zur Kritik, dass Kinder aus tiefen sozialen Schichten bei der Zuerkennung der legasthenischen Störung benachteiligt seien, weil man ihre schlechten Leistungen als sozial bedingt und nicht als "legasthenisch" betrachte; noch deutlicher: Mittelschichtskinder würden bei schlechten Leistungen schnell einmal als krank betrachtet, Unterschichtskinder als unbegabt (Schlee 1974: 297). Unklare diagnostische Abgrenzungen mit klarem Schichtbias fanden auch in die Literatur Eingang, die sich an Schulpraktiker wendet. Sie finden sich etwa bei Aepli-Jomini, welche die Ansicht vertritt, dass nicht jede Lese- und Rechtschreibschwäche auch schon eine Legasthenie sei: "Wo eine mangelhafte Förderung des Kindes oder ungenügender Erstlese- und Rechtschreibunterricht die Ursachen von Lese- Rechtschreibschwächen ... (sind,) sollte nicht von Legasthenie gesprochen werden" (1975: 27). Solche Definitionen einer echten Legasthenie in Abgrenzung von einfach schlechten sprachlichen Leistungen liessen dem Ermessen des Diagnostikers grossen Spielraum. Für das professionelle Projekt der praktizierenden Experten brauchte die von der Wissenschaft kritisierte Ungenauigkeit der Definition allerdings kein Nachteil zu sein, denn Expertenwissen braucht auch ein bestimmtes Mass an Ungewissheit (vgl. Abschnitt 3.3).

4.3.2 Falsifikation zentraler Annahmen des Legastheniekonzeptes

Kritik erwuchs dem Legastheniekonzept nicht nur aufgrund der Umsetzung in die Praxis. War das Konzept bis in die sechziger Jahre noch konsolidiert worden – wissenschaftlich und was seine Anwendung in der Schule betraf –, so wurden in den siebziger Jahren fast alle zentralen An-

---

23 In der BRD etwa waren solche Werte nur in den Erlassen und Richtlinien von zwei Ländern überhaupt enthalten (Heyse 1976).

nahmen widerlegt; man kann von einer eigentlichen Demontage des Konzeptes durch die empirische Forschung sprechen. Zwei Forscher haben sich besonders hervorgetan: R. Valtin (1972, [1970] 1974, 1975) und F.R. Vellutino (1979)[24], die beide das Gebiet selber zu erforschen begannen, und das nun methodisch gewitzter, und die andere vorhandene Studien systematisch sichteten.

Man kann sich fragen, weshalb es zu einer solch raschen Falsifikation sämtlicher zentraler Annahmen kommen konnte. Die Gründe müssen in unzulänglichen Untersuchungsanlagen der früheren Forschung gesehen werden, sei es, dass aus Fallstudien unzulässig generalisiert worden war oder dass sich die Probleme der Methode des paarweisen Parallelisierens bemerkbar machten. Diese Methode wurde in der Legasthenieforschung üblicherweise angewandt; man ordnete also den untersuchten legasthenischen Kindern je Kinder mit guten Lese- und Rechtschreibleistungen jedoch gleichem Intelligenzquotienten zu. Damit handelte man sich gleich mehrere Probleme ein. Einmal hielt es nicht leicht, überhaupt geeignete Partner zu finden, vor allem dann nicht, wenn noch der Sozialstatus vergleichbar sein sollte, so dass es zum Teil zu einer sehr speziellen Auswahl von schlechten Lesern und Rechtschreibern kommen musste. Zum zweiten konnte der Gesamt-IQ der einander paarweise zugeordneten schlechten und guten Leser und Rechtschreiber wohl derselbe sein, sich aber aus sehr unterschiedlichen Fähigkeiten in einzelnen gemessenen Teilbereichen zusammensetzen. Drittens dürfte sich das Prinzip der statistischen Regression zum Mittelwert bemerkbar gemacht haben, nämlich zum IQ-Mittelwert der Gruppe, der die verglichenen Legastheniker respektive guten Leser und Rechtschreiber, die man paarweise gematcht hatte, entstammten. Die als Partner ausgewählten guten Leser und Schreiber repräsentierten bezüglich IQ den untersten Teil aller guten Leser und Schreiber, die "Legastheniker" den oberen Teil ihrer Population. Glichen sich beide Gruppen ihren Populationsmittelwerten an (das ist das Prinzip der statistischen Regression zum Mittelwert), so hatten also die Leistungen in all jenen Bereichen, die mit dem IQ korreliert sind, und dazu gehören auch Wahrnehmungsfähigkeiten und Gedächtnisleistungen, zwischen beiden Gruppen auseinanderzudriften. Was man für eine Ursache der Legasthenie gehalten hatte, konnte sich also leicht als Artefakt der Legasthenieforschung entpuppen (Valtin 1975). Auf ein weiteres Problem hat Vellutino aufmerksam gemacht: Es ist die Sprachgebundenheit aller untersuchten Wahrnehmungs- und Gedächtnisleistungen: Man prüfte visuelle und auditive Wahrnehmung stets an sprachlichem Material. Tat

---

24 Hinweise auf zahlreiche Publikationen empirischer Arbeiten von Vellutino und Mitarbeitern finden sich in Vellutino (1979).

man dies nicht – wie Vellutino selber –, so ergaben sich auch andere Befunde. So konnte denn Weinert die Legasthenieforschung als "defizitäre Erforschung defizienter Lernprozesse" charakterisieren (1977). Jeweils gleich in mehreren Untersuchungen falsifiziert wurden die folgenden Annahmen:

-   die Annahme der *Raumlagelabilität* (Coleman/ Deutsch 1964; weitere Falsifikationen referieren Valtin [1970] 1974 und Schneider 1980; zur unsicheren Beweislage vgl. auch Scheerer-Neumann 1979).

-   die Bedeutung der *visuellen Wahrnehmung* wurde schon bald von mehreren Autoren angezweifelt, immerhin ergaben verschiedene Studien keine oder nur geringe Unterschiede in der visuellen Wahrnehmungsfähigkeit, soweit es sich nicht um die visuelle Wahrnehmung verbalen Materials handelte (vgl. dazu die verschiedenen Untersuchungen, wie referiert in Valtin 1972 und Malmquist/Valtin 1974). Trotz einer gewissen Relativierung schlossen aber Malmquist und Valtin (1974) noch immer, dass der visuellen Wahrnehmung eine wichtige Funktion im Leselernprozess zukomme. 1975 publizierte dann Oehrle einen Überblick über insgesamt 102 Legasthenieuntersuchungen, die sich alle mit der visuellen Wahrnehmung beschäftigt hatten. Dieser Überblick ergab, dass lediglich 19 Arbeiten als methodisch korrekt gelten konnten, und nur in dreien dieser Studien wurden schlechtere Leistungen der Legastheniker festgestellt, während die übrigen Untersuchungen mindestens gleichwertige Resultate für die Legastheniker und die Kontrollgruppen erbrachten, und zwar in *visueller Diskrimination*, *Visuomotorik* (der Umsetzung von Gesehenem in motorische Abläufe), *Gestaltgedächtnis* und *Wahrnehmungsgeschwindigkeit*. Vellutino und seine Mitarbeiter (1973, 1979) erhielten weitere falsifizierende Befunde: Gute und schlechte Leser erbrachten gleich gute Leistungen, wenn es darum ging, ihnen unvertraute, komplexe linguistische Stimuli zu erfassen und reproduzieren, nämlich hebräische Wörter. In Thurstones Test der Wahrnehmungsschnelligkeit, der nur optische Figuren enthält, erbrachten Legastheniker sogar in verschiedenen Untersuchungen signifikant bessere Resultate als die Kontrollgruppe (Valtin 1975). Als Falsifikationen hätten auch folgende Befunde gewertet werden können: Olson (1966) und Rosen (1966) stellten fest, dass sich durch visuelle Übungsprogramme keine Verbesserung der Lesefertigkeit bewirken liess.

-   die Annahme der *Linksdominanz* oder *gekreuzten Lateralität* (Malmquist 1958; Ferdinand/Uhr 1969; Coleman/Deutsch 1973; Valtin 1974; weitere Falsifikationen erwähnt Schneider 1980).

-   die Annahme *legastheniespezifischer Lese- und Rechtschreibfehler*, sogenannter *Inversionen* und *Reversionen* (Malmquist 1958; Ferdinand 1971, 1972; Valtin 1972; Hinweise auf weitere Falsifikationen in Schneider 1980). Sehr schlechte Leser und Schreiber, wie sie als Legastheniker bezeichnet wurden, machten gemäss den Ergebnissen dieser Untersuchungen

zwar mehr Fehler, aber nicht Fehler besonderer Art, die dann bessere Leser nie machen würden.
- die Annahme, dass die *Diskrepanz zwischen Intelligenz und Lese- und Rechtschreibleistungen* eine Anomalie darstelle und der Erklärung bedürfe. Verschiedene Untersuchungen konstatierten nämlich, dass die Korrelationen zwischen Intelligenz und Lese- und Rechtschreibleistungen eine mittlere Höhe nicht übersteigen (referiert in Malmquist/Valtin 1974).
- die Annahme, dass unterschiedliche *Leselernmethoden* einen Einfluss auf das Auftreten von Lese- und Rechtschreibschwächen hätten (vgl. Angermaier 1976). Dafür war aber ein positiver Einfluss der Unterrichtserfahrung des Lehrers zu konstatieren (Malmquist/Valtin 1974:104 f.).
- Mitte der siebziger Jahre kam Benton (1975) nach Sichtung zahlreicher Studien zu neurologischen Korrelaten von Legasthenie – und nach jahrzehntelanger Beschäftigung mit der Thematik – zum Schluss, dass es *keine Hinweise auf gestörtes neurologisches Funktionieren* bei legasthenischen Kindern gebe. Damit wollte er diese Möglichkeit zwar nicht ausgeschlossen wissen, aber überzeugende Befunde dazu lagen noch keine vor.
- Ende der siebziger Jahre bezeichnete Vellutino (1979) auch die Annahme einer *akustischen Wahrnehmungsschwäche* respektive einer mangelnden *Integration von verschiedenen Sinneswahrnehmungen* als nicht mehr haltbar. Er verwies dazu auf eine eigene Studie (Vellutino/ Bentley/Phillips 1978), die die Hypothese testete, und zwar an nicht verbalem Material, und auch darauf, dass keine der früheren Untersuchungen eigentlich als Verifikation gelten konnte, entweder waren die Untersuchungsgruppen unangemessen zusammengestellt worden oder die Hypothesen waren an linguistischem Material getestet worden oder es war eigentlich Aufmerksamkeit getestet worden anstatt Wahrnehmung oder man hatte zwar all diese Probleme zu vermeiden versucht , aber dann keine bestätigenden Befunde ermittelt. In diesem Punkt besteht unter verschiedenen Legasthenieforschern kein Konsens: Bei Schneider (1980: 14) etwa erscheinen akustische Wahrnehmungsschwächen noch als "legasthenierelevante kognitive Merkmale".

Bereits mitte der siebziger Jahre zeigte sich, dass die populärwissenschaftlichen Erklärungen der Legasthenie, wie sie auch von praktizierenden Experten verbreitet wurden, resistent waren gegenüber den neueren wissenschaftlichen Erkenntnissen; das findet man beklagt bei Angermaier (1976c: 350 ff.), der hinter einer (dennoch beibehaltenen) neurologischen Krankheitskonzeption – in der dann auch das Element der legasthenietypischen Fehler enthalten blieb – eigennützige Motive der beteiligten Berufsgruppen vermutete, wie zum Beispiel den Versuch der behandelnden Psychologen, eine Kassenanerkennung ihrer Leistungen (und damit eine Anerkennung ihres Berufsstandes) zu erreichen, die auch stets erfolge, wenn in einem Gutachten der Begriff Legasthenie auftauche. Ähnlich könnte man in der Schweiz argumentieren, was die Anerkennung durch die Invalidenversicherung betrifft. Auch Elternverbände blieben beim alten Konzept, wie zum Beispiel der "Bundesverband Legasthenie". Sie wehrten sich – so Angermaier (1976c: 351) – gegen die Erkenntnis, dass es zwar wohl intelligente Legastheniker gebe, dass aber in der Regel mit zunehmenden Rechtschreibschwierigkeiten auch die Intelligenzmängel allgemein zunähmen. Sie hätten ein "... Interesse daran, den paradoxen Verdacht zu nähren, wer nicht lesen kann, sei intelligent"; und zwar deshalb, weil sie mit Hilfe des Legastheniekonzeptes bessere Übertrittskonditionen für das Gymnasium erreichen könnten (Angermaier 1976c: 351). So kam es, dass ab mitte der siebziger Jahre die Verfasser wissenschaftlicher Arbeiten über die Legasthenie ihren Ausführungen einen Absatz zu "Gerüchten über die Legasthenie" beifügten (so Angermaier 1976b; Schneider 1980). Damit meinten sie die zentralen Annahmen des alten Konzeptes (bei Schneider erscheinen Linksfaktor, Raumlagelabilität, legastheniespezifische Fehler und visuelle Wahrnehmungsmängel in diesem Rang), die nun – obschon wiederholt falsifiziert – mit einer gewissen Hartnäckigkeit immer wieder auftauchten und auch heute noch auftauchen. Sie tauchen im übrigen nicht nur in der Praxis immer wieder auf und in neuerer Literatur von Vertretern des alten Konzeptes (etwa bei Linder 1975), sie scheinen sogar über bessere Publikationschancen zu verfügen als die umfangreiche empirische Forschung zur Legasthenie und deren falsifizierende Befunde: Sie finden sich in Werken der Entwicklungspsychologie und Kinderpsychiatrie, die als Standardwerke gelten dürfen.[25]

Es gab in der Legasthenieforschung wohl schon immer verschiedene Strömungen. Seit mitte der siebziger Jahre aber zerfällt sie in zwei Richtungen, die kaum noch Querverbindungen zeigen. Einmal erscheinen die zentralen Bestandteile des älteren Legastheniekonzeptes nun neu im Konzept der *Teilleistungsschwächen* (Johnson/Myklebust 1971; Schmidt 1977), so etwa die Raumlagelabilität und die visuelle Wahrnehmung; sie geben – detaillierter gefasst und zum Teil von neuen Testverfahren begleitet – einen ganzen Katalog unterscheidbarer Funktionsschwächen ab. Unter der neuen Bezeichnung werden sie nun wieder in einen Zusammenhang zur Lese- und Rechtschreibschwäche gerückt, der allerdings analytisch nicht ganz eindeutig ist. Teilleistungsschwächen können als behauptete Ursachen einer Lese- und Rechtschreibschwäche erscheinen; das geschieht vor allem in der Praxis, also in der Argumentation von Diagnostikern und Therapeuten. Die Lese- und Rechtschreibschwäche kann aber auch als eine unter verschiedenen anderen Teilleistungsschwä-

---

25 So bei Gage/ Berliner (1986: 236f.), Erickson (1987: 208ff.), Clapp (1988: 186ff.).

chen genannt werden (etwa bei Esser/Schmidt 1987). Die Verbindung zum Konzept der Minimalen Cerebralen Dysfunktion ist eng. Auch wenn keineswegs ein klarer ätiologischer Zusammenhang geltend gemacht werden kann – Schmidt (1977) empfiehlt denn sogar, von ätiologischen Aussagen zum Konzept der Teilleistungsschwächen abzusehen und es als rein deskriptives zu betrachten –, so geht die Kinderpsychiatrie in der Regel von einer cerebralen Verursachung der Teilleistungsschwächen aus und betrachtet diesen Kausalzusammenhang auch als vermittelt über (ihrerseits als cerebral bedingt erachtete) Aufmerksamkeitsstörungen, über Impulsivität oder über Hyperkinese (vgl. Lempp 1980, zitiert nach Esser/Schmidt 1987; Erickson 1987).

Ich möchte an dieser Stelle nicht zu weit ausholen; bedenken sollte man nur, dass Falsifikationen nicht hinfällig werden durch eine neue Bezeichnung eines Konzeptes und auch nicht dadurch, dass sie – soweit es eben die Legasthenie betrifft – in dieser Literatur zum grossen Teil gar nicht zur Kenntnis genommen werden. Eine neueste und sehr gründliche Untersuchung von Esser und Schmidt (1987), die das Konzept der Minimalen Cerebralen Dysfunktion auf seine innere Konsistenz und seinen Vorhersagewert für Verhaltensauffälligkeiten und Lernstörungen sowohl an einer Zufallsstichprobe wie einer Auffälligenstichprobe untersucht, kommt auch bezüglich dieses Konzeptes zu einem vernichtenden Schluss: Die Autoren bezeichnen es aufgrund der Ergebnisse – die sich in eine lange Reihe vergleichbarer Befunde einfügen (vgl. schon Grinspoon/ Singer 1973) – als Leerformel.[26] Etwas günstiger schneidet das Konzept der Teilleistungsschwächen in ihrer Untersuchung ab: Immerhin eine der sechs erfassten spezifischen Teilleistungsschwächen, nämlich die auditive Seriation, zeigt einen signifikanten Zusammenhang zu kinderpsychiatrischer Auffälligkeit,[27] und die Teilleistungsschwächen insgesamt zeigen einen signifikanten Zusammenhang zu schlechteren Schulleistungen, ausgenommen dem Rechnen. Dazu ist allerdings zu sagen, dass Rechtschreibung als eine spezifische Teilleistung mitgemessen wurde und es schon rein von daher anzunehmen ist, dass der Gesamtscore der Teilleistungsschwächen mit der Schulleistung korreliert. Wenn Esser und Schmidt nun aufgrund ihrer Befunde den Vorschlag machen, das Konzept der Minimalen Cerebralen Dysfunktion durch das der Teilleistungsschwächen zu ersetzen, dann auch deshalb, weil es "weniger zweifelhaf-

---

[26] Während in derselben Untersuchung problematische Familienbedingungen einen erheblichen Einfluss auf die kinderpsychiatrische Auffälligkeit zeigen.

[27] Es sind allerdings nur noch 11 der untersuchten ca. 500 Kinder, bei denen diese besondere Teilleistungsschwäche überhaupt festzustellen war, deren 6 waren dann kinderpsychiatrisch auffällig (Esser/Schmidt 1987: 158ff.).

ter Grundannahmen" bedürfe (1987: 60) – damit meinen sie die Annahmen über Hirnfunktionsstörungen. Dagegen einzuwenden ist jedoch, dass es ihrer vielleicht rein wissenschaftlich tatsächlich nicht bedarf, dass sie aber dennoch immer wieder gemacht werden.

Auch wenn es gelingen sollte, mithilfe neuer und feinerer Messinstrumente Zusammenhänge zwischen verschiedenen Teilleistungsschwächen und Lese- und Rechtschreibschwächen zu ermitteln und solche Befunde nicht wiederum – wie schon in der Legasthenieforschung der siebziger Jahre – durch andere Studien falsifiziert würden, könnte eine solche Forschung doch nicht allzuviel zum Verständnis der Lese- und Rechtschreibschwäche beitragen. Die Theorien, die die Ursachen von Legasthenie in Wahrnehmungsschwächen visueller oder auditiver Natur sehen und die also von globalen und materialunabhängigen Funktionen dieser Art ausgehen, tragen der Spezifität der sprachlichen Operationen zu wenig Rechnung. "Die ... Fragestellung kann deshalb nicht lauten: lässt sich bei Legasthenikern ein Defizit im Bereich der visuellen Wahrnehmung nachweisen? Vielmehr sollten wir fragen: Unterscheiden sich legasthene von leistungsstarken Kindern in den visuellen Teilprozessen des Lesens und Rechtschreibens" (Scheerer-Neumann 1979: 61f.). Das jedenfalls ist die Kritik all der Erforscher von Legasthenie – oder von Lese-Rechtschreibschwäche, wie sie seit der Falsifikation des alten Konzeptes häufig genannt wird –, die gegen ende der siebziger Jahre und zu Beginn der achtziger Jahre begannen, den Prozess des Lesen- und Schreibenlernens sowie individuumsspezifische Arten seiner Ausgestaltung zu erforschen, und die nicht mehr "um den Leseprozess herum forschen" wollten (Marx 1985: 6ff. und 61ff.), wie dies die frühere Forschung noch gemacht habe; das ist die zweite Strömung der Legasthenieforschung. Sie erforschen zum Beispiel die Operationen, die beim Worterkennen eingesetzt werden (Scheerer-Neumann 1981) oder die Regeln, die Kinder beim Erkennen und Wiedergeben von Worten selber bilden, die nun mehr oder weniger effektiv sein können (Balhorn 1984), oder es werden verschiedene Aufmerksamkeitsstrategien der Leser gegenüber dem Informationsgehalt des Lesematerials untersucht (Marx 1985). Die Fragen und Zugänge der älteren Legasthenieforschung dagegen wurden als artefaktanfällig (Valtin 1975; Marx 1985) kritisiert und verlassen. Dem neuen Forschungsstrang hat sich die Mehrheit aller Psychologen verschrieben, die sich mit der Lese-Rechtschreibschwäche befassen. Sie untersuchen die Lese-Rechtschreibschwäche als Minderleistung *sprachlicher* Funktionen und nicht ihr vorgelagerter unspezifischer Wahrnehmungsfunktionen (Zielinski 1987).[28]

Dieses Konzept der Lese-Rechtschreibschwäche ist nun ganz anders beschaffen als das alte Legastheniekonzept, was seine Aussagen über den abweichenden Charakter des gemeinten Verhaltens betrifft. Einmal sind die Aussagen ohnehin äusserst vorsichtig geworden, sie präsentieren sich weitaus stärker als in der älteren Forschung lediglich als Vermutungen, als mögliche Zugänge. Die Definition der Legasthenie – nämlich ihre Bestimmung aus einer Diskrepanz zwischen Lese- und Rechtschreibleistung und allgemeiner Intelligenzleistung – wird offen als Setzung deklariert, die die Wissenschaft vorgenommen und für sich verbindlich gemacht hat, um die Diskussion sinnvoll fortführen zu können, und es wird nicht beansprucht, dass dies für den Umgang mit schlechtlesenden und schlechtschreibenden Schülern verbindlich wird. Es sei kein *ätiologisches Konzept* hält Valtin schon 1975 fest, man könne nicht sagen: "Ein Kind liest schlecht, weil es eine Legasthenie hat", wie das die frühere Literatur tat,[29] es sei ein rein *deskriptives* (Valtin 1975: 415). Ein deskriptives Konzept, nur eine operationale Definition eben (das ist es, was Valtin ausdrücken möchte), ist es jedenfalls zunächst. Sofern man das so definierte Phänomen dann weiter zu erhellen versucht, so verwischt sich der Unterschied zum alten Zugang und Konzept nicht, er wird im Gegenteil noch deutlicher. Die Variablen, die da herbeigezogen werden, machen klar, dass das Phänomen nicht im Sinne einer Krankheit oder Anomalie gefasst wird, sondern im Sinne sprachlicher Effizienz und Kompetenz. Wenn Valtin ausführt, Legasthenie sei "... keine spezifische Schwäche, sondern eine in den Rahmen der normalen Variation fallende Schwierigkeit beim Erlernen des Lesens und Rechtschreibens ... " (Valtin 1975: 415), so ist dem zwar entgegenzuhalten, dass sowohl die Annahme der Normalität als auch die der Abweichung eine Interpretation ist, die sich nicht aus der Natur der Sache ergibt – denn die Tatsache, dass etwas

---

28 Dabei wurde dann etwa festgestellt, dass die schlecht lesenden Kinder andere Strategien des Umgangs mit dem Lesematerial einsetzten (Marx 1985). Es wurde weiter festgestellt, dass Kinder die erlernten Rechtschreibregeln um private Regeln ergänzten oder sie sogar mit privaten Regeln substituierten und dass lrs Kinder nur über wenige private Regeln der Rechtschreibung verfügten und diese waren starr und unpraktikabel (z. B. "Wenn 'der, die, das' davorsteht, wird es gross geschrieben. 'Dem Ängstlichen' wird klein geschrieben, denn es steht nicht 'der, die, das' davor". Gute Rechtschreiber hatten effektivere Strategien, sich Wörter zu merken, sie gaben häufiger an, dass sie sich die Besonderheiten eines Wortes merken würden. Schlechte Schreiber konnten als Strategie des Behaltens nur angeben "lesen und behalten" (Valtin 1986: 367).

29 Vgl. etwa Schenk-Danzinger (1961).

statistisch gesehen häufig ist und sich in eine Normalverteilung einfügen lässt, sagt nichts darüber aus, wie es dann sozial bewertet wird und werden soll –, aber dass die Bewertung beim neuen Legastheniekonzept anders vorgenommen worden ist als noch beim älteren ist offensichtlich.

4.3.3 Des Rätsels überraschende Lösung und der professionelle Freiraum – Vorteile des alten Legastheniekonzeptes

Dem alten Legastheniekonzept war ein durchschlagender Erfolg beschieden, und dafür gibt es mehrere Gründe. Es war ein sehr bildhaftes Konzept; eine Analogie zu den Fehlern (den Buchstabenverstellungen und -verdrehungen) wurde auf der neurophysiologischen Ebene hergestellt, und ein neuropsychologisches Bindeglied zwischen den beiden Ebenen – die Wahrnehmungsschwäche – wurde auch dazugeliefert. Die Erklärung war einleuchtend, sie erschien als des Rätsels frappante Lösung.

Dazu gelang es, Elemente einzupacken, die der Schule schon vor dem Aufkommen der Legastheniekategorie als Problem aufgestossen waren, ich denke hier vor allem an die *Linkshändigkeit*. Der Gebrauch der linken Hand galt zu Beginn der fünfziger Jahre und schon geraume Zeit zuvor als bedenklich, als anormal. In der Stadt Zürich etwa – die innerhalb des Kantons stets führend war, was die Entwicklung im Bereich der Sonderklassen betraf – war die Sache sogar wichtig genug, um eine Schulung in Sonderklassen nach sich zu ziehen. Man versuchte dort anfangs der fünfziger Jahre verschiedene Typen von Schülern zu unterscheiden, die einer Schulung in Sonderklassen bedurften; man kam dabei auf 10 Typen, neben den Sehschwachen, Körperbehinderten, Psychotikern, Schwachbegabten figurierten in dieser Aufzählung die Linkshänder (Rosenberg 1989: 37). In Zürcher Primarschulen jener Zeit versuchte man Linkshändigkeit mit allen Mitteln zu korrigieren, unter anderem mit Körperstrafen.[30] Auch in der Legasthenieliteratur, die sich am alten Konzept orientierte, fanden sich noch Vorschläge zum Umgang mit Linkshändern, die ins Inventar schwarzer Pädagogik aufgenommen werden könnten und die noch 1966 in einer Fachzeitschrift publiziert wurden, wie zum Beispiel das Ruhigstellen einer Hand mit einer Schlinge, das Garantieren der Dominanz eines Auges notfalls durch Einsatz einer Augenklappe, das Verbot von Sportarten und Musizieren mit Instrumenten, bei denen beide Hände benützt werden, und das stündliche Kontrollieren

---

30 Ältere Lehrer versuchten dem Übel noch mit den "Taape" abzuhelfen, mit Schlägen mit dem Lineal auf die Innenfläche der gestreckten Hand; das kann die Verfasserin noch mit eigenen Erinnerungen an ihre ersten Primarschuljahre bezeugen.

der nächtlichen Schlafstellung;[31] kritisch referiert werden solche Vorschläge in einem Beitrag von Angermaier (1976b).

Wie die Linkshändigkeit zu diesem Stellenwert kam, ist zunächst schwer verständlich, denn abgesehen von ihrer Verknüpfung mit Legasthenie und cerebralen Dysfunktionen – die aber erst spät erfolgte, als die Anormalität der Linkshändigkeit schon längst feststand – gab es dafür nie eine plausible Begründung. Man muss hier wohl weiter zurück blikken. Dann stellt man fest, dass die Schreibhaltung und ganz allgemein der *Körper* der Schüler schon lange die Aufmerksamkeit auf sich zogen. Für das 18. und 19. Jahrhundert finden sich verschiedentlich Abhandlungen, die die Körperhaltung des Schülers bei verschiedenen Tätigkeiten und ganz besonders auch beim Schreiben bis ins Detail zu regeln beanspruchen – von der Fussspitze bis zum Zeigefinger.[32] Solche Überlegungen, ergänzt um die Entwicklung technischer Hilfsmittel, wie etwa einer ausgeklügelten Schreibfeder und einer Kinnstütze für den Schüler und zahlreicher Varianten von Schulbänken,[33] die je den richtigen Winkel zwischen Schulbank und dem Arm und Oberkörper des Schülers garantieren sollten, waren Bestandteil einer neuen Wissenschaft: der Orthopädie, auch bezeichnet als "... l'art de prévenir et de corriger dans les enfants les difformités du corps" (Foucault 1976: 192ff.). Über die Frage der Links- oder Rechtshändigkeit bestand allerdings nicht durchwegs Klarheit. Betrachtete man den Körper des einzelnen Schülers, so wäre Symmetrie erwünscht gewesen und also das Schreiben mit beiden Händen; so gab es Pädagogen, die das Training der Gleichseitigkeit empfahlen.[34] Aber die Formierung und Dressierung der Körper, wie man sie im 18. Jahrhundert zu betreiben begann, zielte selten auf isolierte Körper. Sie hatte ein *kombinatorisches* Interesse (Foucault 1976: 216): Sie behandelte die einzelnen Körper als Elemente, die man an andere anschliessen kann, die man zu einem ganzen Apparat kombinieren kann, in einer Art, dass sich die einzelnen Elemente bewegen wie *ein* Körper. Die Präzisision und Abstim-

---

31 Zu verdanken haben wir diese Vorschläge Lückert (1966).

32 Vgl. dazu Foucault (1976: 173 ff.) und seine Ausführungen mit zahlreichem Quellenmaterial zu den "gelehrigen Körpern" sowie verschiedenes Quellenmaterial in Rutschky (1977: z.B. 239-41).

33 Vgl. dazu Abbildungen solcher Erfindungen in Rutschky (1977: 552, 511, 517).

34 Ein Training, das nicht früh genug beginnen konnte; so sollten kleine Mädchen angehalten werden, ihre Puppen abwechselnd auf dem linken oder rechten Arm zu tragen (Schreber, D.G.M., 1858: Kallipädie oder Erziehung zur Schönheit durch naturgetreue und gleichmässige Förderung normaler Körperbildung, lebenstüchtiger Gesundheit und geistiger Veredelung und insbesondere durch möglichste Benutzung spezieller Erziehungsmittel. Leipzig; auszugsweiser Nachdr. in Rutschky 1977).

mung wurde mit einem Minimum an Aufwand sichergestellt; dafür sorgte eine knappe Befehlssprache, eine Sammlung von Kommandi, die zu jener Zeit entwickelt wurden. In der Schule regelten diese Kommandi nicht nur die Beschäftigung des Schülers im Groben (etwa das Aufstehen, Absitzen, Nachsprechen), sie regulierten sie bis ins Detail der Arm-, Bein-, Kopf-, ja sogar Fingerhaltungen,[35] die man nun durchexerzieren konnte. Führend auf dem Gebiet der Disziplinartechnologie war man im Militär; die Schule, für die das Militär als Ideal galt,[36] stand aber nur wenig nach. Foucault (1976) führt fast ebenso viele Beispiele für diese Disziplinartechnologie des 18. Jahrhunderts aus dem Bereich der Schule an wie aus dem Bereich des Militärs. Mit diesem kombinatorischen Interesse – und wenn also galt: "Alle wie einer, einer wie alle"[37] – musste man sich wohl aus pragmatischen Überlegungen auf die Benützung der rechten Hand festlegen. Keinesfalls konnte man die Sache ungeregelt lassen, das wäre ein krasser Verstoss gewesen gegen ein disziplinarisches Ideal, das sich sogar auf die Bewegungen der Finger erstreckte. So verlangten denn alle Kommandi, alle Anleitungen zu Schreibübungen und alle technischen Hilfsmittel den Gebrauch der rechten Hand.

Dieser Exkurs in die Geschichte mag verdeutlichen, wie sich ein Element, das aus einer anderen Normalisierungswelle stammte – jedenfalls in dieser gesteigerte Aufmerksamkeit zu erregen vermochte –, in ein quasi-medizinisches, modernes Konzept von Norm und Abweichung tradieren konnte. Wie die Tradierung dann geschah, kann ich hier natürlich nicht belegen; zu vermuten ist, dass das Prinzip wirkte, das in der Forschung zu abweichendem Verhalten immer wieder zu entdecken ist: Abweichendes (und das heisst: was als solches gilt und Beachtung findet) wird mit Abweichendem oder immerhin Suspektem einmal assoziiert – zunächst oft ohne präzisere Vorstellungen über die mögliche Ätiologie.[38]

---

35 Vgl. dazu Quellenmaterial in Foucault (1976: 214ff.) und in Rutschky (1977: 237f., 243-247). Reguliert wurde sogar das Augenzwinkern: Es wurde verboten (s. dazu Felbiger, I., 1768: Eigenschaften, Wissenschaften und Bezeigen rechtschaffener Schulleute. Sagan; auszugsweiser Nachdr. in Rutschky 1977).

36 Zu diesem Ideal bekannte man sich offen, vgl. etwa die Einleitung zu einer Abhandlung über den Nutzen und die Möglichkeiten der Kommandosprache: "Auf das Militär sehend lernen wir ..." (Kahle, H.F., 1890: Grundzüge der evangelischen Volkserziehung. Breslau 8. Auflage; auszugsweiser Nachdr. in Rutschky 1977)

37 Schöne, H.J., 1855: Gründliche und ausführliche Anweisung zur Anwendung der Taktschreibmethode in Seminarien und Volksschulen. S. 1876-87 in K.A. Schmid (Hrsg.), Enzyklopädie des gesamten Erziehungs- und Unterrichtswesens, 10 Bde., 2. verb. Auflage, Gotha; auszugsweiser Nachdr. in Rutschky 1977.

38 Dafür gibt es zahlreiche Beispiel, angefangen von der Hautfarbe und der sozialen Schicht, die etwa in der amerikanischen Forschung immer wieder mit den ver-

Das neue Legastheniekonzept enthielt keine solchen Elemente, und die Lösung, die es offerierte, war weit weniger frappant als vielmehr alltäglich. Das Konzept blieb nahe am Phänomen, fasste schlechte sprachliche Leistungen eben als solche und wies damit auch alle Beteiligten wieder auf diese zurück. Geplagte Lehrer, Eltern und Kinder konnten sich vom Bereich des Versagens nun nicht mehr einfach zurückziehen, etwa auf ein Hirnhemisphärendominanztraining oder eine Wahrnehmungsschulung (vgl. Scheerer-Neumann 1979). Und indem die Lese-Rechtschreibschwäche im Bereich der normalen Varietät lokalisiert wurde, musste sie auch weiterhin als unvermeidliches Problem betrachtet werden, mit dem man sich herumzuplagen hatte, auch wenn man sich bei dieser Plagerei nun durch die Wissenschaft etwas anleiten lassen konnte. Die Abhandlungen zur neueren Legasthenieforschung präsentieren sich mit einem höheren Grad an Ungewissheit; mit all den Vorbemerkungen über widerlegte Annahmen, Forschungsartefakte und methodische Probleme lesen sie sich schon fast als Sammlung wissenschaftlicher Selbstzweifel. Das mag die anderen Wissenschaftler von der Seriosität dieser Forschung überzeugen; bei wissenschaftsferneren Kreisen dürfte aber der Überzeugungseffekt gering sein. Schliesslich kann ein Nachteil des neuen Konzeptes auch darin gesehen werden, dass sich damit schlecht ein Krankheitsstatus begründen lässt; die Lese-Rechtschreibschwäche erscheint wieder stärker als geringe Leistungsfähigkeit, und aus diesem Zusammenhang wollten sie etwa die Elternverbände herausgenommen sehen.

All diese Eigenarten des alten und neuen Konzeptes, die ich aufgezählt habe, die dem einen zum Vorteil und dem anderen zum Nachteil gereichten, betreffen die Rezeptionschancen, welche die beiden Konzepte bei Lehrern und Eltern haben dürften. Man muss aber davon ausgehen – die folgende eigene Untersuchung wird das zeigen –, dass die Legastheniekategorie, welche Fassung es auch sei, durch praktizierende Experten an Lehrer und Eltern herangetragen wurde. Wenn also das alte Konzept sich in der Praxis hartnäckig hält, so gilt es nach Gründen zu suchen, die diese Fachleute bewogen, daran festzuhalten. Natürlich kann man argumentieren, dass diese es vorgezogen hätten, ein Konzept zu verbreiten, das eben Chancen auf Anklang hatte respektive bei einem solchen Konzept zu bleiben. Aber für die praktizierenden Experten gab es auch andere Gründe, sich auf dieses bestimmte Wissen zu stützen. Sie taten es – und tun es noch – vor allem im Interesse *professioneller Autonomie.* Das wird in den folgenden Ausführungen zu zeigen sein.

---

schiedenen Formen abweichenden Verhaltens in Beziehung gesetzt wurden, ohne dass dahinter immer explizite theoretische Vorstellungen gestanden hätten.

Es braucht hier nicht darüber entschieden zu werden, welche Erklärung schlechter Lese- und Rechtschreibleistungen die richtige sei. In einer konstruktionistischen Sicht der Dinge hat diese Frage keine grosse Bedeutung und nicht viel zu suchen. Wie es wissenschaftlicher Auseinandersetzung über Verfahren und Resultate entspricht, könnte auch gegen die Kritik am älteren Legastheniekonzept neue Kritik angebracht werden – methodische Bedenken, neue Untersuchungen usw. Entscheidend aber ist, dass dies nicht geschieht. Wird am älteren Konzept festgehalten, so geschieht dies auf der Basis einer selektiven Zurkenntnisnahme wissenschaftlich produzierten Wissens.[39] Das aber passt nicht zum Anspruch, Agenten wissenschaftlichen Wissens zu sein.

4.4 Die erste Phase eines definitorischen Unternehmens: Der spektakuläre Fall

Die von der Wissenschaft zur Verfügung gestellte Kategorie galt es *plausibel an Fällen festzumachen* – und zwar zunächst den Wissensstand der sechziger Jahre, denn in diese Zeit fiel die erste Phase des hier interessierenden Unternehmens. Die Kategorie musste in einer Art an Fälle geknüpft werden, dass die relevanten Beteiligten – und das waren zum einen die Lehrer und Eltern, die die Fälle zuwiesen, und zum zweiten die Gemeindeschulpflegen[40], die die Kosten für schulpsychologische und therapeutische Leistungen zu übernehmen und verantworten hatten – sie als sinnvolle Deutung der Realität akzeptieren konnten. Man brauchte also *geeignete Aufhänger* und fand sie in Situationen, in denen es eine Art *Deutungsnotstand* gab, weil die Deutungen, die man hätte vornehmen können, und die Handlungen, die wiederum auf diesen Deutungen hätten aufbauen müssen, sämtliche nicht befriedigten und auch Konflikte zwischen verschiedenen Beteiligten erzeugt hätten. Am Zustandekommen dieses Deutungsnotstandes waren die Schulpsychologen, die nun zu seiner Lösung beitrugen, nicht unbeteiligt – obwohl er schon angelegt war in einer Schule, in der das Abweichen von all den geltenden, ständig beobachtbaren und beobachteten Normen zu unbeliebten Deutungen und

---

39 Dieser Vorwurf trifft auch für die entsprechende wissenschaftliche Literatur zu.
40 Respektive die Vertreter der Gemeindeschulpflegen in Zweckverbänden. Die Hälfte der schulpsychologischen Dienste wurde 1983/84 durch einen Zweckverband verschiedener Gemeinden getragen, die andere Hälfte je durch eine einzelne Gemeinde (N=20 Dienste). Die grosse Mehrheit der Gemeinden im Kanton Zürich, nämlich 90%, besitzt also keinen gemeindeeigenen Dienst (von N=155 Primarschulgemeinden).

Konsequenzen zu führen hat. Der Beitrag der Schulpsychologen zum Zustandekommen dieses Deutungsnotstandes bestand in der vorgängigen Propagierung einer anderen Deutung: der Sonderklassenbedürftigkeit. Entsprechend der Deutungsvollmacht, die den Schulpsychologen für den konkreten Fall von übergeordneter Instanz zugeteilt wurde – das wird noch zu besprechen sein –, hätten sie vielleicht das neue Interpretationsmuster auch einführen können, ohne sich gross um seine Glaubwürdigkeit bei anderen Beteiligten zu kümmern. Aber dann wäre es kaum gelungen, für dieses Deutungsmuster das Mass an Aufmerksamkeit von verschiedensten Seiten zu erzielen, wie man es ihm in späteren Phasen verschaffen konnte. Es wäre auch kaum möglich gewesen, daraus professionellen Gewinn abzuleiten. Einen solchen aber – die Ausführungen zur Gründung schulpsychologischer Dienste haben das schon erkennen lassen – brauchten die Schulpsychologen dringend.

4.4.1 Besonderes Angebot, materieller Gewinnstand und professionelle Strategie

Die ersten Schulpsychologen hatten kein *besonderes Angebot* geltend zu machen. Sie klärten in der Hauptsache die Zuweisung zu Sonderklassen ab und wurden bei einigen anderen Problemen der Einstufung beigezogen, wie Repetitionen oder Rückstellen respektive Vorziehen eines Kindes bei der Einschulung. Diese Kompetenzen konnten sie anbieten, weil sie in diesen Situationen beigezogen wurden; aber verschiedene andere Berufsgruppen boten sie auch an und hatten mindestens ebenso hohe Chancen, die Abnehmer der Leistung für sich zu gewinnen. Zwar gelang es den Schulpsychologen *auch* auf dem Markt zu bleiben, aber das reichte kaum, um zu anderen Konditionen beschäftigt zu werden als die beratenden Sonderklassenlehrer: Die Schulpsychologen wurden teilzeitlich beschäftigt – womöglich sogar nur auf Fallbasis und also ganz nach Bedarf – und mit einem tieferen Salär entschädigt, als sie es wünschten und als es im Schulbereich für Akademiker üblich war.

Was den Ausschlag gegeben hatte, die Funktion eines Schulpsychologen überhaupt mit Hochschulpsychologen zu besetzen (und nicht einfach bei den beratenden Sonderklassenlehrern zu bleiben), war nicht ganz genau zu ermitteln, und zwar deshalb, weil die Aussagen der Schulpsychologen, die als erste in die Dienste eingetreten waren respektive an Dienstgründungen mitgewirkt hatten, in diesem Punkt widersprüchlich blieben. Sie sprachen nämlich einerseits von einem *ausgewiesenen Bedarf* nach dem Fachmann, andererseits musste aus ihren Aussagen geschlossen werden, dass die Bedarfslage unterschiedlich interpretiert wurde und dass es zu einem guten Teil die Bemühungen der Schulpsychologen selber waren, die den Bedarf einsichtig machten. Diese Bemühungen stiessen überdies auf harten Boden. Und waren sie von Erfolg gekrönt – kam es also zur Anstellung eines Schulpsychologen – so ergibt sich dennoch der Eindruck, dass die Psychologen nicht deshalb für die Funktion des Schulpsychologen genommen wurden, *weil* sie Psychologen waren, sondern *obschon* sie Psychologen waren.

M 7 "Es war ein ungeheuer hartes Politisieren, ständige Sitzungen ..., um jeden Punkt wurde gerungen: um die Erhöhung der Anstellung auf zuerst eine halbe Stelle, dann auf mehr und natürlich um das Salär. Wir wünschten einen Lohnansatz wie die Gymnasiallehrer und einen höheren als die, die gar nicht als Psychologen ausgebildet waren. Ich habe ordnerweise Material von diesen Sitzungen und Verhandlungen gesammelt; es gab enorme Widerstände (...) Man musste durch die Person überzeugen, die Gemeinden kamen dann zur Ansicht: 'Der Herr O., der geht noch, der ist noch normal, obwohl er Psychologe ist', das brach den Widerstand" (I17; ehemaliger Schulpsychologe).
"Als Schulpsychologe hätte ich sicher nicht viel zu tun, meinten die Gemeinden hier am anfang. Aber ich sei noch Logopäde, und so einer fehle hier im Bezirk. So machte ich anfangs noch 50% Logopädie. Gegen einen Psychologen wehrten sich einige Gemeinden vehement: 'Wir spinnen nicht, wir brauchen keinen Psychologen bei uns', war so eine Äusserung von Gemeindevertretern" (I28; Schulpsychologe).

Die Schulpsychologen wurden allerdings im Bemühen, die Nachfrage nach ihren eigenen Leistungen auszuweisen, da und dort unterstützt: durch Lehrer, wie die Psychologen immer wieder betonten, da und dort auch durch Jugendsekretariate oder kinderpsychiatrische Dienste und an einem Ort durch eine Schulärztin, die sich, obschon sie nur für eine Gemeinde zuständig war, dennoch für die Einführung der Schulpsychologie im ganzen Bezirk stark machte. Drei der fünf Schulpsychologen, die über die Entstehung der ersten schulpsychologischen Dienste berichten konnten, verwiesen auch auf den "Fortschrittsglauben" (I28) oder auf das "Wachstumsdenken" (I29; I17), welche das Zustandekommen des Dienstes in der damaligen Zeit begünstigt hätten, und damit auf eine Aufgeschlossenheit nicht spezifisch gegenüber der Psychologie, sondern gegenüber allem Neuen, von der nun (sogar!) die Psychologie profitieren konnte. Sie alle vertraten die Ansicht, dass es ohne diese Grundeinstellung wohl nicht möglich gewesen wäre oder immerhin noch wesentlich schwieriger, ihren Dienst zu gründen.
Ihre Nachfrage selber ausweisen mussten im übrigen wahrscheinlich nicht nur die Psychologen in schulberaterischer Funktion. Das dürfte für

ihre Vorgänger, die Sonderklassenlehrer mit Zusatzausbildung, auch gegolten haben. Sie mussten auch unternehmerische Initiative zeigen, obschon die Entscheidungsprobleme der Schulpflegen das Unternehmen
zweifellos erleichterten (vgl. 4.2.2). Man trifft bei den beratenden Sonderklassenlehrern auf eigentliche Unternehmerfiguren. Diese Sicht des
Geschehens findet sich jedenfalls in Jubiläumsschriften[41] oder auch in
Jahresberichten, wenn diese Rückschau halten. Da werden immer wieder
die gleichen Personen genannt, da werden "Verdienste" hervorgehoben,
"Initiative" gelobt, die zur Gründung des Dienstes geführt habe, und
"langjähriger Einsatz" verdankt, in dem der Dienst auf- und ausgebaut
worden sei. Das professionelle Projekt der Schulpsychologen baute also
auf einem früheren Unternehmen auf; der Konkurrent hatte Vorleistungen
erbracht für die Schaffung einer Nachfrage.

Wenn die Schulpsychologen nun ihren Anstellungsumfang erhöhen
wollten, eine Anstellung zu besseren Konditionen erreichen wollten und
sich ungeliebter Nebenaufgaben entledigen wollten, wie zum Beispiel der
zusätzlichen Tätigkeit als Logopäde, dann mussten sie einen *höheren Bedarf* nach ihren Leistungen geltend machen, als er sich allein aus Problemen der Zuweisung und Einstufung ergab – je höher, desto besser, denn
dann konnte eher glaubhaft gemacht werden, dass es sich auch um eine
stabil ausreichende Nachfrage nach einem solchen Angebot handle und
nicht um eine, die dann schon bald einmal nicht mehr bestünde. Es
musste ihnen dabei möglichst auch gelingen, einen Bedarf nach *Leistungen, die nur sie anzubieten hatten,* geltend zu machen.

Zwar erlaubte es die Durchsetzung der Legastheniekategorie dann,
eine höhere Nachfrage auszuweisen, und sie verhalf – jedenfalls zeitwei-
se – auch zu einem besonderen Angebot; das werden die folgenden Ausführungen zeigen. Das allein reicht jedoch nicht aus, den Schulpsychologen zu unterstellen, ihr Handeln rund um diese Kategorie sei von Anfang
an strategisch und bewusst auf die Verbesserung ihrer Marktsituation
ausgerichtet gewesen. Andere Motive wären denkbar, zum Beispiel ein
humanistisches Motiv, der Versuch, Schülern zu helfen. Damit hätte man
allerdings keine Erklärung gewonnen, weshalb die Kategorie der Legasthenie eingeführt wurde. So motiviert hätte man bei den Sonderklassen
bleiben können; denn immerhin schienen – wie ich noch zeigen werde –
die ersten Hochschulpsychologen von diesen überzeugt zu sein. Die
Sonderklassen hätten sich jedoch entschieden schlechter geeignet, einen
erheblich höheren Bedarf zu erzeugen. Nur humanistisch motiviert, hätte

---

41   Schriften von der Art: "25 Jahre schulpsychologische Tätigkeit im Bezirk ...",
       oder "50 Jahre Sonderklassen des Bezirks ...".

man die Energie, die man in das Unternehmen "Legasthenie" steckte, auch in schulreformerische Bemühungen investieren können.[42]

Schon weiter führt da die Überlegung, dass die Schulpsychologen in dieses Unternehmen auch gestossen wurden oder *hineinrutschten*. Bald einmal traten nämlich verschiedenste Akteure auf den Plan, die sich ebenfalls für die Erkennung und Behandlung der Legasthenie einsetzten: Lehrer, Eltern, Therapeuten mit Minimalausbildungen und – stets nur vereinzelt – auch Logopäden, Heilpädagogen, kinderpsychiatrische Dienste, private Schulungseinrichtungen, die das Einlösen elterlicher Bildungsaspirationen über Trainingsbemühungen verschiedener Art versprachen. Hätten sich die Schulpsychologen der Sache nicht angenommen, so hätten es vielleicht andere getan, die allerdings alle zu vereinzelt oder aus schwacher Position handelten, so dass dem Unternehmen kaum derselbe Erfolg beschieden gewesen wäre, zu dem ihm dann die Schulpsychologen verhalfen. Aber die Schulpsychologen taten gut daran, sich rasch und mit Energie der Sache anzunehmen, wenn sie sich nicht – wie schon bei der Sonderklasseneinweisung – mit anderen Berufsgruppen in das neue Angebot teilen wollten.

Es gibt mehrere Hinweise, dass die Schulpsychologen *auch* berufsstrategisch handelten, als sie die Legastheniekategorie einführten. Für strategisches Handeln spricht etwa der gezielte, auf verschiedene Ebenen ausgerichtete Einsatz der Schulpsychologen für die neue Kategorie, der ausserdem – in der Art einer koordinierten Aktion – von den verschiedenen Dienststellen in fast identischer Weise geleistet wurde. Strategie verrät auch die systematische Adaptation der Konzepte der Wissenschaft an die Möglichkeiten und Bedingungen des angewandten Experten, wie sie ab der zweiten Phase des Projektes zu beobachten war. Von Strategie sprachen auch die Schulpsychologen selber – und das sogar sehr offen.

M 8 "Man witterte Fälle. Man hört etwas, sieht etwas und hat Fälle geschaffen, wo vorher keine waren. Das ist jetzt mit Dyskalkulie gleich wie vorher mit Legasthenie" (I28; Schulpsychologe).
Die Schulpsychologen hatten an der Legasthenie Interesse, wie sie es jetzt auch an der Dyskalkulie haben. Sie kamen so zu einem Personal, das einfach zum Handhaben war, das sie zum Teil selber ausgebildet haben. Sie hängen heute noch daran (...) Man sollte endlich den Streit zwischen verschiedenen Berufsgruppen beenden, wo sich jeder etwas zuschanzen will" (I53; ehemaliger Schulpsychologe).
Die Legastheniekategorie liess sich sowohl für die Gründung wie auch für den Ausbau der Dienste in den Anfangsjahren strategisch nützen:

---

[42] Das wäre dann allerdings für das profesionelle Projekt kaum eine gewinnbringende Investition gewesen.

"Es gab damals neue Probleme: Legasthenie und Verhaltensstörungen ...,
so konnte man zeigen, dass es schulpsychologische Dienste braucht" (I28;
Schulpsychologe).
"Man konnte schon argumentieren, dass es etwas braucht und dass man
auch ausbauen musste, da kam ja auch die Legasthenie und die Sachen
(...)" (I17; ehemaliger Schulpsychologe).
Oder derselbe Zusammenhang etwas anders formuliert:
"Es kamen da die Legasthenie, Verhaltensstörungen und so, da gelang es,
einsichtig zu machen, dass es Schulpsychologie braucht (...)" (I29; Schul-
psychologe).

Für berufsstrategisches Handeln spricht schliesslich auch ganz
einfach, dass die Schulpsychologen bei ihrer Ausgangssituation, die doch
"hartes Politisieren" verlangte – das ist natürlich eine weitere Aussage
zum strategischen Handeln (vgl. M7, I17) –, einen professionellen Gewinn dringend brauchten.

4.4.2   Unbeliebte Sonderklassen

In den späten fünfziger und den frühen sechziger Jahren versuchten die
Schulpsychologen, die Lehrer dahin zu bewegen, mehr Schüler den
Sonderklassen zuzuweisen, dem Angebot, wie es jetzt mancherorts auf-
und ausgebaut wurde. Es ist vielleicht richtiger zu sagen, dass sie versuchten, die Lehrer dazu zu bringen, *überhaupt* Schüler in die Sonderklassen einzuweisen, vor allem, soweit es Lehrer in ländlichen Gebieten
betraf. Allein schon die niedrigen Sonderklassenraten und die kleine Zahl
von nur zehn Prozent aller Gemeinden im Kanton, die überhaupt Sonderklassen führten, lassen nämlich den Schluss zu, dass die meisten
Lehrer von diesem Angebot keinen Gebrauch machten.
    Die ersten Kontakte mit Schulpsychologen, an die sich Lehrer erin-
nerten, die seit dreissig Jahren und mehr im Schuldienst standen,[43] betrafen also nicht die Legasthenie, sondern die Sonderklassen. Die Schulpsychologen belehrten die Lehrer über Eigenarten kindlicher Intelligenz
und ihrer Förderungsmöglichkeit; sie taten das auf der Grundlage einer
Theorie, dass eine schlechte Intelligenz kaum zu steigern sei, jedenfalls

---

[43]   Insgesamt 7 der befragten Lehrer standen zu jener Zeit schon im Schuldienst. I39,
der in M9-2 auch zu dieser Entwicklung Auskunft gibt, war jünger, als dass von
ihm solche Informationen noch hätten erwartet werden können; offensichtlich war
das hier beschriebene Unternehmen "Sonderklassen", die Propagierung von Sonderklassen als neue Lösung und die Sensitivierung der Lehrer für ihren Gebrauch,
zum Teil noch länger im Gange.

nicht dadurch, dass man das Kind normalen Anforderungen und einer normalen Umwelt aussetze, und dass folglich für entsprechend minderbegabte Kinder nur die Schulung in Sonderklassen in Frage komme. Sie erwiesen sich als phantasiereiche Erfinder sinniger Vergleiche, die sich zum Beispiel von der Arbeit des Gärtners inspirieren liessen, der auch nicht einfach alle Pflanzensorten zu gleichem Wuchs bringen wolle; Vergleiche, mit denen sie sich auch als Pädagogen und Heilpädagogen zu erkennen gaben, was zumindest die ersten akademischen Schulpsychologen von ihrer Ausbildung her auch waren.[44] Sie bewiesen dem Lehrer auch, dass er weitaus mehr Schüler in seiner Klasse habe, die einer Sonderklassenschulung bedürften, indem sie Reihenuntersuchungen auf Intelligenzdefizite durchführten, bei denen in einer Klasse von (damals noch) 30 bis 40 Schülern acht oder sogar zehn "eigentliche Sonderklassenschüler" entdeckt wurden. Bei der festgesetzten Intelligenz-Quotienten-Grenze von 85 für eine Sonderklassenzuweisung war das auch nicht besonders erstaunlich. Ungefähr 15% der Schüler, sofern die Eichung stimmte – und das tat sie etwa beim HAWIK in den fünfziger und sechziger Jahren noch[45] –, mussten dann unter diesem Wert liegen.[46]

Die folgende Schilderung durch einen älteren Lehrer enthält alle wesentlichen Elemente des Geschehens rund um die vermehrte Nutzung der Sonderklassen: das Unternehmen der Schulpsychologen, die damaligen Lehrerstrategien im Umgang mit schlechten Schülern und die Widerstände von Eltern, aber auch Lehrern gegen das neue Angebot.

M 9 (F: Wie kamen hier Stütz- und Fördermassnahmen auf?) "Als der Kollege
-1 und ich 1954 nach W. kamen, gab es nichts solches. Wir hatten auch Schüler, die auffielen: Wir unterschieden Gescheitere und Dümmere. Die Dümmeren repetierten und kamen nach der sechsten Klasse aus der Schule, ohne viel zu wissen; damals waren ja erst acht Schuljahre obligatorisch. Manchmal ging es gut. Wenn sie eine Frau fanden, die schreiben konnte, konnten sie ihre Arbeit gut erledigen; oft waren es Bauern. Sie hatten auch Rückhalt in der Familie. Heute wäre es für die schwerer, sich durchzuschlagen.
Dann funktionierte es aber auch nicht mehr. Die Spezialklassen [damaliger Ausdruck für Sonderklassen] kamen auf. Der Kollege kam aus einer ande-

---

44 Der Vergleich "wurzelt" in der geisteswissenschaftlichen Pädagogik, die sich gerne der Gärtneranalogie bediente (vgl. etwa Litt 1964: 71). Die "Werdetriebe" sind je andere, könnten geisteswissenschaftliche Pädagogen argumentieren, und sind als oberste Referenz zu anerkennen – auch im negativen Falle, dessen Negativität zweifellos mit idealistisch überhöhten Formulierungen bestritten würde.
45 Später haben sich die Werte massiv verschoben, vgl. Schallberger (1987).
46 Vgl. Bondy (1966: 17).

ren Gemeinde, ich kam aus der Stadt. Im Kapitel[47] erwähnten Kollegen die Spezialklassen. Zaghaft wurde dies auch der Bevölkerung und den Schulpflegen mitgeteilt. Damals gab es einen Vortrag von Dr. S., einem Schulpsychologen aus der Stadt W., der sehr angesehen und kompetent war. Er hat uns die Theorie auseinandergesetzt. Das war im Schuljahr 1956/57. Er brachte den berühmten Vergleich von der Höckerlibohne und der Stangenbohne und meinte damit so etwa, dass man den Gegebenheiten Rechnung tragen soll, aus einem, der eine bestimmte Neigung oder Fähigkeit hat, keinen anderen forciert hervorbringen soll. Er wollte sagen, dass man also aus einem Dummen keinen Gescheiten machen kann. Die Folgerung war, dass man überforderte Schüler aus der Schule herausnahm und mit speziell ausgebildeten Lehrern ohne Leistungsdruck dort förderte, wo man sie fördern konnte, das machen liess, was sie gern machten. Es gab Beispiele aus anderen Gemeinden.

Das Ganze ging von den Zentren aus, von Winterthur und Zürich. Wir hatten in unserer Gemeinde zuwenig Schüler für eine Spezialklasse. Meine ersten zwei Schüler gingen also nach T. in die Spezialklasse. Dr. S. hat die Schüler untersucht und mehr als die zwei gefunden. Die Grenzfälle hat man dann sein lassen, und die zwei eindeutigen geschickt. Ich hatte damals eine Mehrklassenschule mit drei Klassen, insgesamt so zwischen 25 und 31 Schüler. Die zwei konnten nicht lesen.

Es ging alles über den schulpsychologischen Dienst und kam nicht von der Schulpflege aus. Einer war sogar ein Kind von einem Schulpfleger. Die Massnahme wurde gar nicht begrüsst. Ich selber war frappiert vom Unterschied zwischem dem, was gesagt wurde, und dem Resultat. Ich war enttäuscht: Mit den zweien ging es gar nicht gut. Sie mussten nach T., verloren den Kontakt mit den 'Gspänli' [schweiz. für: Kollegen] hier und waren bei den anderen die 'Ausländer'. Zu all dem kam noch, dass die in T. die auswärtigen Schüler wieder abschoben, als sie ihre Klasse voll hatten. Der Grundsatz von Dr. S. war, dass man den Eltern nie versprechen dürfe, dass ihr Kind wieder in eine Normalklasse komme, wenn es einmal in der Spezialklasse sei. Man dürfe ihnen keine Hoffnung machen, sonst wäre es ja auch kein ernster Fall gewesen. Bei diesen Schülern kam dann das verschupft werden noch hinzu. Sie mussten, als sie in T. abgeschoben wurden, noch für zwei Jahre nach R. Das machte mir weh, es würde mir noch heute weh tun.

Ich habe schlechte Erfahrungen gemacht. Die Eltern haben es mir nachgetragen, zum Teil mit Recht. Die beiden Schüler kamen gar nicht gut heraus. Einer ist Glacéverkäufer geworden in Genua, er konnte sich nirgendwo festsetzen, er hat den Boden verloren.

Die Eltern sperrten sich, die Schule hatte auch einen schlechten Namen, darin waren die 'Tubelischüler' ["Tubeli", schweiz. für: Idiot] ... dazu der

---

[47]   Kapitel = Institutionalisierte Zusammenkunft von Lehrern je eines bestimmten geografischen Raumes.

lange Weg nach T. und dann nach R. – klar, dass mir die Eltern alles
schlechte wünschten. Sie glaubten, ich hätte einen Hass auf sie, es gäbe
eine Verschwörung zwischen dem Lehrer und dem Schulpsychologen.
Ich war gar nicht überzeugt, lieber wollte ich die Schüler von da an behalten. Ich habe nie mehr einen Schüler in eine Spezialklasse geschickt seither. Ich wurde ein Gegner von Spezialklassen. Es kam ein neuer Schulpsychologe, es gab einen neuen Dienst im Bezirk. Ich habe das mit dem
neuen Schulpsychologen, es war noch der Vorgänger des jetzigen, besprochen. Er erwähnte die Stützmassnahmen, die Legastheniebehandlung,
als andere Möglichkeit" (I47; Lehrer).

Diese Aussage wurde je in einzelnen wichtigen Aspekten bestätigt
durch die Aussagen anderer Lehrer und eines Schulpsychologen.

M 9 *Sie bestätigten den Einsatz der Schulpsychologen für die aufkommenden*
-2 *Sonderklassen, die Widerstände gegen das neue Angebot von seiten der*
Eltern und auch die Skepsis von Lehrern.
"Der neue Schulpsychologe, Dr. O., testete ganze Klassen durch. Es gab
in meiner Klasse acht bis zehn Schüler, die eindeutig in die Sonderklasse
'B' gehörten" (I45; Gruppeninterview: Lehrerehepaar).
"Es kam damals schon vor, dass Schulpsychologen Reihenuntersuchungen
auf Sonderklassenbedürftigkeit machten. Das wurde von uns natürlich auch
erwartet, ich meine mit dem Reglement, dass wir das machen. Man hatte
irgendwie auch noch, zum Teil vielleicht, andere Vorstellungen" (I48;
Schulpsychologe). [Dass die gesetzlichen Vorschriften die Durchführung
von Reihenuntersuchungen verlangen würden, ist allerdings eine eigenwil-
lige Auslegung. Im Wortlaut sehen diese nichts anderes vor, als dass Sonderklassen zur Verfügung gestellt werden müssten, und sie regeln die Zuweisung, die sie von fachmännischer Beurteilung abhängig machen.][48]
"Als ich 1955 anfing, da war gerade die Sonderklasse neu. Eine Unterstufenlehrerin schickte Schüler dorthin, relativ viele. Das stiftete Unfrieden,
speziell, als es noch ein Kind eines Schulpflegers betraf" (I55; Lehrer).
"Seit 1969 kann ich die Entwicklung übersehen. Damals hatte es mit den
Sonderklassen angefangen. Die waren für Fälle, wo der Lehrer nicht mehr
wusste wie ... Es war der Abfalltopf und es gab immer wieder böses Blut,
wenn ein Kind in die Sonderklasse musste" (I39; Lehrer).

---

[48] Eine interviewtechnische Bemerkung ist hier am Platz, weil sie auch inhaltlich
informativ ist: Dieser Schulpsychologe wurde nach Reihenuntersuchungen auf
Sonderklassenbedürftigkeit gefragt, entgegen dem Interviewprinzip, Erinnerungen
an diese frühe Phase nicht durch Fragen und Nachfragen zu forcieren. Sämtliche
zuvor befragten Schulpsychologen hatten nämlich nichts von diesem Geschehen
berichtet, über das die Lehrer jedoch schon wiederholt informiert hatten; eine Ge-
dächtnislücke, die vielleicht auch den Charakter einer Verdrängung hatte.

Als Unternehmer in Sachen Sonderklassen traten nicht nur die beratenden Sonderklassenlehrer auf, es dürften – soweit man das aus den Erinnerungen der Befragten, die zu jener Zeit schon im Schuldienst standen, schliessen darf – sogar vor allem die damals noch wenigen Hochschulpsychologen gewesen sein. Zweifellos handelte es sich dabei nicht um eine Einzelaktion eines Schulpsychologen; die Befragten, die von Reihenuntersuchungen respektive anderer Überzeugungsarbeit der Schulpsychologen für die Sonderklassen berichteten, stammten nämlich aus dem Einzugsgebiet je anderer Dienste. Für ein recht grosses Engagement der Schulpsychologen in dieser Sache spricht auch, dass beide Lehrer, die von Reihenuntersuchungen berichteten, in Gemeinden tätig waren, die keineswegs Sitz eines schulpsychologischen Dienstes waren. (Es handelte sich um kleinere Gemeinden mit etwa 100 Schülern; die eine lag am Rande des Einzugsgebietes eines Dienstes, die andere war in jenem Zeitpunkt überhaupt keinem Dienst angeschlossen, der dort tätige Schulpsychologe war zu seiner Tätigkeit nicht einmal vertraglich verpflichtet). Andererseits erzählten nicht alle damaligen Lehrer vom Aufkommen und der Werbung für Sonderklassen; da wären noch drei Lehrer gewesen, von denen aufgrund der Dauer ihrer Schultätigkeit solche Erinnerungen zu erwarten gewesen wären.

Ob die Bemühungen der Schulpsychologen also doch beschränkt waren und nur einen Teil der Lehrer erreichten, ob es bei den Befragten Erinnerungslücken gab, oder ob es eine blosse Eigenart des Interviewverlaufes war, dass die Befragten sofort auf die Legasthenie zusteuerten, weil ihren Erzählungen dieses Thema zugrunde gelegt wurde, das kann nicht entschieden werden. Aber selbst beim grössten Einsatz der Schulpsychologen hätte die Wirkung beschränkt bleiben müssen; der Widerstand von Eltern und auch Lehrern war erheblich. In gewissem Sinne war sogar jeder Erfolg des Unternehmens, nämlich jeder eingewiesene Sonderklassenschüler, eine Bedrohung für den weiteren Unternehmensverlauf, weil sich damit die Gelegenheit bot, die unmittelbar negativen Auswirkungen einer solchen Einweisung zu beobachten: den stigmatisierenden und isolierenden Effekt und vor allem die Konflikte mit den Eltern.

4.4.3   Die Legasthenie kommt wie gerufen – erste, "fallweise" Inanspruchnahme

In dieser Situation musste ein neues Interpretationsmuster zur Kategorisierung abweichenden Verhaltens, das eine andere Reaktion als die Sonderklassenzuweisung ermöglichte, allen Beteiligten gelegen kommen: den Lehrern und Eltern, die Sonderklassen skeptisch gegenüber standen, und den Schulpsychologen, die damit ein Angebot mit Aussicht auf häufigere Nutzung machen konnten. Bei den Widerständen von Lehrern und Eltern gegen Sonderklassen setzte die Einführung der neuen Kategorie auch an – argumentativ und was die Fälle betrifft, die als Aufhänger dienten. Wenn man charakterisieren will, wie die neue Kategorie *Legasthenie* zunächst in Anspruch genommen wurde, dann kann man am treffendsten sagen: *fallweise*. Kennzeichnend für die Schilderung dieser Phase durch die Befragten ist es, dass sie sich an *Fälle* erinnern und diese Zeit durch Fälle darzustellen versuchen. Zur Art der erinnerten Fälle lässt sich noch präziseres sagen. Alle präzisierenden Informationen stützen die Charakterisierung der Inanspruchnahme als fallweise.

Die Schüler, bei denen die neue Kategorie in Anspruch genommen wurde, waren den Schulpsychologen von den Zuweisern schon als *Problem*, als *Fall* in diesem Sinne, zugehalten worden. Als Fall gemäss Interpretationsmustern, über die die Zuweiser schon zuvor verfügten. Es waren schlechte Schüler oder nicht einfach nur schlechte Schüler, sondern sehr ungleichmässig begabte Schüler, bei denen der Lehrer zur Ansicht kam, dass sie eigentlich nicht dumm seien. Es waren Schüler, mit denen der Lehrer nicht wusste, was zu tun sei, weil ihm gar kein Reaktionsmuster zur Verfügung stand oder nur die Zuweisung zu Sonderklassen, die er problematisch fand, jedenfalls in diesem besonderen Fall.

M10 "Es gab Kinder, wo die Lehrer einfach nicht weiter wussten, die auffällig
-1 waren. Sie schienen gute Sprächler zu sein, aber sie lernten doch nicht lesen. Der Psychologe wurde angefragt, er empfahl Legastenietherapie" (I23; Schulpflegerin).
"Damals liess der Lehrer beim Schulpsychologen einzelne Schüler abklären. Der Psychologe sollte praktische Hinweise geben. Wenn jemand einseitig begabt war zum Beispiel, versuchte man zu sehen, wo liegen die Schwächen. Es hiess dann etwa: Legasthenie. Dann versuchte man mit dem Schulpsychologen ein Programm zusammenzustellen" (I43; Lehrer).
"Es war sicher sehr typisch für eine kleine Gemeinde, wie es lief: Man hatte Kinder, die auffällig waren. Defizitkinder – sage ich dem, obwohl ... das tönt schlimm. Man schickte sie den Weg über den Schulpsychologen. Man wollte sie dann nicht in die Sonderklassen schicken, in eine andere Gemeinde. Dann wurde irgendeine Legasthenie diagnostiziert und man holte die Dienste in die Gemeinde" (I60; Ausbildnerin, ehemals Lehrerin).
"Es war mit den Behandlungen für Legasthenie und den Stütz- und Fördermassnahmen genau wie mit den Sonderklassen. Am anfang waren sie für Fälle, wo der Lehrer nicht mehr wusste wie. Dann wurde mehr Analyse betrieben, es wurde, extrem gesagt, als Chance begriffen. Erziehung gilt heute dann als optimal, wenn man ausserhalb der Schule noch speziell abgestimmte Massnahmen haben kann" (I39; Lehrer).

*Das Abstützen auf die Vordefinition durch die Lehrer als "Fall" drückt auch
die folgende Aussage eines Schulpsychologen aus:*
"Der Schulpsychologe hat die Störungen einmal genannt, erfasst und bezeichnet. Was von den Lehrern kam, hat man formuliert und gesagt, was
man braucht" (I53; Schulpsychologe).

Es handelte sich häufig auch um Fälle, die ganz besondere Beachtung fanden, um interessante, ja sogar *Aufsehen erregende Fälle*. Das
waren sie vielleicht, weil sie dem Lehrer besonders rätselhaft zu sein
schienen; viel eher aber waren sie es aufgrund der besonderen Stellung
der Eltern. Es waren Kinder von Schulpflegern oder Lehrern. Das war
auch ein Grund, weshalb man sie nicht in Sonderklassen schicken konnte. Denn auf solche Entscheidungen hatte man bei solchen Eltern schon
unangenehme Reaktionen erlebt (vgl.auch M9-1, M9-2).

M10   "Der eigene Sohn hatte Mühe mit Rechtschreibung. Er war bei mir in der
-2   Schule, es war schwierig, weil er in mir nur den Lehrer, nicht den Vater
       sah. Er wurde abgeklärt beim schulpsychologischen Dienst. 1970 war das.
       Befund: leichter Legastheniker. Es gab aber niemanden, der ihn unterrich-
       ten konnte. Ich musste ihn selber unterrichten [gemeint: die Legasthenie
       behandeln], weil es damals noch niemanden gab. Das ging nicht sehr gut.
       Eine Kollegin gab mir Hilfe" (I6; Lehrer).
       "Mein älterer Sohn war Legastheniker, es gab noch keine Behandlung,
       weil der Lehrer fand, das gibt es nicht, und ihn nicht behandeln wollte.
       Das war noch, bevor ich in der Schulpflege war. Dann war ein zweiter
       Fall. Eine Lehrersfrau hatte einen Sohn, der nicht schreiben konnte. Das
       war schlimm für diese Familie. Er kam 62 oder 63 in die Schule. Die Frau
       hörte von G. [dem dortigen Schulpsychologen], informierte sich bei ihm
       und wurde unsere erste Legasthenietherapeutin" (I20; Schulsekretärin).
       "Der erste Fall war der Sohn einer Lehrersfamilie. Seit Generationen war
       man in dieser Familie Lehrer. Sie haben alle Hebel in Bewegung gesetzt,
       als ihr Kind so schlecht war. Sie schickten es nach Z. zu einer Psycholo-
       gin zur Abklärung. Es hiess dann: Legastheniker" (I32; Lehrer).
       *Hinweise auf die Inanspruchnahme des Interpretationsmusters "Legasthe-
       nie" bei spektakulären Fällen und auf den Deutungsnotstand, der dieser
       Diagnose voranging, fanden sich auch schon in M9; I55 und I47. Die
       Passage aus M9, Interview 55, kann wie folgt ergänzt werden:*
       "Das [die häufige Einweisung in Sonderklassen durch eine Unterstufen-
       lehrerin] stiftete Unfrieden, speziell als es noch ein Kind eines Schulpfle-
       gers betraf. Es hat dann damit geändert, dass jemand Stützunterricht
       machte. In der Zeit kam die Legasthenie auf" (I55; Lehrer).

Schliesslich handelte es sich in der Erinnerung der Befragten vorerst
auch um *wenige Fälle*; das deckt sich mit den Statistiken (vgl. Kap. 2).

M10 "In der ersten Zeit waren es nur ganz wenige [bei denen eine Legasthenie
-3   diagnostiziert wurde]. Dann wurde publiziert, G. [ein Schulpsychologe]
warf sich auf die Legasthenie" (I18; Schulpsychologin).
"L. publizierte bereits 1953 zur Legasthenie. Das hatte wenig Auswirkungen auf die Schule, weil sie am Kinderspital arbeitete. 1963 fing ich an,
den schulpsychologischen Dienst aufzubauen. Ich liess ihr dann ab und zu
Fälle zukommen, es gab sonst kaum Behandlungsmöglichkeiten. Es handelte sich damals noch um sehr wenige Fälle" (I53; Schulpsychologe).

Nach allen verfügbaren Informationen müssen es die sechziger Jahre gewesen sein, in denen die neue Kategorie in dieser Art in Anspruch
genommen wurde, und zwar vor allem die zweite Hälfte der sechziger
Jahre; wobei ein solcher Gebrauch des neuen Interpretationsmusters in
einzelnen Gemeinden noch länger, jedenfalls bis in die siebziger Jahre,
anzutreffen war. Man könnte es deshalb als Problem der Erinnerung interpretieren, dass die Befragten spektakuläre Fälle zur Charakterisierung
der Inanspruchnahme heranzogen; denn an solche wird man sich vermutlich besser erinnern. Es ist andererseits durchaus einsichtig, dass die besondere Stellung der Eltern in der frühen Phase des Unternehmens die
Diagnose einer Legasthenie begünstigte; die Gründe werden in der weiteren Berichterstattung noch angeführt.

4.4.4 Gefahren für das Unternehmen: Adaptation und Generalisierung

Die Schulpsychologen wollten die *Behandlung* der Legasthenie nicht
übernehmen, sie konzipierten sich damals hauptsächlich als Diagnostiker.[49] Die Anstellungsbedingungen der Schulpsychologen entsprachen
dieser Rollendefinition und schlossen eine andere aus: Sie begrenzten ri-
goros die Anzahl Stunden, die der Schulpsychologe pro Fall in Rechnung
stellen durfte, und sie verlangten eine möglichst grosse Fallzahl, zwar
nicht ausdrücklich, aber implizit, weil die Finanzierung des Dienstes an
seine Fallzahl gebunden war, auch dort, wo es sich um ein festes Anstellungsverhältnis handelte.[50] Die Behandlung der Legasthenie war vermutlich für einen akademischen Berufsstand mit Professionalisierungsambi-

---

49   als "... vorwiegend diagnostisch-beratende Instanz ...", wie die Dissertation eines
    Schulpsychologen jener Zeit festhält (Ochsner 1972).
50   Dienste, die von mehreren Gemeinden gemeinsam betrieben wurden, wurden in
    der Regel wie folgt finanziert: Die Gemeinden bezahlten einen Beitrag gemäss der
    Anzahl Fälle, die sie abklären liessen. Damit wurden aber nicht alle Aufwen-
    dungen gedeckt. Es entstand fast immer ein Defizit, das dann nach einem festge-
    legten Schlüssel von den Gemeinden gedeckt wurde.

tionen auch keine attraktive Aufgabe. Sie hatte allzu sehr den Charakter der Nachhilfe, des Einübens und Repetierens. Zwar gab es auf dem Papier Konzepte schulpsychologischer Dienststellen, nach denen die Legastheniebehandlung innerhalb des Dienstes hätte durchgeführt werden sollen, aber dafür wäre dann spezielles Personal vorgesehen gewesen, das dem Schulpsychologen unterstellt sein sollte.[51]

Zunächst einmal war aber die Behandlung der Legasthenie dem Lehrer zugedacht. Er sollte während oder nach dem ordentlichen Unterricht mit dem legasthenischen Schüler etwas tun, anhand der Hinweise, die ihm der Schulpsychologe gab. Genau dies erwies sich in dieser frühen Phase als heikelster Punkt des Unternehmens. Die Lehrer weigerten sich nämlich, diesem Ansinnen zu entsprechen. Keiner der Befragten – weder ein Lehrer selber noch ein Schulpfleger oder Schulpsychologe – berichtete von einem Lehrer, der diese Aufgabe gerne oder mit Erfolg bei seinen eigenen Schülern übernommen hätte. Bei ihren eigenen Schülern und im Rahmen ihres Lehrerpensums taten dies später nicht einmal die Lehrer, welche eine Weiterbildung in Legastheniebehandlung absolviert hatten.

M11 *Die Aussagen dazu lauteten vielmehr:*
"Die Lehrer waren damit nicht zufrieden [mit dem Ansinnen, die legasthenischen Schüler zu behandeln]. Sie konnten keinen Individualunterricht geben" (I43; Lehrer).
"Ursprünglich bestand die Meinung, die Unterstufenlehrer sollten die Kinder selber fördern, es selber machen. Ich erinnere mich an heisse Auseinandersetzungen. Eine angesehene Unterstufenlehrerin muckte auf, sie mache es nicht, es sei nicht gut. Es könne nicht gut sein, dass das Kind und der Lehrer, die sich beide schon während der ordentlichen Unterrichtszeit abplagten, noch nach der Schule zusammensitzen" (I18; Schulpsychologin).
"Die Behandlung war den Lehrern zugedacht, aber sie wollten sie nicht übernehmen" (I53; ehemaliger Schulpsychologe).
Für zwei weitere Aussagen zum Unwillen oder Unvermögen der Lehrer, die legasthenischen Schüler selber zu behandeln, vgl. M10-2; I6; I20.

Ohne Behandlungsangebot war das neue diagnostische Angebot des Schulpsychologen – zumindest für die Lehrer – fast wertlos. Es entlastete sie allenfalls vom Verdacht, für den Misserfolg des Schülers verantwortlich zu sein; das jedenfalls deutet sich in der Aussage eines Lehrers an, der eine Anmeldung beim Schulpsychologen von Schülern, "(...) die bedenklich waren in Rechtschreibung", begründete: "(...) ich konnte die Verantwortung für sie nicht mehr übernehmen und wollte eine Abklärung

---

[51]   Vgl. Ochsner (1972).

haben" (I6; Lehrer). Die Bilanz, wie sie die Lehrer über das neue Inter-
pretationsangebot zogen, drohte negativ zu werden, sofern es nicht um
ein Behandlungsangebot ergänzt wurde.

M12 "Drei- bis viermal war ich wegen dieses Schülers dann beim Psychologen,
was mich schon viel Zeit kostete. Er konnte mir kein präzises Programm
zusammenstellen (...) Ich war enttäuscht. Eigentlich sagte er mit nicht
mehr, als ich auch schon wusste, dass das Kind sehr einseitig begabt war
und in Sprache sehr schlecht (...) Heute ist das anders, nach einer Diagnose gibt es Stützunterricht, das ist sehr positiv für den Lehrer" (I43;
Lehrer).
"Es war nicht gut, dass man keine Hilfe hatte. Überspitzt gesagt, es hatte
keinen grossen Sinn, dass der Schulpsychologe soviele Kinder sah, wenn
dann doch nichts passierte" (I6; Lehrer).
"Es gab seit 1969 ständig einen Ausbau der Diagnose und ein Nachhinken
der Behandlung. Es ist die Frage, wieweit man bei Kindern Mängel feststellen darf, ohne etwas daraus zu machen. Ich sprach mit einem Schularzt
darüber. Er sagte, in der Medizin spreche man da von einem Überhang
von Diagnostiziertem, was man gar nicht behandeln kann. Das wird in der
Medizin eher als schlechtes Zeichen gesehen" (I39; Lehrer).

Eltern mit besonderer sozialer Stellung konnten in dieser Situation
von Bedeutung sein. Sie setzten sich dafür ein, dass auf die Diagnose
ihres Kindes als Legastheniker auch eine Behandlung folgte, notfalls eine
in einem anderen Ort und bei einem der wenigen vorhandenen Spezialisten. Das unterstrich gegenüber den Behörden die Notwendigkeit, ein
Behandlungsangebot am Ort zur Verfügung zu stellen. Und auch dafür
engagierten sich solche Eltern unter Umständen gleich selber, wie das
Beispiel der Mutter zeigte, die sich weiterbildete und in ihrer Gemeinde
zur ersten Legasthenietherapeutin wurde (vgl. M10-2; I20). Die Diagnose
solcher Kinder hatte zudem eine grössere Signalwirkung. Nicht nur, weil
ihr eine Behandlung folgte – und dann vielleicht sogar eine Wirkung auf
die Leistung[52] –, sondern schon allein aufgrund der Stellung der Eltern.
    Nimmt man das alles zusammen, so drängt sich der Verdacht auf,
hinter der Übervertretung solcher Kinder unter den ersten Legasthenie-
fällen stecke eine Strategie der Schulpsychologen. Man könnte von einer
fallweisen Adaptation der Legastheniekategorie sprechen, mit dem Ziel,
geeignete Aufhänger – eben spektakuläre Fälle – und die diagnostische
Kategorie zur Deckung zu bringen. Das wäre allerdings eine zu kühne
Behauptung. Es ist zwar wahrscheinlich, dass die Schulpsychologen bei

---

52 Die wissenschaftlichen Evaluationen von Legasthenicbehandlungen zeigen aller-
    dings ernüchternde Resultate, vgl. Tacke et al. (1987).

der Suche nach geeigneten Aufhängern für ihr neues Deutungsmuster fallweise Adaptationen vornahmen und vermutlich sowohl das Deutungsmuster dem einzelnen Fall an, als auch die Fallinterpretation dem Deutungsmuster anpassten. Wie anders hätten sie sonst bei Fällen, die die Lehrer nicht mehr in die Sonderklasse schicken mochten, gleich die Alternativdiagnose Legasthenie anbieten können (vgl. M9-1; M10-1, I60; M10-2, I55). Dass sie dabei in einem Masse strategisch gehandelt hätten, dass sie eigens den Sohn des Lehrers oder Schulpflegers als Aufhänger auswählten, ist dennoch eher unwahrscheinlich. Die Übervertretung spektakulärer Fälle dürfte die Folge des in diesen Fällen besonder grossen Deutungsnotstands gewesen sein; *diesen* wählten die Schulpsychologen als Ansatzpunkt. Es liegt nämlich nur für einen einzigen Fall, und dieser betrifft nicht einmal die Kategorie "Legasthenie", die Information vor, dass versucht wurde, gezielt einen spektakulären Aufhänger zu benützen; das scheiterte – und zwar am Schulpsychologen.

M13 *Auf die Frage nach dem Aufkommen von Stütz- und Fördermassnahmen berichtete eine ehemalige Lehrerin folgendes Ereignis:*
"Der Sohn des früheren Schulpräsidenten war nicht schulreif. Wir waren sehr befreundet, der Präsident und ich. Ich sagte: 'Lass ihn testen, das dient mir auch, wir können dann bei den anderen Fällen im Dorf darauf hinweisen, dass der Sohn des Präsidenten auch durch den Schulpsychologen abgeklärt wurde und zurückgestellt wurde.' Das hätte die Barriere, ja ... Und dann – dann erklärte doch der Schulpsychologe dieses Kind tatsächlich als schulreif" (I60; Ausbildnerin, ehemals Lehrerin).

So durchkreuzte der Schulpsychologe die Strategie, die ihm doch durchaus selber auch hätte nutzen können. Es scheint sich hier die schon von Hughes (1952) gemachte Einschätzung der Psychologie zu bestätigen, als einer Disziplin, die zerrissen sei zwischen einer professionellen[53] und einer wissenschaftlichen Konzeption ihrer Arbeit, der aber nur ihre Feinde unterstellen könnten, sie sei blosses Geschäft. Dieses Urteil scheint sich auch dort noch zu bestätigen, wo ihre Vertreter in einem professionellen Projekt engagiert sind; wobei allerdings einschränkend anzumerken ist, dass sich für die späteren Phasen des Projektes Hinweise auf eine systematische und im Interesse des professionellen Projektes vorgenommene Adaptation der Kategorie mehren werden, was zu einer skeptischeren Einschätzung führen muss.
Das Fehlen von Behandlungsmöglichkeiten, an dem die Anerkennung des besonderen Angebotes des Schulpsychologen fast zu scheitern drohte, ist eigentlich für die Analyse eines definitorischen und professio-

---

53   Damit meint er eine am Dienst am Klienten orientierte Einstellung.

nellen Projektes uninteressant, und zwar deshalb, weil dieses Problem keineswegs ein irgendwie essentieller Bestandteil eines solchen Unternehmens ist. Man hätte von Anfang an für ein Behandlungsangebot besorgt sein können und zeigte diesbezüglich bei der Einführung weiterer Devianzkategorien mehr planerisches Geschick. Man hätte auch wissen müssen, dass Lehrer – wie jede andere Berufsgruppe – es nicht schätzen, eine zusätzliche Aufgabe ohne zusätzliche Bezahlung oder sonstigen Gewinn aufgeladen zu bekommen. Es spricht nicht für eine geschickte Unternehmensplanung, dass die Schulpsychologen dies nicht in Rechnung stellten – damit weist es vielleicht auch auf den beschränkt strategischen Charakter ihres Handelns.

An Interesse gewinnt dieses Manko eigentlich nur deshalb, weil mit seiner Lösung später auch die Lösung eines Problems verkoppelt werden konnte, das ein solches Unternehmen in seiner frühen Phase wohl immer überwinden muss: das Problem zu geringer Verbreitung des neuen Wissens, zu geringer *Generalisierung*. Viele Lehrer, ja wahrscheinlich ganze Gemeinden, wussten bei diesem Stand des Unternehmens nichts von der neuen Kategorie, und es bestand bei einer fallweisen Inanspruchnahme des neuen Interpretationsmusters auch nur eine kleine Chance, sie mit einem solchen Wissen demnächst zu erreichen. Wer keinen Fall hatte, der schon in den Interpretationsmustern ein "Fall" war, über die er zuvor verfügte, und in dessen Abklärung er ohnehin einen Schulpsychologen oder eine Fachinstanz einschalten wollte (weil er zum Beispiel eine Sonderklasseneinweisung erwog), der konnte höchstens zufällig zur neuen Deutung kommen, zum Beispiel über einen Lehrerkollegen, der schon einen Fall gehabt hatte. Damit war ein grosser Teil der Lehrer vom Wissen um die neue Kategorie ausgeschlossen; zum Beispiel die vermutlich grosse Zahl jener Lehrer, die ihre Problemfälle einfach repetieren liessen, wofür es kein Gutachten brauchte. Die Verbreitung des neuen Interpretationsmuster war also dem *Fall* respektive dem *Zufall* überlassen.

Dass das neue Interpretationsmuster in der ersten Phase keineswegs allgemein präsent war, lässt sich anhand des Interviewmaterials in verschiedener Weise zeigen. Einmal wird das genau so – und als Mangel – konstatiert durch Schulpsychologen:

M14 "Als ich hier anfing, gab es schon Legasthenietherapie und Logopädie, es
-1 war aber sehr unsystematisch, es war unorganisiert und sporadisch. (F: Was war unorganisiert?) Die einen Lehrer erkannten es, die anderen nicht. In der einen Gemeinde hatten sie es, in der anderen nicht. Sprachfehler kannte man, aber Legasthenie sehr unsystematisch. Das war anfangs der siebziger Jahre" (I29; Schulpsychologe).

"Es gab solche, die nie anmeldeten, die gar nicht darauf einstiegen. Die Lehrer, mit denen man in Kontakt kam, die stiegen darauf ein. Aber mit den anderen kam man gar nicht in Kontakt" (I53; ehemaliger Schulpsychologe).

Als Beleg betrachten kann man es aber auch gerade, dass es Lehrer gibt, die *nichts* über diese Phase berichteten, obschon sie in der zweiten Hälfte der sechziger Jahre bereits im Schuldienst standen, als die neue Kategorie da und dort ihren Kollegen bekannt gemacht wurde. Diese Lehrer lernten das neue Deutungsmuster nicht an einzelnen Fällen kennen, sie erinnerten sich, auf andere Art damit bekannt geworden zu sein.

M14 *Fünf dieser Befragte erfuhren von der Legasthenie über eine Informations-*
-2 *strategie, mit der man es nicht mehr darauf ankommen liess, dass der Lehrer von sich aus mit einem Fall zum Schulpsychologen kam.*
"Ganz am anfang kam der Schulpsychologe hier heraus und hat einen Vortrag gehalten über die Sachen, die es so gibt, die Legastheniebehandlung und die Logopädie. Seither sprach man davon. (F: Wann war das ungefähr?) Das war anfangs der siebziger Jahre" (I2; Lehrerin).
"Der Schulpsychologe hatte ein Arbeitsmittel für Legasthenie ausgearbeitet und einen Test. Für die Lehrer gab es eine Einführung, damit sie mit dem Legastheniematerial umgehen konnten, die hat meine Frau besucht. Das war 1975. Der Schulpsychologe kam auch in die Klasse und machte Untersuchungen, und es hatte gleich vier bis fünf Kinder" (I45; Gruppeninterview mit Lehrerehepaar).
"Es gab Kurse für Lehrer, eine Weiterbildung, davon erfuhr ich an einem Vortrag eines Schulpsychologen. Ich habe das vor fast 20 Jahren gemacht. Von daher bekomme ich nun Blätter mit Wortlisten, die das Kind durchliest. Das ist eine gute Stütze für mich, ich kann dann sicherer sein, die Fehler herausschreiben, sehen wo es Häufungen gibt (...)" (I19; Lehrerin).
"Das fing mit Kursen an. Ich hatte einen Kollegen, ich gab damals ja auch noch Schule, der besuchte einen solchen Kurs in W. Der Schulpsychologe vermittelte diese Kurse. Ich besuchte dann auch einen bei O., das war, glaube ich, so 1972. (F: So erfuhren sie von Legasthenie?) Ja, zuerst von diesem Kollegen" (I33; Legastheniether apeutin).
Zufällig erreicht wurde eine weitere Befragte:
"Die Lehrer wurden sich der Sache dann erst bewusst, es war ein Bewusstseinsbildungsprozess. Zuerst wusste man noch gar nichts. Ich fragte meine Freundin: 'Was ist das, Legasthenie', obwohl ich auch Lehrerin war. Der Lehrer kommt eben nicht von selbst drauf, er merkt es eben nicht unbedingt, er passt dem Schüler den Stoff an (...) Das war 1969, als die Legasthenie hier eingeführt wurde" (I41; Legastheniether apeutin).
Eine weitere Lehrerin erfuhr aufgrund einer sehr speziellen Biographie vom neuen Interpretationsmuster:

"Bei mir ist es speziell, ich habe in einem Heim gearbeitet, da gab es sehr schwierige Kinder, also habe ich so einen Kurs besucht" (I24; Lehrerin). *So standen 7 damaligen Lehrern, die die Kategorie "fallweise" kennen lernten, 7 andere gegenüber, die nicht in dieser Art erreicht worden waren.*

Kurse, Vorträge und Reihenuntersuchungen waren nicht der Anfang des Unternehmens, das zeigten die Schilderungen von Befragten mit vollständigerer Erinnerung und das bezeugten auch die Aussagen der Initianten von Kursen und Vorträgen. Lehrer, die den Anfang des Unternehmens dennoch so schilderten, hatten den wirklichen Anfang verpasst und wurden vom neuen Wissen erst erreicht, als man eine Generalisierungsstrategie wählte, die vom konkreten Fall unabhängig war. Sie hatten den Anfang vielleicht deshalb verpasst, weil das Unternehmen zu rasch vorangeschritten und in eine neue Phase eingetreten war; vielleicht hätte man der neuen Deutung auch Fall um Fall zum Erfolg verhelfen können, aber er hätte zweifellos länger auf sich warten lassen.

4.4.5 Behördenbeschlüsse: Nicht-Entscheidungen und Missverständnis

So besass das neue Interpretationsmuster eine beschränkte Präsenz, es wurde da und dort in Anspruch genommen – eher zufällig und vereinzelt und stets nur auf einen konkreten Fall gedacht. Damit bestand für die ohnehin meist reaktiven lokalen Schulbehörden kaum Notwendigkeit, weitreichende Beschlüsse über die Gültigkeit des neuen Interpretationsmusters zu fassen; weder Beschlüsse, die Gültigkeit postulierten, noch solche, die sie negierten oder limitierten. Wenn das neue Deutungsmuster dennoch über behördliche Beschlüsse *institutionalisiert* wurde, so geschah dies eigentlich unbeabsichtigt, jedenfalls soweit es die lokalen Behörden betraf. Zu entscheiden galt es nur über die wenigen Fälle, in denen die Diagnose von einer Behandlung und damit von Kosten gefolgt wurde. Das konnte man "von Fall zu Fall" entscheiden, und mehrere Gemeinden taten nicht einmal das, sie behalfen sich mit einer eigentlichen *Nicht-Entscheidung*: Sie bestritten die Diagnose im konkreten Fall nicht – was nicht unbedingt hiess, dass die einzelnen Behördenmitglieder daran keine Zweifel hegten – , behalfen sich aber damit, dass sie die Kosten zwischen Schule und Eltern aufteilten. Womit man allerdings im Prinzip und in den Folgen dennoch eine Entscheidung getroffen hatte: Man hatte den in solchen Angelegenheiten wichtigen Präzedenzfall geschaffen, auf den sich weitere Entscheidungen abstützen konnten. Im Präzedenzfall hatte man die Diagnose anerkannt – wenn auch zurückhaltend –, und so hatte man, weil es eben ein Präzedenzfall war, auch eine generellere Gültigkeit anerkannt. Man hatte also eine institutionelle Wirklichkeit geschaffen, ohne über das Interpretationsmuster eigentlich beschlossen zu haben. Und ohnehin beschlossen die Schulpflegen in ihrer eigenen Wahrnehmung nicht über die Legasthenie, sondern über Elternansprüche.

M15 "Frau G. gab dann Legasthenieunterricht. Die Eltern mussten einen Beitrag zahlen. Die Schule legte einen Betrag fest, der war gering, eher symbolisch, aber man wollte nicht, dass die Eltern einfach alles an die Schule abgeben können. Es gab Befürchtungen, dass die Eltern dann das, was ihre Aufgabe wäre, immer mehr an die Schule delegieren" (145; Lehrer).
Von solchen Regelungen wurde noch aus vier weiteren Gemeinden berichtet: stets wurden sie damit begründet, dass man Elternforderungen nicht einfach nachkommen dürfe. Es ist zu vermuten, dass solche Beschlüsse im Interview nicht immer erwähnt wurden, weil sie in der späteren kantonalen Rechtspraxis als unrechtmässige gehandhabt wurden.

Es stellt sich allerdings auch die Frage, welche Entscheidungsmöglichkeiten lokale Schulbehörden gehabt hätten, sofern sie sie hätten wahrnehmen *wollen.*[54] Die Zuständigkeit der Schulpsychologen für den einzelnen sonderpädagogischen Fall, für einen zu begutachtenden Schüler, stand von anfang an fest; sie übernahmen ja zuerst einmal die Aufgabe, die schon durch das Gesetz an den Fachmann delegiert worden war: die Begutachtung bei Sonderklasseneinweisungen.[55] Wenn die Schulpflegen anders entschieden, als es das Urteil des Psychologen vorsah, und es dann allenfalls zum Rekurs kam, so wurde diese Zuständigkeit von der übergeordneten kantonalen Behörde stets bekräftigt. Auf dieser Expertise konnte die Einführung der Legastheniekategorie aufbauen.

M16 *Die verzwickte Lage der Schulpflegen, eine Entscheidung treffen zu müssen – besser: verantworten zu müssen –, wo sie nicht entscheiden durften, wird deutlich in den Aussagen eines Juristen der Kantonsverwaltung:*
"An den Kursen für Schulpfleger, an denen ich da mitmache, wollen wir eine Sensibilisierung (...) erreichen. Die Schulbehörden sollen sich abstüt-

---

54 Die Charakterisierung lokaler Schulbehörden als "Nicht-Entscheidungs-Instanzen" verlangt in diesem Sinne nach einer Relativierung. Natürlich liesse sie sich auch noch härter zeichnen und um zahlreiche Anekdoten ergänzen, etwa um die Schilderungen langjähriger Lehrer, dass die neuen Schulpräsidenten oft keine Ahnung hätten von den Geschäften, über die sie zu entscheiden hätten, oder um die telefonische Auskunft eines Schulpräsidenten, dass die Interviewerin sich in allen Fragen an den langjährigen Lehrer zu wenden habe, der könne da Auskunft geben und sei für alles "zuständig".

55 Allerdings war dafür formal immer noch der Schularzt zuständig; gegen diesen hätte der Schulpsychologe im Konfliktfall verlieren müssen.

zen auf Expertenberichte. Hier ist es nötig, den Schulpflegen ihre Kompetenzen klarzumachen: Es handelt sich um Laien. Aber den Entscheid muss dann natürlich die Schulpflege fällen. Dem trägt dann auch die Rekurspraxis Rechnung. Es sind eben Laienbehörden. (F: Heisst das, die Schulpflegen erhalten bei einem Rekurs Unrecht, wenn sie anders entscheiden, als der Schulpsychologe vorschlägt?) In der Regel schon, es sei denn, die Schulpflegen stützen sich etwa auf ein anderes Gutachten" (I27; Jurist, kantonale Verwaltung).

Die Kompetenz der lokalen Schulbehörden im konkreten Fall, nämlich in der Entscheidung über einen einzelnen Schüler, beschränkte sich darauf, zu entscheiden, was der Schulpsychologe vorschlug. Hatte ein Fall eine Interpretation durch den anerkannten Experten erfahren, so *galt* sie für diesen bestimmten Fall; damit galt auch – fallweise legitimiert durch die Expertise des Intepretierenden – das Interpretationsmuster. Eine Blankovollmacht war also an die Experten erteilt worden, als die Schule Fachleute zur Diagnose schwieriger Fälle herbeigezogen hatte; sie berechtigte zur Einführung beliebiger Interpretationsmuster. Man könnte auch von einer *Blanko-Institutionalisierung* von Interpretationen sprechen, die damit von der kantonalen Ebene her schon gegeben war. Das heisst allerdings nicht, dass sich deren Realisierung dann im heute erreichten Ausmass automatisch ergeben hätte, sonst hätte das ganze Unternehmen nicht stattfinden müssen. Es heisst nur, dass durch formelle Beschlüsse der Gemeindebehörden, die dazu noch Schüler betroffen hätten, die bereits durch den Fachmann als "Fälle" diagnostiziert waren, dem Unternehmen nichts entgegenzusetzen war.

Es war vermutlich eine Mischung aus Einsicht in die beschränkten Kompetenzen, Fehlen einer vehementen Opposition gegen das neue Interpretationsmuster und Desinteresse an diesem Randbereich schulischen Geschehens, dass die lokalen Schulbehörden schon von anfang an höchstens ausnahmsweise der Diagnose des Schulpsychologen einen ablehnenden Entscheid folgen liessen. Das Expertenurteil über den einzelnen Schüler wurde akzeptiert. Ausnahmen von dieser Regel bestätigen nur ihre Richtigkeit, denn sie wurden von allen Beteiligten genau so wahrgenommen – als Ausnahmen.

M17 Stellt man auf die Aussagen der Schulpsychologen ab, so kam es nur in zwei der zwölf in der Qualitativstudie untersuchten schulpsychologischen Dienste überhaupt je dazu, dass die Schulpflegen das Psychologenurteil über einen Schüler bestritten und ablehnten. Die Psychologen aller übrigen Dienste gaben an, dass ihr Urteil über einzelne Schüler von den Schulpflegen akzeptiert würde, seien es nun Empfehlungen für eine Legasthenietherapie oder für eine andere Massnahme, zum Beispiel eine Sonderklas-

seneinweisung. Wie sie es ausdrückten, wurde ihr Urteil "eigentlich immer" oder "in aller Regel" akzeptiert; Ablehnungen kämen "kaum je", "eigentlich nicht", oder sogar "nie" vor. An dieser Stelle interessiert besonders, dass die Schulpsychologen – ehemalige wie auch aktuell im Beruf stehende – auch angaben, dass es *schon immer* akzeptiert worden sei. *Aus den zwei Diensten, in denen auch von Ablehnung der Diagnose durch die Schulpflegen berichtet wurde, war folgendes zu erfahren:*
"(...) das ist selten, dass es dazu kommt. Es gab da nur eine Gemeinde, in der das gehäuft vorkam" (I8; Schulpsychologin).
"Bei neu zusammengesetzten Schulbehörden kann das vorkommen. Die wollen es ausprobieren. Sie lassen es einfach auf den Rekurs draufankommen und sagen dann, sie seien nicht unglücklich über den Entscheid, dann wissen sie es eben nachher, wie weit sie gehen können" (I40; Schulpsychologe).
Dass es sich um Ausnahmen handelte, wenn der Interpretationsvorschlag des Psychologen im Einzelfall am Behördenwiderstand scheiterte, wurde noch einmal bestätigt durch die Reaktionen von Psychologen der (definitorisch) erfolgreicheren Dienste. Sie bezeichneten, wenn sie darauf angesprochen wurden, die Situation in den weniger erfolgreichen Diensten als "speziell", sprachen von einem "Dienst, der sich schlecht durchgesetzt habe" und von "ein paar ganz besondere(n) Gemeinden, die der hat".
Für die Validität dieser Angaben zeugen die Aussagen der Gemeindeschulbehörden; es berichteten nämlich auch nur die Vertreter von zwei der untersuchten 19 Schulpflegen, dass sie im Einzelfall schon anders entschieden hätten als der Schulpsychologe.

So entsprach die (Nicht-)Entscheidung, Diagnose und Behandlung zu akzeptieren, dabei aber Elternbeiträge an die Kosten zu verlangen, auch dem überhaupt zugestandenen Entscheidungsspielraum. Es war vielleicht die einzige Möglichkeit, Skepsis gegenüber dem neuen Interpretationsmuster zum Ausdruck zu bringen.

Die kantonalen Behörden hätten mehr Entscheidungskompetenzen gehabt. Sie befassten sich aber in jenem Zeitpunkt nicht mit grundsätzlichen Fragen zur Legasthenie; man beschäftigte sich mit der Auszahlung von Subventionen und der Entscheidung über Rekurse, welche aber sehr selten die Legasthenie betrafen. Es sei damals – und noch einige Jahre länger – keiner dafür zuständig gewesen, lautete die Information der heute Zuständigen. Die Regelungen des Kantons, welche die Gültigkeit der Legastheniekategorie betrafen, bildeten in jenem Zeitpunkt nur den in den Gemeinden schon erreichten Stand ab: In einem kantonalen Reglement wurde festgehalten, dass – neben anderen ambulanten Massnahmen, wie Absehl- und Hörtrainingskursen für Schwerhörige – auch Übungskurse für Legastheniker durchgeführt werden *könnten.*

M18 Die genaue Formulierung des Paragraphen lautet: "Für sprachgeschädigte Schüler, deren Leiden ambulant behandelt werden kann oder die wegen der örtlichen Verhältnisse keine Sonderklasse besuchen können, sind wenn immer möglich Sprachheilkurse einzurichten. Ebenso können für Schwerhörige Abseh- und Hörtrainingskurse und für Sehschwache und Legastheniker (Kinder mit spezieller Lese- und Rechtschreibeschwäche) entsprechende Übungskurse durchgeführt werden" (§38; Reglement über die Sonderklassen und die Sonderschulung und die Entlassung aus der Schulpflicht, vom 2.1.1965; erlassen vom Erziehungsrat des Kantons Zürich).

Die Formulierung fiel recht unverbindlich aus. Die logopädische Behandlung der gesprochenen Sprache galt da offensichtlich als dringlicher: Solche Sprachheilkurse sollten "wenn immer möglich" eingerichtet werden. Die Gemeindeschulpflegen fühlten sich durch dieses Reglement auch kaum zu wesentlichen Leistungen verpflichtet; erst in dem 15 Jahre später erlassenen, neuen Reglement erkannten sie eine Verpflichtung zur Durchführung von ambulanten Therapien – und beschwerten sich darüber auch. Die kantonalen Behörden hatten also in jenem Zeitpunkt vor allem indirekt über das neue Interpretationsmuster entschieden, nämlich dadurch, dass sie die Expertise des Schulpsychologen fallweise schützten.

Auf einer noch höheren Ebene aber wurde die Gültigkeit der Legastheniediagnose verbindlicher geregelt. Bereits in den sechziger Jahren wurde die Legasthenie von der eidgenössichen Invalidenversicherung als eines der schweren Sprachgebrechen anerkannt, an deren Behandlung sie Beiträge entrichtete; sie figurierte auf einer entsprechenden Liste, neben anderen Sprachgebrechen wie Stottern, schweren Aussprachefehlern und ähnlichem mehr. Keiner der Schulpsychologen oder anderen Experten, die sich an die frühe Phase des Unternehmens Legasthenie erinnerten, konnte aber detaillierte Auskunft geben, wie es zu dieser Anerkennung gekommen sei, mit welchen Argumenten sie bewirkt worden sei – mehr noch: es blieb ihnen unerklärlich, wie es überhaupt hatte zur Anerkennung kommen können, und sie vermuteten dahinter ein *Missverständnis*.

M19 *Es sei "ein Kuriosum" (I54; Sonderpädagoge), dass die Invalidenversicherung, die sonst für schwere Gebrechen zuständig sei, welche die Erwerbsfähigkeit verunmöglichten oder erheblich beeinträchtigten, im Falle der Legasthenie für schulische Leistungsstörungen bezahle, es habe sich dabei um ein "Missverständnis" gehandelt (153; ehemaliger Schulpsychologe); das war die Einschätzung von Akteuren, die das Geschehen von anfang an verfolgt hatten.*
"Von der Invalidenversicherung waren vermutlich die schweren klinischen Fälle gemeint, wie sie klinische Logopäden vereinzelt hatten. Klinische

Logopäden und Psychiater waren es auch, die die Sache auf die Liste
brachten. So wie die Legasthenie dann von den Schulpsychologen definiert wurde, als Diskrepanz zwischen Intelligenz und Lese-Rechtschreib-
leistung, war es nie gemeint; das ist einfach hineingerutscht, und die IV
zahlte Millionen und zahlt sie noch" (153; ehemaliger Schulpsychologe).

Die versicherungsrechtliche Entscheidung stützte die Geltung der
Legastheniekategorie auf verschiedene Weise. Einmal entrichtete die Versicherung Beiträge an die Behandlung. Das tat sie zwar nur bei Fällen,
die als gravierend genug gelten konnten, und das war eine Minderheit
von höchstens zehn Prozent aller Fälle.[56] Immerhin in diesen schweren
Fällen ermöglichte sie aber eine problemlose Durchsetzung der Diagnose,
nämlich eine mit erheblich reduzierten (oder sogar ohne) Kostenfolgen
für die Schulpflegen. Zum zweiten bestand nun durch diese Gesetzgebung ein Rechtsanspruch auf therapeutische Leistungen – jedenfalls bei
schweren Fällen – und damit wurde eine zusätzliche Rekursmöglichkeit
angeboten, über die der Diagnose eines Psychologen Nachachtung ver-
schafft werden konnte, sollten die Schulpflegen ihr keine Behandlung
folgen lassen. Zum Rekursweg über die Instanzen der Schule kam nun
einer über die gerichtlichen Instanzen der Invalidenversicherung hinzu.
Schliesslich durfte die versicherungsrechtliche Bestimmung auch als Anerkennung der Diagnose von kompetenter Seite, nämlich von medizinischer, gelten. All das wurde durch ein Missverständnis ermöglicht.[57]
    Dass das Unternehmen Legasthenie *nicht* das Unternehmen der Be-
hörden war und von ihnen kaum aktiv gesteuert wurde, dürfte an diesem
Punkt schon hinreichend klar geworden sein. Nicht-Entscheidungen,
blosses Festhalten eines status quo und ein Missverständnis lagen der Institutionalisierung des neuen Interpretationsmusters zugrunde. Keiner der
Akteure, die diese Beschlüsse fällten, hatte sich für die Legastheniekategorie und die formelle Regelung ihrer Gültigkeit stark gemacht. Dennoch
hatten sie eine institutionelle Basis geschaffen, auf der sich das Unternehmen weiter entwickeln konnte.

---

[56]   1987 etwa erhielten 374 Kinder im Kanton Zürich Invalidenversicherungsleistun-
      gen für die Behandlung schwerer Sprachgebrechen (darin eingeschlosen die Leg-
      asthenie); behandelt wurden aber über 6000 Kinder wegen Defiziten der gespro-
      chenen Sprache oder der Lese- oder Rechtschreibfähigkeiten.
[57]   Wie wichtig dieses Missverständnis für die Durchsetzung des Interpretationsmu-
      sters war und noch ist, zeigten die vehementen Proteste heilpädagogischer Fach-
      gremien und Verbände, als die Invalidenversicherung in jüngster Vergangenheit
      diese Leistung nicht mehr übernehmen wollte.

4.4.6 Realisierung: Der Deutungsnotstand verleiht Glaubwürdigkeit

Logik und Handeln der ersten Phase waren am Fall orientiert. Das traf zu für die Inanspruchnahme der neuen Kategorie, für ihre Adaptation und für ihre Generalisierung. Es traf auch zu für die *Realisierung*, die Art und das Ausmass also, in dem die Kategorie eine neue Wirklichkeit schuf, die nicht mehr hinterfragt wurde und keiner Rechtfertigung mehr bedurfte. Als angemessen und unzweifelhaft ausgewiesen wurde die neue Deutung durch die Fälle, auf die sie Anwendung fand. Jedenfalls gibt es keine Hinweise, auf einen Rechtfertigungsaufwand, der darüber hinaus geleistet worden wäre.

Soweit es die Lehrer betraf, schien es nicht schwer zu sein, sie vom neuen Interpretationsmuster zu überzeugen. Allerdings war der definitorische Erfolg an Fälle geknüpft, die die Lehrer selber dem Schulpsychologen zugewiesen hatten, die sie als Problemfälle vorselektioniert hatten. Hielten sie keine solche Fälle für den Schulpsychologen bereit, dann "... kam man gar nicht in Kontakt", wie sich ein Schulpsychologe ausdrückte (vgl. M14), und dann konnte es auch keinen Dissens über die Definition konkreter Realität geben. So erstaunt es auch nicht, dass nur eine Befragte von einem Lehrer berichtete, der die Legastheniediagnose im konkreten Fall nicht akzeptiert hatte (M10-2; I20).

Etwas kritischer schien es um die Realisierung bei den Behörden bestellt zu sein.

M20 Da gab es "(...) rote Köpfe (...) und ich musste mich zuerst schon dafür stark machen" (I23; Schulpflegerin), und "(...)es soll anfänglich Skepsis und dumme Witze, zum Beispiel über den Begriff, gegeben haben" (I42; Schulpflegerin); es gab auch Skepsis gegenüber den Elternansprüchen, die damit geweckt würden (vgl. M15). Es gab aber auch Gemeinden, aus denen berichtet wurde "(...) bei uns stand der damalige Präsident, der Herr B., dahinter und hatte das von anfang an unterstützt" (I41; Legastenietherapeutin).

Skepsis schien bei den Behörden vorhanden zu sein, aber man konnte ihr mit der Regelung, die Eltern an den Behandlungskosten zu beteiligen, weitgehend Rechnung tragen. Eine solche Regelung konnte man nicht nur als Riegel gegen masslose Elternforderungen verstehen, man konnte damit auch eine bestimmte Haltung ausdrücken, nämlich die, dass man sich in dieser Sache nicht allzusehr zu engagieren wünsche, weil man allenfalls an ihrer "Wirklichkeit" zweifle. Der Darstellungsaufwand, der dann – bei einem so geringen Mass an beanspruchter Selbstverständlichkeit – noch nötig war, war klein, öffentlich und privat.

4.5   Die zweite Phase: Sensitivität für das Problem

Nach einigen Jahren wurde versucht, mit der Legastheniekategorie in ganz anderer Weise Wirklichkeit zu schaffen. Das gelang auch. Die neue Phase, von der man damit sprechen kann, war gekennzeichnet durch eine andere Logik der Inanspruchnahme und durch eine effektive Strategie der Generalisierung. Beides zielte auf entscheidend mehr Fälle. Die Erinnerung an die erste Phase war eine an den *Fall* und seine besonderen Merkmale; die Erinnerung an den Beginn dieser zweiten Phase war eine an die *Menge der Fälle* und an das neue Bewusstsein für die *Dringlichkeit und Verbreitung des Problems*. Das neue Interpretationsmuster wandelte seinen Charakter; es wurde von einer verblüffenden Lösung eines offenkundigen Problems jetzt neu zum Problem mit eigenem Stellenwert, das gerade nicht offenkundig war, sondern der Aufdeckung durch sensitivierte und doch der Sache nie ganz gewachsene Lehrer harrte. Das war – auf das Wesentliche beschränkt – der Wandel des Unternehmens, der ab den siebziger Jahren zu konstatieren war.

In dieser zweiten Phase steckte das Unternehmen 1987, zur Zeit der Untersuchung, noch in manchen Gemeinden, auch wenn die Ansätze zur Weiterentwicklung unübersehbar waren. Der Bericht über die zweite Phase wird also an einigen Stellen auch zum Bericht über die Gegenwart.

4.5.1   *Inanspruchnahme und Generalisierung: Das Problem verdient Beachtung*

In der zweiten Phase forderten die Schulpsychologen ein neues Muster der Inanspruchnahme. Die Legastheniekategorie, mit den darin gefassten kindlichen Verhaltenseigenarten, sollte nicht nur eine Bezeichnung für ausgewachsene Probleme sein, wie sie dem Lehrer als Schulprobleme auffielen, weil sie (auch) *ihm* ein Problem verursachten, ein unterrichtstechnisches oder legitimatorisches; vielmehr sollte das, was sie fasste, als solches schon Beachtung verdienen und als Problem interpretiert werden, selbst dann, wenn es sich nur um *Anzeichen* eines solchen Verhaltens handelte. Diese Forderung implizierte die Behauptung, dass Legasthenie nach der Art einer Krankheit verlaufe und auch so anzugehen sei und dass sie sich, wenn sie nicht entdeckt und möglichst frühzeitig behandelt werde, ausbreite und fatal auf die gesamte kindliche Entwicklung auswirke – wie das eben bei einer Krankheit der Fall sein kann.[58]

---

58   Man findet diese Ansicht auch in der Literatur, etwa bei Kluge/Kleuters (1984: 110) unter Bezug auf Weinschenk, wo der Eindruck entstehen muss, dass un-

Es ist durchaus möglich, dass die Schulpsychologen schon von allem Anfang an eine solche Inanspruchnahme der Kategorie angestrebt hatten, nur hatten sie – in der Art wie sie zuvor mit den Zuweisern in Kontakt kamen – geringe Chancen sie durchzusetzen. Wurden sie nämlich erst gerufen, wenn der Lehrer oder allenfalls die Eltern vor einem offensichtlichen und unlösbaren Problem standen, so konnten sie höchstens noch versuchen, dem einzelnen Lehrer klarzumachen, dass er eigentlich früher hätte kommen müssen. Es hätte zahlreicher solcher Fälle, mit denen bei der alten Logik der Inanspruchnahme nicht eben häufig zu rechnen war, und damit unendlicher Geduld bedurft, um das gewünschte Gebrauchsmuster durchzusetzen. Es liess sich innert absehbarer Zeit nur durchsetzen, wenn man in einen anderen Kontakt mit dem Zuweiser kam. Die neue Art von Kontakt war unabhängig von einem konkreten Fall; es war eine Information *aller* möglichen Zuweiser, die für die generelle Verbreitung der neuen Logik der Inanspruchnahme garantieren sollte. In der Sprache der Schulpsychologen war es *Öffentlichkeitsarbeit* und *präventive* Arbeit; in der Sprache und Logik von Unternehmen würde man von einer Werbe- oder Informationskampagne sprechen.

M21 Die Schulpsychologen hielten Vorträge vor Lehrern und vor Gemeinde-
-1 behörden, manchmal auch vor Eltern, schrieben Artikel in Lokalzeitungen, machten entsprechende Kursangebote in der Lehrerfortbildung, oder sie organisierten das, was sie als "Abende in den Gemeinden" bezeichneten, das waren meist Vorträge vor gemischtem Publikum mit anschliessenden Diskussionen. Sie organisierten weiter sogenannte "Legastheniearbeitskreise" mit interessierten Lehrerinnen und Lehrern, eine Art Arbeitsgruppen, in denen Forschungsergebnisse und therapeutische Möglichkeiten bekannt gemacht wurden. Schliesslich wurde die Legasthenie auch Thema von Konventen und Kapiteln, den schulrechtlich geregelten Lehrerzusammenkünften auf Schulhaus-, Kreis- oder Bezirksebene, wobei hier allerdings, im Gegensatz zu den anderen Thematisierungsversuchen, nicht klar wird, auf wessen Initiative sie zurückgingen; es könnte sich hier auch um Anstrengungen von Lehrern selber gehandelt haben, die diese zeigten, nachdem sie zuerst einmal durch den Schulpsychologen aufgeklärt worden waren. So kam man zu den geeigneten Podien, mit einer Einschränkung: "Synodalwürdig war das Thema nie ..." (153; ehemaliger Schulpsychologe); für diese oberste Ebene, die Synode als Vollversammlung aller Lehrer des Kantons, war es dennoch nie wichtig genug.
Es zeugt von der Intensität der Öffentlichkeitsarbeit, dass sämtliche 16 befragten Lehrer, die in den frühen siebziger Jahren schon im Schuldienst

---

behandelte Anzeichen von Legasthenie mit einer gewissen Unausweichlichkeit in die Kriminalität und zur gesellschaftlichen Bedrohung führen müssen.

standen, von der einen oder anderen – oder von mehreren – Arten der Informationsverbreitung berichteten.

Neben dieser hinsichtlich Adressaten und Wirkung eher diffusen, auf Breitenwirkung angelegten Aufklärungsarbeit gaben die Schulpsychologen den lokalen Behörden auch sehr *direkte Handlungsanleitungen.*

M21 "Ich habe den Gemeinden vorgerechnet, was sie brauchen, wieviel Thera-
-2 peutinnen, einen Sprachheilkindergarten (...) Das klappte" (I28; Schulpsychologe).

"Ich habe der Schulpflege gesagt: 'Es ist nötig, dass ihr ein Behandlungsangebot habt, und es braucht etwa so und soviel'; dann wurde das eingerichtet" (I35; Schulpsychologe).

"Wir machten Informationsveranstaltungen bei der Aufsichtskommission, da waren die Vertreter der verschiedenen Gemeinden. Ich diskutierte auch mit ihnen, dass sie Therapeuten anstellen ..." (I40; Schulpsychologe).

"Vieles kam von unserer Psychologin, sie hat uns etwa gesagt, was wir brauchen... [an therapeutischem Angebot]" (I16; Gruppeninterview: Schulpräsident, Schulsekretär).

Alle untersuchten schulpsychologischen Dienste hatten den Gemeinden solche Handlungsanleitungen gemacht, die im übrigen nicht nur die Legasthenie betrafen, und sämtliche engagierten sich auch, wenngleich mit unterschiedlichem Einsatz, in den Tätigkeiten, die sie als Öffentlichkeitsarbeit bezeichneten: Vorträge, Fortbildung und so weiter. Das bezeugten durchwegs ihre eigenen Aussagen, und diese wurden gestützt durch die Angaben von Lehrern und Behörden.

Die Schulpsychologen waren nicht die einzigen, die sich für die Verbreitung eines solchen Wissens um die Legasthenie einsetzten. Die Massenmedien nahmen sich des Themas an. Und schliesslich trat eine neue Berufsgruppe auf den Plan: die Legastehnietherapeutinnen, jene Lehrer und vor allem Lehrerinnen, die sich auf diesem Gebiet weitergebildet hatten – in Kursen, welche anfänglich ausnahmslos durch die Schulpsychologen geleitet worden waren –, und die nun ihre eigentliche Lehrertätigkeit aufgegeben hatten und die Aufgabe der Behandlung gegen Entschädigung übernahmen, meist als Teilzeitbeschäftigung neben Haushalt und Kindererziehung. Sie leisteten einen beträchtlichen Einsatz zur Verbreitung der Legastheniekategorie. Sie operierten vorerst allerdings nicht als Gruppe, sondern fast immer einzeln. Ihr Einsatz war ein lokaler, im Gegensatz zum Einsatz der Schulpsychologen, der meist ein regionaler war: Er blieb begrenzt auf die Gemeinde, in der sie arbeiteten. Hier übernahmen sie es, selber die Nachfrage nach ihrem besonderen Angebot den möglichen Abnehmern einsichtig zu machen (vgl. noch M29, M31).

Die Information von verschiedenen Seiten schuf ein "feinmaschiges Netz", wie dies eine Schulpsychologin selber ausdrückte, *eine Dichte der Information*, der sich die Adressaten, die Lehrer und Behörden, nicht entziehen konnten – obschon gerade jene Befragten, die die besondere Dichte wahrnahmen, immer auch ansatzweise Einsicht in den konstruierten Charakter der Realität erkennen liessen. Sie zeigten etwas wie Skepsis, Distanz oder Ironie gegenüber dieser neu geschaffenen Realität und ihren Schöpfern und das hiess auch gegenüber der eigenen, drastisch gewandelten Wahrnehmung, in der sie plötzlich überall, eingeschlossen bei sich selber, Legastheniker vermuteten (vgl. M22; I6, I47). Die Anstrengungen der regionalen und lokalen Akteure wurden nach einigen Jahren ergänzt um solche auf kantonaler Ebene: Die Grundausbildung der Lehrer sorgte nun auch für Generalisierung des neuen Interpretationsmusters.

M22 *Zur Dichte der Information und zur Skepsis, die gerade dort, wo diese Dichte auffiel, entstehen konnte, wurden folgende Aussagen gemacht:*
"Die Legasthenietherapie kam auf. Es wurde zu einem Modewert. Es gab Eltern, die glaubten, wenn es das nicht erhält, wird es nicht gut sein. Es gab Artikel in der Zeitung, Legastheniker seien intelligent, sie hätten nur diese spezifische Störung. Andere glaubten, ein intelligenter Schüler würde das auch so wegbringen. Überall las und hörte man davon. Der Boom wurde so stark, dass ich selber das Gefühl hatte, ich sei auch ein Legastheniker. Achtzig Prozent der Schüler hatten plötzlich irgendeine Auffälligkeit" (I47; Lehrer).
"Es stand in den Zeitungen, es kam etwas im Schulblatt. Man müsse und man solle. Man hörte von allen Seiten davon. Es war so die Stimmung im allgemeinen. Seit wir eine eigene Therapeutin haben, sagt sie auch, man sollte und so" (I34; Schulpräsident).
"Zuerst gab es vereinzelt Schüler, die so etwas hatten. Dann, das war vor etwa 12 Jahren, da wurde Legasthenie richtig eingeführt. Unsere Psychologin hat viel gemacht. Es gab ein Referat in der Schulpflege von dieser Tochter des Musikers, die hatte sich auf Legasthenie ausgebildet. Mit allem war es so: zuerst redet man, dann liest man über diese Dinge, dann wurde ja überall davon geschrieben. Und dann entsteht ein Bedürfnis der Behörden nach Orientierung. Man sucht dann selber nach Fachleuten, verlangt Orientierung" (I16; Gruppeninterview: Schulpräsident, Schulsekretär).
"Der schulpsychologische Dienst in W. kam auf und machte viel in dieser Hinsicht. Früher gab es das selten, und das hing eben mit W., den Psychologen dort, zusammen. Das Wort Legasthenie kam auf, alle sprachen davon. Ich schickte dann aufs Mal fünf bis sechs Schüler zur Abklärung, das war sensationell [lacht]" (I6; Lehrer).

All diese Bemühungen veränderten das Zuweiserverhalten gründlich. Sie schufen eine neue Realität, in der die Anzeichen von Legasthenie bei

allen Schülern durch nahezu alle Zuweiser beachtet wurden, in der damit
eine neue Norm kindlichen Verhaltens galt: Absenz von Anzeichen einer
Legasthenie und nicht nur eine den Anforderungen des Unterrichts entsprechende Lese- und Rechtschreibfertigkeit. Die neue Norm zielte auf
ungleich schlechter sichtbares Verhalten und auf feinere Nuancen. Also
musste sie in ein anderes Verhältnis zum *Verdacht* gestellt werden: Im
Verdacht hatte grundsätzlich jeder zu stehen. Die neue Norm verlangte
stete Aufmerksamkeit, feine Beobachtung, um den Verdacht zu prüfen,
zu erhärten oder von ihm zu entlasten. Bei der alten Norm spielte der
Verdacht eine geringe Rolle, genügte ein Schüler den Anforderungen
nicht, trat das noch früh und offen genug zu Tage. Mit der neuen Logik
der Inanspruchnahme, wie sie sich (zuerst einmal) bei der Kategorie der
Legasthenie durchsetzte, bahnte sich ein Wandel in der Betrachtung der
Normalität des Schülers überhaupt an. Der Wandel war einer *von der
Prämisse der Normalität zur Prämisse der Devianz.* Die Voreinstellung
auf Normalität in der Interpretation kindlichen Verhaltens vertrug sich
schon bald einmal schlecht mit dem voranschreitenden definitorischen
Unternehmen. Das zeigt die folgende Passage aus dem Interview mit ei-
nem der ältesten befragten Lehrer – es war die einzige, in der eine solche
Voreinstellung offen zum Ausdruck kam.

M23 "Die Therapeutin bekam den Eindruck, ich hätte ihr zuwenig Leute ge-
     schickt. Sie kam und fragte, ob ich dagegen sei. Ich sagte, ich sei bei klei-
     nen Sachen dagegen, wenn es nötig sei, sei ich schon dafür (...) Im
     Ernstfall bin ich sofort für eine Therapie, jedoch nicht bei kleinen Äusse-
     rungen. Ich schaue den Schüler solange wie möglich als normalen Schüler
     an. Dabei möchte ich bleiben" (I47; Lehrer).

   Die neue Logik der Inanspruchnahme und das Moment des Verdachts, das sie implizierte, fand sich in den Lehreraussagen ungleich
häufiger. Die Lehrer hatten sie nahezu generell übernommen, mehr als
das: Sie war ihnen *selbstverständlich* geworden. Sie war nicht mehr nur
eine mögliche Deutung der Wirklichkeit, der man auch mit einer gewissen
Skepsis, mit Distanz, begegnen konnte, wie es noch ältere Lehrer taten
(vgl. M22; I47; I6). Über die (neue) Beschaffenheit der Realität und die
Sensitivität des Lehrers, die sie verlangte, bestand Gewissheit – ausser
für die wenigen älteren Lehrer.

M24 *Stellt man auf die Befragten ab, die im Zeitpunkt der Untersuchung als
     Lehrer tätig waren, so waren es 18 der 21 Lehrer, die sich die neue Logik
     der Inanspruchnahme zu eigen gemacht hatten. Eine solche Inanspruch-
     nahme der Legastheniekategorie – aber auch der in der Folge eingeführten
     weiteren Devianzkategorien – zeigte sich in folgenden Aussagen:*

"Es braucht schon ein feines Gespür..."; "Man achtet ganz anders als noch früher, wo man dem nur Beachtung gab, wenn es ganz schlimm war"; "...ich achte gut auf solche Sachen, aber manchmal merke ich es leider zu spät"; "Der Lehrer muss aufmerksam sein"; "Es ist manchmal schwer festzustellen..."; "Bei einem Verdacht auf Störungen mache ich einen Deutsch-Rechtschreibe-Test..."; "...ich mache auch regelmäsig diesen Test, man kann sonst manchmal Sachen übersehen"; Ich achte gut auf Buchstabenverdrehungen und so, auch schon früh, denn ab der 3. oder 4. Klasse kann man schlechte Rechtschreiber und eigentliche Legastheniker nicht mehr gut unterscheiden"; "Als Lehrer ist man manchmal überfordert, all das zu beachten"; "Vor allem bei guten Schülern ist es nicht einfach festzustellen, sie können es überspielen"; "Man kann unsicher sein, dann lasse ich abklären, um mich abzusichern"; "Ich achte auf Buchstabenverdrehungen, ein Erstklässler macht da ganz komische Sachen, er sagt 'manitag' [statt "namitag"; schweiz. für: nachmittag]"; "Die Lehrer haben gelernt, dass man darauf achten muss"; "Es ist wertvoll, wenn man Hinweise bekommt, worauf man achten muss, es können einem die Augen aufgehen"; "Man will auf gar keinen Fall etwas verpassen"; "Ein Kind schreibt seitenverdreht, das muss ich jetzt anmelden zur Abklärung." *Lediglich drei der befragten Lehrer liessen in ihren Ausführungen keine solche Logik der Inanspruchnahme erkennen.* Zwei davon gaben zwar an, sich der Legastheniekategorie zu bedienen und Anträge auf entsprechende Behandlung zu stellen, nannten aber als Anlässe für diesen Entscheid nur offenkundiges, erhebliches Leistungsversagen oder unterrichtstechnische Probleme, wie sie sich dadurch ergäben, dass der Schüler überhaupt nicht zu folgen vermöge – kurz: sie nahmen die Kategorie in einer Art in Anspruch, wie es typisch war für die erste Phase des Unternehmens. Ein Lehrer gab an, noch nie von sich aus, eine solche Behandlung verlangt zu haben, es betreffe ihn nicht, er unterrichte die Schüler erst ab der dritten Klasse.[59] Bei diesen drei Lehrern handelte es sich um drei ältere Lehrer, die schon mehr als zwanzig Jahren im Schuldienst standen.

Besonders deutlich wurde die Prämisse der Devianz in zwei Interviews mit jüngeren Lehrkräften,[60] einer jüngeren Lehrerin und einer jüngeren Kindergärtnerin. In ihren Aussagen zeigte sich, wie die neue Logik der Inanspruchnahme der Legastheniekategorie – und der in der Folge realisierten Kategorien von Wahrnehmungs- und Teilleistungsschwächen – nun zu einer systematischen Suche nach Devianz geführt hatte, einer

---

59 Das Argument ist allerdings wenig stichhaltig, werden doch Legasthenietherapien in diesem Alter durchaus noch angeordnet. Es handelte sich hier vielmehr um eine Ablehnung des Interpretationsmusters; das bestätigten die Aussagen der Behörden dieser Gemeinde und eine Aussage dieses Lehrers zur Legastheniebehandlung: "... es bringt jeweils nicht viel" (I55; Lehrer).

60 Mit je weniger als 10 Dienstjahren.

Suche, bei der letztlich schwer vorstellbar wird, wie überhaupt irgend ein Kind den Anschein völliger Normalität noch aufrecht erhalten könnte.

M25 "Ich bin vielleicht besonders hellhörig. Ich schaue darauf, wie orientieren sich die Kinder im Raum, gibt es da Störungen ... dann die Wahrnehmung des Kindes, ist es rasch beim Lesen ... dann die links-rechts-Orientierung ... Ich führe ein Merkheft, das ich in der 1. Klasse für jeden Schüler anfange. Darin ist alles erwähnt, wenn es spiegelverkehrt schreibt oder eine Rechnung nicht weiss. Ich gebe das Heft jede Woche mit einem Vermerk für die Eltern dem Kind nach Hause. Wenn Besserung eintritt, dann streiche ich das ab, aber manchmal nur vorübergehend. Wenn solche Sachen häufiger sind, dann melde ich noch in der Hälfte des ersten Schuljahres beim Schulpsychologen an" (I58; Lehrerin).

"Ich achte sehr genau: Als erstes versuche ich zu spüren, wie sind die Eltern dem Kind gegenüber eingestellt, wie verhält es sich in der Familie, gibt es etwa einen Druck der Verwandtschaft ... dann: Wie verhält es sich in der Gruppe, ist es zurückgezogen oder spielt es den Clown ... wie verhält es sich mir gegenüber, ist es abweisend oder klebrig? Es gibt psychomotorische Auffälligkeiten, auf die ich achte ... im Motorischen: Wie bewegt sich das Kind, wie ist der Bezug zum Körper, die Koordination, der Körperkontakt, verträgt es ihn, oder lässt es sich von mir nicht gern anfassen ... Was macht das Kind nicht, weil ihm die körperlichen Fähigkeiten fehlen, zum Beispiel nicht Hüpfen, nicht auf einem Bein stehen, bestimmte Ballspiele, die es nicht macht ... oder kann es etwa keine Schere halten, macht es keine Perlenketten? Ich habe auch Kinder, die nicht zeichnen konnten, keinen Kreis machten. Oder es ist schwerfällig oder ein Zwirbel? Ich schaue darauf, was es für eine Stimme hat ... vom Kehlkopf her zum Beispiel, oder verschluckt es sich häufig, oder versteht man es aus Distanz auch gut? Ich schaue auch auf die Proportionen des Kindes, einmal zum Beispiel hatte ich ein unreifes Kind. Je nachdem überweise ich es dann ... (F: Machen Sie das bei allen Kindern?) Ja, das ist die Art, wie ich arbeite, das haben wir am Seminar gelernt" (I57; Kindergärtnerin).

Galt erst diese neue Logik der Inanspruchnahme, so schuf die Legastheniekategorie nicht nur für die Kinder neue Normen, auch für die Lehrer galt eine neue Regel. Die Lehrer mussten Sensitivität für das Problem aufbringen und Bereitschaft, es früh an den Fachmann zu übergeben. So schuf die neue Devianzkategorie – mit der man zunächst Abweichungen von bereits geltenden Normen bezeichnet hatte – ihrerseits als neue Norm neue Möglichkeiten der Abweichung und d. h. neue Abweichung. Soweit es die Lehrer betraf, gab es nun – als neue Kategorie eines schlechten Lehrers – den unsensitiven Lehrer, den zumeist alten Lehrer, der über diese Dinge zuwenig informiert war oder nicht darauf einstieg; den Lehrer, den man deshalb allgemein eines schlechten Unterrichtes

verdächtigen konnte, von dem der Schulpsychologe sagen konnte: "...
es ist schon klar, weshalb der niemanden in seine Sachen schauen lassen
will" (I28; Schulpsychologe); den Lehrer, von dem der Kollege, der die
Klasse nach ihm übernahm, sagte, er habe die Dinge verschleppt. Die
Abweichung des Lehrers liess sich kaum verdecken – "... man kennt
diese Lehrer, die nicht anmelden, das sind einzelne, die werden aber bald
pensioniert" (I8; Schulpsychologin) –, und sie wurde von verschiedenen
Seiten sanktioniert. Die neue Norm wurde nämlich breit gestützt: durch
andere Lehrer, durch Behörden und durch Eltern. Nicht dass alle Behörden sie gestützt hätten, aber *selbst* Behörden, denen ja Kosten aus den
Therapien erwuchsen, konnten das tun.

Auch an die Behörden richtete sich eine neue Norm, nicht nur die
Norm, die Expertise des Schulpsychologen im Einzelfall zu anerkennen,
sondern auch die Norm, bei der Erfassung und Behandlung abweichender Schüler unterstützend zu wirken; taten sie das, konnten sie zufrieden
sagen: "... wir machen einiges, wir haben ein schönes Angebot, obwohl
wir eine Landgemeinde sind...," (I23; Schulpflegerin) oder: "... wir sind
nicht hinter dem Mond, wir bieten das auch an" (I12; Schulpräsident).

Die Interviews boten zahlreiche Hinweise auf den normativen Charakter, den die neue Logik der Inanspruchnahme für das Handeln von
Lehrern und Behörden gewonnen hatte. Das ist umso interessanter, als
danach nie explizit gefragt wurde.

M26 *Es gab Behördenmitglieder, die die Norm in ihrer Beurteilung von Lehrern und in der Interaktion mit Lehrern stützten:*
"Wir haben einen älteren Lehrer. Er ist nicht aufgeschlossen, bei ihm hatte
noch nie ein Schüler Legasthenie (...) Er empfindet das als Bedrohung"
(I23; Schulpflegerin).
"Herr B., der jetzt gestorben ist, war eher ein Gegner solcher Sachen. Von
der Schulpflege aus mussten wir manchmal entscheiden, also eine schulpsychologische Abklärung anordnen bei seinen Schülern und Massnahmen beschliessen, weil er das nicht von sich aus tat. So etwas tun wir
sonst nicht, da stellen wir sonst auf den Lehrer ab" (I46; Schulpräsident).
"Ich habe es den Lehrern an den Schulpflegesitzungen wiederholt gesagt,
wenn wir jetzt die Sachen haben, den Schulpsychologen und so, dann
sollen sie die Schüler auch früh genug schicken. Aber das ist das Problem
mit den älteren Lehrern, die haben da viel Zurückhaltung. Wir diskutieren
da immer wieder ernsthaft" (I1; Schulpräsident).
"Es ist schon vorgekommen, dass ich auf Drängen der Eltern angemeldet
habe, bei Lehrern, die sehr skeptisch waren gegenüber Anmeldungen"
(I38; Gruppeninterview: 2 Schulpflegerinnen).

"Die Schulpflege hat den ganzen Boom mitgemacht. Ein Schulpräsident, sagte immer wieder: 'Macht Ihr auch alles Mögliche?' Der war richtig extrem" (I47; Lehrer).

"Unsere Therapeutin fand, es wäre wichtig, schon im Kindergarten die Sprache der Kinder zu beachten und früh abklären und behandeln zu lassen. Die Kindergärtnerin war dagegen. Wir haben wiederholt mit ihr geredet. Es war nichts zu machen. Sie findet, man müsse die Kinder wachsen lassen. Jetzt haben wir ihr ein Merkblatt gemacht, worauf sie achten muss. Ich glaube, sie meldet jetzt eher an" (I34; Schulpräsident).

"Bei uns ist es gut. Die Lehrer geben sich alle Mühe, das herauszufinden in der richtigen Zeit. Wir legen von der Schulpflege aus Wert darauf" (I59; Schulpflegerin).

Und Lehrer bekräftigten die Norm in der Interaktion untereinander:
"Kürzlich kam von den Mittelstufenlehrern ein Anstoss. Man solle etwas machen, dass die Unterstufenlehrer etwas drauf gelupft [schweiz. für: heben, gemeint: darauf gestossen] werden, vor allem aus einem Dorfteil kämen die Kinder immer etwas spät, schon mit einer richtig ausgewachsenen Legasthenie. Jetzt kommt ein Psychologe für einen Vortrag. Auch an den Lehrerkonferenzen gibt es Diskussionen, was Legasthenie ist, was man machen kann" (I33; Legasthenietherapeutin).

"Der Lehrer, der viel von Legasthenie und Dyskalkulie spricht, gilt als der differenzierte Lehrer. (F: Bei wem?) Unter Kollegen" (I39; Lehrer).

"Die Mittelstufen-Lehrer kritisieren, dass die Lehrer auf der Unterstufe zuwenig Massnahmen einleiten. Das müssen wir dann auf der Mittelstufe ausbaden" (I56; Lehrer).

"Es gibt einen Lehrer, einen älteren Kollegen, der in drei Jahren pensioniert wird. Er meldet selten an, meistens nur unter Druck der Eltern. Persönlich denke ich, es hat folgenden Grund: Wir sind viel jünger, er empfindet das als Konkurrenz, dass er auf diesem Gebiet nicht so Bescheid weiss. Die Schulpflege und die Lehrer versuchten mit ihm zu reden, es nützt nichts, wir müssen es einfach akzeptieren ... Vor einigen Jahren stellte ich ein Mini-Werk zusammen über Legasthenie, für die Kollegen, worauf sie achten sollen. Denn: je früher man erfasst, desto eher hilft es. Es gab Kollegen, die wünschten, dass ich das mache, weil es immer einige gab, die zu spät anmeldeten" (I58; Lehrerin).

In den Augen fast aller Beteiligten war es nur eine Minderheit von nicht aufgeschlossenen Lehrern, oder es waren sogar nur einzelne Fälle von Lehrern, die es an Aufgeschlossenheit mangeln liessen. Dies und die Beachtung, die diese mangelnde Sensitivität bei Behörden und übrigen Lehrern fand, zeugen vom grossen Erfolg des Unternehmens.

4.5.2 Institutionalisierung: Zuweisungsverfahren und doppelte Norm

Dennoch ist es nicht so, dass keinerlei Vorbehalte mehr auszumachen gewesen wären. In der zweiten Phase des Unternehmens, in der die neue Kategorie nicht mehr nur dazu diente, Problemfälle zu *bezeichnen*, die – selbst in Unkenntnis der Kategorie – evident waren, sondern Problemfälle *aufzudecken*, die bisher nicht als solche galten, musste es zu einem enormen Anwachsen der Fallmenge kommen. Umso mehr, als sich nun auch eine weit grössere Menge von Zuweisern der neuen Kategorie bediente. Diesem Punkt galten die Bedenken der Gemeindebehörden: der Fallmenge und den Kosten, die sie verursachte. Die Gemeindebehörden, die sich einschalteten, waren natürlich in erster Linie die Schulpflegen, in zweiter Linie aber auch Rechnungsprüfungskommissionen[62], in seltenen Fällen handelte es sich sogar um eine weitere Öffentlichkeit. Ihre Skepsis fand Niederschlag in Institutionen, am häufigsten und besonders wirksam in der *Regelung eines Zuweisungsverfahrens* durch die Behörden.

Die Menge von Fällen setzte sich – betrachtet man sie von den Entscheidungen her, die ihr zugrundelagen – aus lauter einzelnen Fällen zusammen; über einzelne Fälle und *nur* über diese war entschieden worden. Für solche Entscheidungen waren die Kompetenzen eindeutig verteilt: Es entschied der Experte. Die Schulbehörden konnten die Menge der Fälle durch negative Entscheidungen über den Einzelfall nicht reduzieren und versuchten das auch höchstens ausnahmsweise (vgl. M17).

Man kann sich fragen, weshalb die Schulpflegen in dieser Situation nicht ganz andere Mittel zur Eindämmung der Fallmenge wählten; weshalb sie zum Beispiel nicht versuchten, Vorträge und Weiterbildungsveranstaltungen zum Thema Legasthenie zu verhindern, oder Lehrer bei Neueinstellungen nicht nach dem Ausmass ihrer Distanz zu solch neuen Interpretationsmustern auswählten oder nicht selber Gegenpropaganda betrieben. Solche Strategien hätten die Kompetenzen der Gemeindeschulpflegen in verschiedener Hinsicht überstiegen. Sie hätten einigen Aufwand erfordert und Einsichten vorausgesetzt, zu denen man erst hinterher – wenn überhaupt – gelangte, etwa die, dass die Weiterbildung und Aufklärung der Lehrer durch die Schulpsychologen und bald einmal auch durch Therapeuten die Fallmenge ansteigen liess.[63] Solche Eingriffe der Schulpflegen hätten die Lehrer auch kaum akzeptiert; sie hätten sie als Kompetenzanmassung beurteilt und scheinen das ganz generell bei Ent-

---

[62] Diese werden von der Gemeindebevölkerung gewählt und haben das Finanzgebaren der verschiedenen Behörden routinemässig zu prüfen.

[63] Und das war eine Einsicht, die im Interview nur drei Gemeindevertreter äusserten.

scheidungen und Steuerungsversuchen der Schulpflegen schon bald
einmal zu tun, obwohl die Schulpflegen die Vorgesetzten der Lehrer sind.

M27 *Wie zurückhaltend Schulpflegen von den formalen Machtmitteln Gebrauch*
-1   *machen (müssen), zeigen folgende Aussagen.*
"Die Schulpflege wäre gerne ein bisschen ein Kontrollbetrieb, aber eigentlich sind wir ein reiner Dienstleistungsbetrieb, wir stellen einfach alles bereit, damit es läuft" (I49; Gruppeninterview: Schulpräsident, Schulpflegerin, Schulsekretär) [Die Aussage stammte vom Schulsekretär, die anwe-
senden Schulpfleger lachten, ohne zu widersprechen].
"Gegen die Lehrer kann man wenig machen (...) [Die Befragte berichtete
über Nebenerwerb der Lehrer und über Missachtung schulbehördlicher
Anweisungen durch Lehrer]. Aber für eine Abwahl muss er schon grauen-
haft Fehler machen bei unserem System (...) Man bringt selbst einen Fall
von Lehrer nicht weg. Da hätte man die gesamte Lehrerschaft gegen sich,
wenn man das machen würde, wenn man einen nicht zur Wiederwahl vorschlagen würde" (I3; Schulpräsidentin).[64]
"Die Schulpflege gibt den Rahmen, dass die Lehrer schaffen können. Bei
vielen Fragen, wenn man nicht weiss, wie man sie entscheiden soll, fragt
man bei den Lehrern nach, wie das früher so gemacht wurde oder wie man
das machen könnte" (I31; Schulpräsident).
"Durchsetzen kann man die Dinge vielleicht wirklich schlecht. Einer der
Lehrer sagt zu allem ja, greift aber die Anregungen nie auf. Und dass man
ihn nicht mehr zur Wahl vorschlägt ... das macht man vielleicht, wenn er
jemanden umgebracht hätte. Man braucht ja auch ein gewisses Klima, das
würde durch so ein Vorgehen der Pflege bedroht" (I34; Schulpräsident).
"Mit der Zeit lernt man, wie es jeder Lehrer so gerne hat. Wir müssen
ihnen nachrennen und die Ehre antun. Das ist die einzige Art, wie man
noch etwas erreichen kann (I38; Gruppeninterview: 2 Schulpflegerinnen).

Nur in zwei Gemeinden waren die Schulpfleger – und das erst in
jüngster Zeit – zur Gegenpropaganda übergegangen: Sie informierten ihre
Lehrer über Möglichkeiten der Legasthenieprophylaxe, die die Therapie-
rate verringern sollten. Die Reaktionen von Lehrerseite auf diese Behör-
deninitiative waren negativ, nicht so sehr, weil die Lehrer eine andere
Ansicht vertraten, sondern weil sie die Einmischung der Schulpflegen in
diese (ihre!) Belange als illegitim betrachteten.

M27 "Es gab ja diesen Versuch zur Legasthenieprophylaxe, die brauchten dann
- 2   weniger Therapie. Ich liess die Lehrer darüber informieren und ihnen Un-

---

64 Im Kanton Zürich werden die Lehrer durch die Bevölkerung gewählt. Sie werden
    durch die Schulpflegen zur Wahl vorgeschlagen. Nichtwahlen durch die Bevölke-
    rung sind sehr selten. Die Bestätigungswahl (faktisch handelt es sich dann um ei-
    ne solche) erfolgt alle sechs Jahre.

terlagen verteilen. Ich habe dann einen Fragebogen für die Lehrer gemacht über ihre Erfahrungen damit, aber die sind nie zurückgekommen, diese Fragebogen (...) Die Unterlagen gingen verloren oder wurden nicht an die Nachfolger ausgehändigt" (I38; Gruppeninterview: 2 Schulpflegerinnen). "Einmal kam der Schulgutsverwalter mit diesem Versuch zur Legasthenieprävention. Aber wir haben ihm dann schon gezeigt, dass das, so wie die unterrichten ... Also bei uns sind die Anforderungen höher, wir haben ein anderes Leistungsniveau (...) Wir konnten die Gegenargumente schon bringen, die mussten nicht meinen. Wir haben natürlich schwer gelacht. Sie [die Schulpfleger] haben sich dann zurückgehalten" (I10; Lehrer).

So standen den Schulpflegern kaum wirksame Gegenstrategien zur Verfügung und vor allem keine Möglichkeit, im Einzelfall anders zu entscheiden. Einzig über ein geregeltes Zuweisungsverfahren konnten sie ihre Zurückhaltung geltend machen. Nicht alle Gemeinden kamen zu einem geregelten Verfahren. Aber es waren viele Gemeinden, die solche Regelungen trafen.

M28 11 der 19 Gemeinden fanden im Verlauf der zweiten Phase zu folgendem Zuweisungsverfahren:
1. Der Lehrer oder die Eltern (was faktisch weitaus seltener war) beantragten bei der Schulpflege eine Abklärung durch den Schulpsychologen; wobei jeweils der Lehrer das Einverständnis der Eltern einholen musste respektive die Schulpflegen auch die Lehrer konsultierten, wenn die Eltern anmeldeten). 2. Die Schulpflege (respektive ein verantwortlicher Schulpfleger oder eine verantwortliche Kommission) willigte in die Anmeldung ein und leitete sie weiter an den Schulpsychologen. 3. Der Schulpsychologe klärte ab und richtete den Antrag auf eine Behandlung an die Schulpflege. 4. Die Schulpflege (repektive die dafür verantwortliche Kommission der Schulpflege, in seltenen Fällen auch nur ein verantwortlicher Pfleger) bewilligte die beantragte Behandlung. 5. Der Schüler wurde zur Behandlung an eine Therapeutin überwiesen.
Unter diesen 11 Gemeinden gab es solche, die im Zusammenhang mit diesem Verfahren von einem "Reglement" sprachen, das sie gemacht hätten, andere hatten ein oder sogar mehrere Formulare entwickelt, wieder andere sagten lediglich, dass es "immer so laufe"; das Verfahren galt jedoch als Regel, ob formell oder nicht.
In den übrigen 8 Gemeinden galt kein solches Verfahren. Es war dort nicht so exakt oder gar nicht geregelt, wie die Zuweisung zu geschehen hatte. Die Aussagen lauteten: "Das ist immer wieder anders gelaufen, kein Fall gleicht dem andern;" oder: "Wir waren da nie starr im Ablauf;" oder: "Es hat sich bis jetzt immer um irgendwie besondere Fälle gehandelt."

Wenn man eingehender analysieren will, worin die eindämmende Wirkung des Verfahrens bestand, dann kann man auf vier seiner Eigenarten hinweisen.

(1) Das Verfahren richtete sich gegen einen *direkten Weg* vom Lehrer oder den Eltern zu den Therapeutinnen. Bei den ersten Fällen, bei denen es zur Behandlung einer Legasthenie gekommen war – oder immerhin zu ihrer Diagnose, dort wo es noch keine Behandlungsmöglichkeiten gegeben hatte –, hatten Schulpsychologen die Diagnose gestellt, jedenfalls in der Regel. Es muss zwar da und dort auch Logopäden oder ärztliche Dienste gegeben haben, die eine Legasthenie diagnostizierten; diesen Akteuren war es ja zu verdanken, dass die Legasthenie auf die Liste der schweren Sprachgebrechen der Invalidenversicherung gekommen war. Aber soweit es die von Lehrern und Behörden erinnerten ersten Fälle betraf, die Fälle, anhand derer sie die Legastheniekategorie überhaupt kennenlernten, waren es Schulpsychologen gewesen, die sie diagnostizierten. In der zweiten Phase vergrösserte sich der Kreis derjenigen, die beanspruchten, eine Diagnose stellen zu können. Die Schulpsychologen erhielten Zuwachs in ihrer diagnostischen Rolle durch die schon bald einmal grosse Gruppe der Legasthenietherapeutinnen.

Damit konnte der Weg direkt vom Lehrer oder auch den Eltern zur behandelnden Person führen, ohne dass der Schulpsychologe als Diagnostiker noch dazwischen geschaltet gewesen wäre. In zwei Gemeinden war dieser direkte Weg in der frühen zweiten Phase zum Zuweisungsverfahren schlechthin geworden.

M29 "Wir hatten schon bald einen ordentlichen Lega-Boom. Frau B., die Legasthenietherapeutin schrieb alles der Legasthenie zu. (F: Klärte sie ab?) Sie sprach sich jeweils einfach mit den Lehrern ab" (I46; Schulpräsident).
"Als ich hier anfing, das war vor 12 Jahren, da lief es nicht gut. Es gab sehr viele Fälle. Man wusste nicht recht, wie die Therapeutin dazu kam. Sicher war sie eine gute Therapeutin, aber es war einfach unbefriedigend, immer hatte sie schon wieder so viele Fälle. Die Lehrer beklagten sich, es gebe keine schlechten Schüler mehr, nur noch Legastheniker (...) Sie stöhnten, wenn sie hörten, dass einer schon wieder bei der Therapeutin sei (...) es ging häufig auch von den Eltern aus (...) Wir erfuhren dann auch, dass es andere Gemeinden anders geregelt haben, über den Schulpsychologen. Wir waren eben damals noch keinem schulpsychologischen Dienst angeschlossen" (I30; Schulpräsidentin).
(Für einen weiteren Hinweis auf den direkten Weg vgl. M23.)

Auch wenn es nur wenige Gemeinden waren, in denen die direkte Absprache von Lehrern oder Eltern und Therapeuten die Regel war oder immerhin einer Mehrheit der (so definierten) Legastheniefälle zugrundelag, so dürfte es mancherorts und immer wieder Tendenzen gegeben haben, den direkten Weg zu benutzen. Selbst dort, wo ein anderslautendes Zuweisungsverfahren schon bald einmal definiert, ja sogar schriftlich fixiert wurde, beschwerten sich Schulpfleger, dass es zu Direktabsprachen komme respektive diesen immer wieder gewehrt werden müsse.

M30 "So alle zwei Jahre muss man die Lehrer wieder darauf aufmerksam machen, wie das Verfahren ist. Ich stelle immer wieder fest, dass das doch nicht allen so klar ist. (F: Wie denn, nicht so klar?) Dass sie meinen, es gehe auch im Direktgang" (I3; Schulpräsidentin).
Im Laufe eines Interviews, an dem zwei Schulpflegerinnen teilnahmen, nämlich die ehemals für das Ressort der Therapiemassnahmen zuständige Pflegerin und ihre neugewählte Nachfolgerin, entwickelte sich folgender Dialog: Die Ehemalige erläuterte das Zuweisungsverfahren, darauf bemerkte die Neue: "Da habe ich jetzt aber einfach vom Lehrer diese Meldung bekommen, dass der 'X' jetzt in Behandlung sei." Die Ehemalige: "Nein, nein, das geht nicht, sie müssen es Dir vorher melden, sie dürfen das nicht ohne Dich machen. Da muss man aufpassen, sie versuchen es immer wieder" (I38; Gruppeninterview: 2 Schulpflegerinnen).

Wenn man die soziale und geografische Nähe zwischen Lehrern und Therapeutinnen in Rechnung stellt, dann ist es nur zu verständlich, dass es immer wieder zu Direktabsprachen kam.

M31 "Zwei von unseren drei Therapeutinnen sind Lehrersfrauen. Da klappt der Kontakt natürlich wunderbar" (I33; Legasthenietherapeutin).
"Unsere Therapeutin isst mittags im Schulhaus. Es kommt mir vor..., ich möchte dem sagen: Der Verkäufer wird gekauft. Der Verkäufer ist der Lehrer (...) Man kann da von Warenaustausch sprechen" (I39; Lehrer).
"Unsere Therapeutinnen gehören zu uns. Sie sind an allen Zusammenkünften und Sitzungen dabei und auch im Schulhaus. Man kann sich jederzeit absprechen" (I51; Gruppeninterview: 2 Lehrer).
"Aufstieg oder Niedergang des therapeutischen Angebotes in einer Gemeinde – das hängt zusammen mit den Therapeutinnen, ob die Gemeinde selber eine Therapeutin hat [oder die Kinder zur Therapie in die Nachbargemeinden schickt respektive die Therapeutinnen aus verschiedenen Nachbargemeinden kommen lässt]. Die Therapeutinnen sind dann selber dafür besorgt; sie sind näher als wir" (I36; Schulpsychologe).

Wenn die Schulpflegen das Zuweisungsverfahren regelten, konnten sie den direkten Weg blockieren, indem sie den Schulpsychologen als Abklärungsinstanz dazwischenschalteten. Damit konnten sie die Rekrutierungsbemühungen der Therapeutinnen, die aufgrund der Nähe von Therapeutinnen zu Lehrern und Eltern ertragreicher sein konnten als die

Bemühungen der meist regional zuständigen Schulpsychologen, in ihrer Wirkung in Grenzen halten. Dass sich die Lehrer mit den Therapeutinnen dennoch über mögliche Fälle absprachen, konnten sie zwar nicht verhindern, aber was da abgesprochen wurde, stellte jetzt nicht mehr schon die gültige Interpretation des kindlichen Verhaltens dar.

(2) Die Regelung des Zuweisungsverfahrens ermöglichte es den Schulpflegen auch, den Weg in einer Art zu verlängern, dass sie sich selber an einem oder mehreren Orten einschalten konnten; an geeigneten Punkten, an denen die Schwelle einer behördlichen Genehmigung oder immerhin einer Information der Behörden eingebaut wurde. Es ist unmittelbar einleuchtend, dass beim Versuch, die Menge von Fällen nicht allzu gross werden zu lassen, der direkte Weg blockiert wurde, man kann sich aber fragen, was es den Schulpflegen nützte, sich selber als Entscheidungsinstanz im Verfahren vorzusehen, wo sie doch unmöglich im Einzelfall anders entscheiden konnten und wo sie dies, wie schon gezeigt wurde, doch auch kaum je versuchten. Man muss den Nutzen darin sehen, dass sie so die Möglichkeit bekamen, ihr Anliegen bekannt zu machen, und zwar gleich zwei Gruppen: den anmeldenden Lehrern und den abklärenden Schulpsychologen. So konnten sie zwar nicht die *Macht* der Entscheidung, aber immerhin *Einfluss* ausüben, indem sie Missbilligung oder Einverständnis signalisierten.[65]

(3) Das so geregelte Verfahren gab den Schulpflegen auch die Möglichkeit, sich in einem *frühen Stadium* der Entscheidung einzuschalten, nämlich vor der Abklärung durch den Schulpsychologen und damit bevor die Expertise zum Zuge gekommen war, welche die behördliche Macht ausser Kraft setzte. Sie konnten schon darüber entscheiden, ob die Anmeldung eines Schülers durch den Lehrer (oder seltener durch die Eltern) angemessen und also weiterzuleiten sei. Selbst in diesem Entscheidungsstadium liessen es allerdings die meisten Behörden bei blosser Einfluss-

---

65 Eine vergleichbare Unterscheidung, wie sie hier zwischen *Macht* und *Einfluss* getroffen wird, findet sich bei Bacharach und Lawler (1980), es ist ihre Unterscheidung zwischen *Autorität* und *Einfluss*. Autorität gründet in der Struktur, und darunter verstehen sie formal geregelte Machtbeziehungen; alle anderen Formen der Machtausübung sind demgegenüber als *influence* zu verstehen, wie z.B. die Machtausübung über Persönlichkeit (Charisma) oder über anerkanntes Wissen (Expertise). Soweit es die Macht der Expertise betrifft, ist diese aber in unserem konkreten Falle, nämlich bei der Entscheidung über die sonderpädagogische Bedürftigkeit einzelner Schüler, geschützt durch die übergeordneten Behörden, es handelt sich hier also um eine strukturell abgesicherte Expertenmacht – obwohl natürlich diese Regelung kollidiert mit der Machtstruktur, wie sie im übrigen besteht. Den Gemeindeschulbehörden bleibt also – obschon sonst Inhaber der strukturellen Macht – in diesen Angelegenheiten lediglich *influence*.

nahme bewenden, weil das Ausnutzen der formal gegebenen Macht auch durch die Kompetenzansprüche der Lehrer fragwürdig geworden wäre. Die Möglichkeit, in einem frühen Stadium den Ausgang der Entscheidung zu steuern, konnten die Schulpflegen verschieden nutzen, auch wenn sie im Bereich blosser Einflussnahme blieben. Massiv war der Widerstand selten. Er war wohl mit der Zeit auch schwächer geworden (es gab nämlich Gemeinden, die darauf hinwiesen, dass bei ihnen die Behandlungen, die man schon lange kenne, wie etwa die Legasthenie (sie sprachen von "etablierten" Massnahmen), keinen Widerstand (mehr) auf den Plan rufen würden, wohl aber neue Behandlungsarten, etwa Spiel- oder Ergotherapie. Jedenfalls wurde nur selten über eigentliche behördliche Druckversuche berichtet – obwohl gerade diese eine hohe Chance haben dürften, erinnert zu werden.

M32 *Es waren die Schulpsychologen, die über solche Druckversuche berichte-*
-1   *ten. Ihre Aussagen bezogen sich aber durchwegs auf andere Gemeinden*
      als die 19 in der Qualitativstudie untersuchten. Das kann als Beleg dafür
      gelten, dass das Zuweisungsverfahren selten in dieser Art genutzt wurde.
"Es gibt eine Gemeinde in meinem Einzugsgebiet, die sind sehr zurückhaltend. Jeder Lehrer muss dort seine Anmeldung für den Schulpsychologen mündlich vor der Schulpflege begründen. Das wirkt! Von dort haben wir am allerwenigsten Anmeldungen. Es kommt dann aber noch auf die Stellung des Lehrers an und auf das Prestige des Lehrers, der Mitglied in der Kommission ist [der zuständigen Kommission der Schulpflege]. Je nachdem setzt er sich durch oder nicht. In einer anderen Gemeinde haben sie den Entscheid gefällt, dass die Behandlungen ins Budget passen müssen, oder sie werden nicht gemacht. Das dürften sie ja rechtlich gar nicht machen, nur wegen der Finanzen ... Aber sie machen es. Es ist auch anders, je nachdem, wer die Kommission präsidiert, da kann es dann trotz dieses politischen Entscheides doch gemacht werden – oder eben nicht. Früher noch waren die Lehrer verschrien, die zuviel anmeldeten. Von einer Gemeinde wurden die Anmeldungen schubladenweise zurückbehalten; jetzt geschieht das nur noch selten" (I40; Schulpsychologe).
"In einer Gemeinde gab es mit einem neuen Schulpfleger eine extreme Situation. Er setzte faktisch ein Verbot durch für Eltern- und Lehrergespräche [mit dem Schulpsychologen]. Die Eltern und Lehrer durften sich also nicht mehr direkt an uns wenden, wie sie das sonst auch vor der eigentlichen Anmeldung dürfen. Er hat es geschafft, dass wir von jener Gemeinde fast keine Anmeldungen mehr erhielten. Jetzt ist er nicht mehr in der Schulpflege und die Situation ist wieder normal" (I8; Schulpsychologin).

Häufiger versuchten die Schulpflegen, einen lediglich etwas mässigenden Einfluss geltend zu machen. Sie fragten dann zum Beispiel in einzelnen Fällen beim Lehrer zurück, ob eine Anmeldung nun wirklich unumgänglich sei, oder liessen einmal durchblicken, dass eine überaus häufige Inanspruchnahme solcher Massnahmen auch Rückschlüsse auf die (vielleicht etwas zweifelhafte) Qualität des Lehrers nahelegen könnte.

M32 *Immerhin aus sechs der elf Gemeinden, die ein Zuweisungsverfahren de-*
-2 *finiert hatten, wurde davon berichtet. Zum Beispiel in folgender Art:*
"Es kann schon vorkommen, dass wir einmal bei einer Anmeldung zurückfragen, ob das jetzt wirklich nötig sei. Da haben dann die Lehrer selber auch schon eingesehen, dass man die Anmeldung besser zurückzieht. (F: Wie oft werden Anmeldungen zurückgezogen?) In den 8 Jahren, seit ich in der Kommission bin, wohl etwa zwei- oder dreimal" (I16; Gruppeninterview: Schulpräsident und Schulsekretär).
"Ich sage den Lehrern bei der Anmeldung: 'Überlegt es Euch gut, es kostet fünfhundert oder sechshundert Franken, eine solche Abklärung. Wenn es nötig ist, dann machen wir es, aber vielleicht kann man auch zuerst ein halbes Jahr schauen.' Es gibt dann allerdings Lehrer, die sich bereits daran aufhalten, dass ich das sage" (I3; Schulpräsidentin).
"Es ist ein Vorteil, wenn man die Lehrer kennt. Man kann dann entscheiden, ob sie einfach verunsichert sind oder ob die Anmeldungen wirklich begründet sind. Vor allem, wenn es einmal sehr viele Anmeldungen sind (...) dann gehe ich zum Schulpsychologen und frage auch nach, ob das gerechtfertigt ist oder ob es nicht auch ein Problem des Lehrers sein könnte (...) Kürzlich hatten wir einen solchen Fall. Es zeigte sich dann aber schon, dass es einfach einmal besonders viele schwierige Kinder waren" (I20; Schulsekretärin).
"Es gibt schon Fälle, wo ich meine Bedenken habe, ob es hier eine Massnahme braucht. Wo ich finde, da sind jetzt einfach die Eltern zu faul. Die Lehrer und auch der Schulpsychologe sagen, es könnte einen Teufelskreis geben, aus dem dann Eltern und Kinder nicht mehr herauskommen. Und natürlich vermag sich das Kind nichts. Das sind dann die Fälle, wo man mich zuerst eine halbe Stunde überzeugen muss" (I34; Schulpräsident).

Auch solch zurückhaltendere Versuche, Einfluss zu nehmen, hatten ihre Wirkung auf die Lehrer. "Die Lehrer kennen ja die Kriterien, die wir etwa haben (...)" (I3; Schulpräsidentin), und "... abgesehen von den allerärgsten Querulanten nehmen sie darauf auch ein wenig Rücksicht" (I16; Gruppeninterview: Schulpräsident und Schulsekretär); das dürften Überlegungen sein, die hinter dieser Art, einen mässigenden Einfluss auszuüben, standen.

Es gab auch Gemeinden, die gar nicht versuchten, die Entscheidung zu beeinflussen, obwohl das Verfahren ihnen dies ermöglicht hätte. Sie hielten sich nicht deshalb zurück, weil sie die Entwicklung vorbehaltlos bejaht hätten, sondern weil sie ihre (formale) Machtlosigkeit erkannt hatten und weil sie die Möglichkeiten der Einflussnahme unterschätzten.

M32 *Das jedenfalls liess sich so in drei Gemeinden feststellen.*
- 3 "Wir diskutieren nicht, wir zahlen, das haben wir schon immer so gemacht. Es gibt ja nichts zu entscheiden" (I42; Schulpflegerin).
"Ich kümmere mich gar nicht darum. Es wird mir einfach zur Unterschrift vorgelegt, wenn es meine Unterschrift braucht (...) Ich habe damit gar nichts mehr zu tun. Die Kinder werden ja bis weiss nicht mehr wohin unterstützt und erhalten jede mögliche Behandlung. (F: Von wem geht das denn aus?) Nun nicht von der Schulpflege, sicher nicht, aber wir machen es dann halt einfach" (I59; Schulpflegerin).
"Vor der Abklärung wird einfach visiert, nach der Abklärung wird paketweise bewilligt. (F: Gibt es nie Diskussionen?) Nein, wir diskutieren es nicht. Wir können ja doch nicht entscheiden" (I49; Gruppeninterview: Schulpräsident, Schulpflegerin, Schulsekretär).

(4) Das Zuweisungsverfahren dämmte aber die Inanspruchnahme der Devianzkategorie selbst dann ein, wenn an keinem Punkt der Entscheidung noch eigens dafür gesorgt wurde. Es war langwierig und es verlangte, dass die persönlichen Angelegenheiten vor der Schulpflege und dem Schulpsychologen ausgebreitet wurden. Damit stellte es schon an und für sich ein *Hindernis* dar, vor allem *für die Eltern*. Gegen die Eltern als mögliche Interessenten an dem neuen Interpretationsmuster richtete sich das geregelte Verfahren denn auch in besonderem Masse; jedenfalls war das die Intention der Schulpflegen, die schon mit den Regelungen der ersten Phase vor allem die Elternansprüche hatten eingrenzen wollen. Die Schulpflegen hatten schon immer befürchtet, die Eltern könnten das neue Interpretationsmuster in Anspruch nehmen, um das Selektionssystem der Schule zu unterlaufen und um sich von der Mithilfe bei Hausaufgaben zu entlasten.

Tatsächlich hatten sich anfänglich einzelne in Schulangelegenheiten besonders kompetente Eltern für die Legastheniebehandlung ihres Kindes stark gemacht und damit zu Beginn des Unternehmens keine unwichtige Rolle gespielt. Solche Eltern dürfte es denn auch in der zweiten Phase noch gegeben haben; bezogen auf die Menge der Fälle, zu der es jetzt kam, war es aber eine relativ kleine Zahl, bei der der Anstoss zur Diagnose und Behandlung von den Eltern ausgegangen war, auch wenn nun Elternverbände[66] den allgemeinen Ausbau therapeutischer Massnahmen durchaus befürworteten und in diese Richtung auch meinungsbildend gewirkt haben mochten. Die beschränkte Attraktivität, die eine therapeutische Behandlung ihres Kindes für die Eltern hatte, war nicht nur – wenngleich zweifellos auch – Folge des Verfahrens, das man auf sich zu

---

[66] Zum Beispiel ELPOS, die Eltern von Kindern mit psychoorganischem Syndrom, dem schweizerischen Äquivalent der Minimalen Cerebralen Dysfunktion.

nehmen hatte, um in ihren Genuss zu kommen. Wäre es nur das Verfahren gewesen, so wären ja eventuell die Bedenken, die die Schulpflegen elterlichen Ansprüchen gegenüber hatten, doch gerechtfertigt gewesen. Es konnte bei den Eltern aber auch eine Voreinstellung auf Normalität konstatiert werden, jedenfalls soweit es die eigenen Kinder betraf, bei denen ein Lehrer ein Defizit entdeckte. Die Restriktivität der Schulpflegen bezog sich damit also nicht auf die eigentlich wichtige Gruppe, jedoch auf eine, gegen die die Schule leicht Barrieren errichten kann.

Dass die Eltern nicht die eigentlichen Verursacher der Fallmenge waren, liess sich aus den Aussagen von Lehrern und Schulpflegern schliessen. Von verschiedenen Befragten wurde zunächst den Eltern die Verantwortung für die ganze Entwicklung zugeschrieben, dann folgte aber eine Relativierung dieser Aussage – mit oder ohne Nachfragen der Interviewerin. In verschiedenen Interviews wurde sogar geklagt, dass es nicht immer einfach sei, die Elterneinwilligung zu einer Abklärung oder Behandlung zu ereichen.[67] Lehrer und Schulpfleger schilderten Techniken, um die Einwilligung widerständiger Eltern zu erreichen. Den Aussagen über Elternforderungen standen insgesamt ebensoviele Aussagen – zum Teil derselben Befragten – über eine ablehnende oder reservierte Haltung der Eltern und über mangelnde Einsicht der Eltern in die Behandlungsnotwendigkeit gegenüber. Hätte man stärker auf die Eltern abgestellt, es wäre unklar gewesen, in welche Richtung sich das ausgewirkt hätte, ob es zur Zunahme oder Abnahme der Fälle gekommen wäre.[68]

M33 *Zusammengenommen ergeben die folgenden Aussagen ein sehr differenziertes Bild, was die Elternansprüche betrifft.*
"Wissen Sie, bei der ganzen Entwicklung, da sind natürlich die Eltern sehr wichtig. Wir haben sehr ambitiöse Eltern (...) sie wollen die Kinder 'überfördern'. (F: Wünschen die Eltern therapeutische Massnahmen für ihr Kind, zum Beispiel Legastheniebehandlung?) Legastheniebehandlung, nein, das wünschen sie höchst selten, aber wenn *wir* es wünschen, dann sind sie in der Regel einverstanden (...) Eigentlich gibt es aber alle Abstufungen: Es gibt Mütter, die von Pontius zu Pilatus rennen und überzeugt sind, dass ihrem Kind etwas fehlt, und alle Fachleute finden, es sei gesund; daneben gibt es die Eltern, die partout nicht einsehen wollen, dass ihrem Kind etwas fehlt (...) Wir hatten da einen Fall: Das war eine Mutter,

---

67 Auch eine Erhebung im Kanton Solothurn weist aus, dass gut dreissig Prozent der Eltern von Kindern, bei denen die Psychologen eine Legasthenie diagnostizierten, Widerstand gegen die Behandlung ihres Kindes zeigten, zwanzig Prozent waren unentschieden, nur die Hälfte befürwortete eine Behandlung (Kaiser 1984).
68 Dass von seiten der Schule der Leistungsdruck der Eltern vermutlich überschätzt wird, zeigen auch die Resultate von Musgrove und Taylor (1971).

die wollte ihr zweites Kind nicht mehr zur Lehrerin geben, zu der schon das erste gegangen war, weil die Lehrerin beim ersten eine Behandlung empfohlen hatte" (I20; Schulsekretärin).
"Heutzutage sind die Eltern natürlich schon sehr fordernd. (F: Ist das bei den Therapien so?) Es gibt zwar auch das Gegenteil: Der Lehrer wünscht eine Therapie und die Eltern wollen nicht" (I41; Legasthenietherapeutin).
"Bei den Eltern macht man die Erfahrung: Die einen finden es eine Schikane, die andern begrüssen es" (I16; Gruppeninterview: Schulpräsident und Schulsekretär).
"Den Eltern bleibt in der Regel nichts anderes übrig, sie müssen einverstanden sein. Da gibt es einen Druck von den Lehrern und von der Schulpflege. Man kann auch versuchen, einen Arzt einzuschalten, wenn die Eltern nicht wollen. Dem Arzt glauben gerade die Unterschichtseltern mehr" (I8; Schulpsychologin).
"Ich sage immer: Man muss den Eltern halt sagen, dass es ein Geschenk der Schulpflege sei, eine solche Therapie. Nicht dass sie glauben: 'Oh, je, jetzt hat es die Masern gehabt, und jetzt hat es auch noch die Lega!' Oft sind die Eltern dann sogar dankbar, dass man etwas macht" (I3; Schulpräsidentin).
"Unsere Eltern sind eher nicht so fordernd, nicht so, wie sie an anderen Orten so sind. Es gab es zwar auch schon, dass eine Mutter einmal direkt bei der Therapeutin Legastheniebehandlung verlangte. Andere sind sehr zurückhaltend" (I46; Schulpräsident).
"Die Bemühungen hinterlassen eigentlich einen guten Eindruck bei den Eltern. Man tut etwas für ihr Kind. Es kommt aber selten vor, dass sie es von sich aus verlangen" (I23; Schulpflegerin).
"Wenn uns etwas auffällt, dann müssen wir ja mit den Eltern dann reden, sie müssen einverstanden sein mit der Abklärung. (F: Ist das einfach?) Am Konvent der Unterstufenlehrer habe ich den Kollegen ein Rezept gegeben. Wenn die Eltern nicht spuren [schweiz. für: gehorchen], dann müsst ihr versuchen, die Verantwortung auf die Eltern zu übertragen. Ich würde dann sagen, ich möchte dem Kind helfen, aber wenn sie nicht wollen, würde ich die Verantwortung auch nicht mehr tragen wollen. Ich würde das auch so der Schulpflege mitteilen (...), die Schulpflege wird das dann im Protokoll festhalten. Das wird dann den Eltern mitgeteilt, dass es die Schulpflege schriftlich festgehalten hat. So weit musste man aber noch nie gehen. Im allgemeinen wirkt es schon, wenn man sagt, dass man jetzt die Verantwortung nicht mehr übernehmen will" (I58; Lehrerin).

Die allerwichtigste Aussage zu den Ansprüchen der Eltern aber war die folgende: "Die Elternansprüche werden durch den Lehrer gefiltert" (I16; Gruppeninterview: Schulpräsident und Schulsekretär).
Das geregelte Zuweisungsverfahren war geeignet, die Inanspruchnahme der neuen Kategorie einzudämmen, aber nicht dazu, sie zu verhindern. Nicht einmal die Strategien starken Widerstandes waren dazu

geeignet. Selbst dann gelang es, mit entsprechender Hartnäckigkeit der Befürworter, das neue Interpretationsmuster anzuwenden, auch mit der Konsequenz einer Behandlung, wie die Aussagen alle zeigen (vgl. M32-1). Verhinderung war – von Ausnahmen abgesehen – auch nicht das Ziel der Regelung. Man hatte mit diesem Verfahren dem Schulpsychologen eine zentrale Funktion anvertraut, und damit nicht etwa einem Gegner der neuen Deutung, sondern vielmehr ihrem – jedenfalls in den siebziger Jahren – insgesamt aktivsten Befürworter. Indem man den Schulpsychologen mit der Abklärung betraute, hatte man also mit dem neuen Zuweisungsverfahren das Unternehmen zuerst einmal auf dem Stand, auf dem es sich befand, gutgeheissen – auf dem Stand der sensitivierten Inanspruchnahme –, auch wenn man im weiteren gerade noch die Möglichkeit gewonnen hatte, die Reserviertheit, die man gegenüber dem Interpretationsmuster dennoch hatte, ins Spiel bringen zu können.

Die Lehrer hatten damit bei der Inanspruchnahme der neuen Kategorie einer *doppelten Norm* zu folgen, welche die Inanspruchnahme nach zwei Seiten begrenzte: nach unten und nach oben. Sie sollten einerseits sensitiv sein, sich gut achten und nichts verpassen; dieser Anspruch wurde mit dem restriktiven Zuweisungsverfahren nicht aufgegeben. Das Verfahren richtete sich nur gegen gegen die Fallmenge, die daraus resultierte. Also ergab sich dann andererseits die Anforderung, die Anzeichen der Legasthenie dennoch nicht allzu häufig zu entdecken respektive einer Behandlung zuzuweisen – nicht *allzu* sensitiv zu sein. In denselben Gemeinden, in denen das Zuweisungsverfahren genutzt wurde, um Reserviertheit zu signalisieren, konnten Lehrer zu mehr Sensitivität angehalten werden. Und innerhalb der Gemeinden konnte es dieselbe Person sein, die beide Ansprüche an die Lehrer übermittelte.

M34 Gleich aus fünf (!) der sechs Gemeinden, die das Zuweisungsverfahren nutzten, um einen mässigenden Einfluss geltend zu machen, gab es Berichte, die erkennen liessen, dass die Schulpflegen ihre Lehrer auch zu Sensitivität anhielten: durch eine negative Bewertung von Lehrern, die als nicht aufgeschlossen galten (M26-1; I23); durch andere Versuche, auf Lehrer einzuwirken, die zu selten anmeldeten (M26-1; I34); durch die Bewilligung und ausdrückliche Befürwortung von Weiterbildungskursen, die die Lehrer zu mehr Sensitivität anhalten sollten (3 der 5 Gemeinden), und schliesslich, indem die Schulpflege Kinder selber zur psychologischen Abklärung anmeldete, entgegen dem Willen des Lehrers, wenn der Lehrer ihrer Ansicht nach zuviel Zurückhaltung zeigte (M27; I38).

Die Geltung der Legasthaniekategorie und dieser doppelten Norm fand einen weiteren institutionellen Niederschlag: Man sah für die Legasthaniebehandlung einen festen *Budgetposten* vor. Das waren Mittel, die man auch ausgeben *musste*, sonst hätte man das nächste Mal niedriger budgetieren müssen[69] – aber *begrenzte Mittel*. Auch über die Kostenplanung steckte man also einen oberen und einen unteren Rahmen für die Inanspruchnahme ab.

4.5.3 Besonderes Angebot und Autonomie der Schulpsychologen

Die bisher geschilderte Entwicklung lässt sich unter dem Aspekt des professionellen Gewinns analysieren. Mit dem Wissen um die Legasthenie konnten die Schulpsychologen Kenntnisse ausweisen, mit denen sie sich abgrenzen konnten von ihren Konkurrenten, den beratenden Sonderklassenlehrern und den Schulärzten. Nur die Schulpsychologen kannten die neue Kategorie und konnten sie angemessen auf den Fall anwenden, nämlich *diagnostizieren;* das war jedenfalls ein Anspruch, den sie plausibel geltend machen konnten.[70] In einer ersten Phase des Unternehmens blieb damit allerdings ihr *besonderes Angebot* schmal – schon rein von der Menge der Fälle her. Es muss hier noch einmal betont werden, dass nicht behauptet wird, die Schulpsychologen hätten über eine schmale Wissensbasis verfügt, die Rede ist hier lediglich von dem Wissen und Können, für das sie eine Möglichkeit fanden, es einzusetzen. Das besondere Angebot änderte seine Dimensionen in der zweiten Phase, als die Schulpsychologen eine neue Art der Inanspruchnahme durchsetzten. Nun hatten sie für einen nicht allzu kleinen Teil der Schulkinder etwas zu bieten: eine Deutung des Problems dieser Schüler, auch wenn es sich um ein eben erst ins Bewusstsein gerufenes Problem handelte.

Als es darum ging, der neuen Deutung zur Präsenz in den Köpfen und dem Handeln der Lehrer zu verhelfen, waren die Legasthenietherapeutinnen den Schulpsychologen eine grosse Hilfe gewesen. Die Therapeutinnen sorgten auch selber vor Ort für die Inanspruchnahme der Kategorie (vgl. M29, M30 und M31). Die Ausbildung und Betreuung solcher Therapeutinnen übernahmen zunächst die Schulpsychologen. Schon bald kam man aber zur Ansicht, die Ausbildung müsse ausgebaut werden, man sprach von einer Schmalspurausbildung – denn es handelte sich nur um wenige Unterrichtstage –, und Ausbildungsstätten für (heil-)pädagogische Berufe, an denen die Schulpsychologen nur für einzelne Kurse

[69] Und das will natürlich keine Behördenabteilung tun.
[70] Die Aussage stimmt jedenfalls, soweit es das unmittelbare Umfeld der Schule betrifft. Dass da und dort auch klinische Logopäden und Psychiater eine Legasthenie diagnostizierten, wurde schon erwähnt.

oder Lektionen beigezogen wurden, übernahmen allmählich die Ausbildung.[71] Diese Entwicklung zeichnete sich schon 1970 ab. Man kann das als Verlust im Angebotsspektrum des Schulpsychologen bezeichnen, andererseits wurde damit das ganze Unternehmen aufgewertet: Das besondere Wissen rund um die Legasthieniekategorie wurde herausgestrichen durch eine ambitiösere Ausbildung, die – wie man glaubhaft machen konnte – ihre Behandlung verlangte.

Gravierender war ein anderer Verlust, der sich abzeichnete. Die Legasthenietherapeutinnen beanspruchten, auch selber eine Legasthenie feststellen zu können. Nicht dass sie mit einem eigentlichen diagnostischen Expertenanspruch aufgetreten wären, aber dort, wo sich der direkte Weg von den Beteiligten aus gesehen – also von einem Lehrer (oder auch den Eltern) und einer Therapeutin aus – "einfach ergab", ersetzten sie den Schulpsychologen in seiner abklärenden Funktion. Die willkommenen Hilfskräfte drohten zur Konkurrenz zu werden; das erst gewonnene besondere Angebot – die alleinige *diagnostische Zuständigkeit* – drohte schon bald wieder verloren zu gehen.

So hatten auch die Schulpsychologen ein Interesse an der Regelung des Zuweisungsverfahrens, jedenfalls soweit dieses ihre Zuständigkeit für die Abklärung garantierte. Das zeigte sich besonders deutlich in jenem Moment, als an verschiedenen Orten der Psychologe nicht nur deshalb übergangen wurde, weil man es mit der Zuweisung und Diagnose nicht so genau nahm, sondern als er systematisch übergangen wurde, weil wiederum ein neues Muster der Inanspruchnahme durchgesetzt wurde und damit die diagnostische Kompetenz der Therapeutinnen aufgewertet wurde. Das war zu Beginn der dritten Phase des Unternehmens der Fall.

M35 *Die Reaktionen der Schulpsychologen auf diese Konkurrenz sollen hier als Vorwegnahme auf die Berichterstattung über diese spätere Phase dargestellt werden, um die Behauptung zu belegen, dass die Schulpsychologen ein Interesse an der Reglung des Zuweisungsverfahrens hatten.*
"Wir haben gemerkt, dass wir nicht mehr zuerst drankommen, wie wir das noch früher kamen. Zuerst kommen jetzt die Legasthenietherapeutinnen und die Logopädinnen dran. Wir bekommen die Kinder sehr spät, wenn man schon zwei oder drei Therapien gemacht hat. Das möchten wir wieder ändern. Ich habe eine Aufstellung gemacht, wie es sein *sollte*, wer was abklärt (...) Sie sehen, wie ich die Legasthenietherapie da eingesetzt habe: *das ist unsere Domäne*" (I52; Schulpsychologe).
"Es gab einen Orientierungsabend, von den Schulpsychologen aus orga-

---

71   Die Schulpsychologen boten nur noch vereinzelt in eigener Regie Kurse an, um etwa einem akuten Mangel an Behandlungspersonal zu begegnen.

nisiert. Da haben wir gehört von den Psychologen, dass die Legasthenie bei ihnen anzumelden sei. Sie redeten so: Sobald man ein Fremdwort höre, Legasthenie oder so, dann solle man es dem schulpsychologischen Dienst melden zur Abklärung. Die wollen halt auch Fälle; die haben richtig für sich geworben" (I44; Gruppeninterview: 2 Schulpflegerinnen).
"Das gibt es jetzt in einigen meiner Gemeinden, dass die Therapeutinnen selber abklären. Das sind die neu ausgebildeten Therapeutinnen, denen man in der Ausbildung gelernt hat, selber abzuklären, die wollten das natürlich auch durchsetzen (...) Die sollen es ruhig versuchen. Das wird dann schon Konflikte geben (...) und dann kommt man von selbst auf uns zurück. Unser Vorteil ist, dass wir mehr Distanz haben zu Lehrern und Eltern, eher auch unangenehme Entscheidungen fällen können" (I36; Schulpsychologe).
"Wir wollen die Diagnosegewalt nicht abgeben. Damit macht man schlechte Erfahrungen. Das haben die Schulpsychologen in H. gesehen [die diese Kompetenz abgegeben hatten], die bekommen jetzt nur noch die schwierigsten Fälle" (I40; Schulpsychologe).

Mit der Regelung des Zuweisungsverfahrens sahen die Schulpflegen die Psychologen als diagnostische Instanz vor, weil sie die Abklärung nicht einfach dem Lauf der Dinge überlassen wollten. Damit wurde das besondere Angebot der Schulpsychologen durch Behördenintervention gegen Konkurrenz abgesichert. Diese Entscheidung kam dennoch nicht unbedingt einer Anerkennung ihres Expertenwissens gleich. Die Schulpsychologen begründeten ihren Anspruch auf alleinige diagnostische Zuständigkeit damit, dass bei Fällen mit Verdacht auf Legasthenie immer auch "mehr" dahinter stecken könnte, dass die Legasthenie nur ein Symptom einer weitaus komplexeren Störung sein könnte, dass die Schwierigkeiten des Kindes umfassender zu betrachten seien und ähnliches mehr. Sie meldeten damit auch bereits an, dass sie nicht gewillt waren, auf die Funktion von Triagisten für Sonderklassenzuweisungen und Legastheniebehandlungen reduziert zu bleiben, sondern ein zusätzliches Wissen ins Spiel bringen wollten: ein stärker psychologisch-sozialwissenschaftliches, eines das die Situation in der Familie und im Klassenzimmer miteinbezog. Mit dieser Argumentation blieben sie, soweit es die Definition des Zuweisungsverfahrens für die Legasthenie betraf, erfolglos. Nur eine einzige Gemeinde begründete die Abklärung durch den schulpsychologischen Dienst in Fällen von Legasthenieverdacht damit, dass "mehr dahinterstecken könnte", etwas, das dann eindeutig in die Kompetenz des Psychologen gehöre. In den übrigen Gemeinden sprach man dem Psychologen ein solches Wissen zwar nicht ab, aber das gab nicht den Ausschlag, ihn zu wählen. Als Abklärungsinstanz wählte man ihn, weil man ihn aus verschiedenen Gründen für einen *Garanten einer*

zurückhaltenden Inanspruchnahme hielt und ihm diesbezüglich jedenfalls
eher vertraute als den Therapeutinnen.

M36 *Auf solche Überlegungen gab es verschiedene Hinweise:*
"Es gibt Gemeinden, wo wir erst später geholt wurden. Zum Beispiel in
D. Die dachten zuerst, sie könnten die Kosten für den Schulpsychologen
sparen, aber dann klärte die Therapeutin selber ab (...) Man sagte, sie halte
sich die Fälle zu und fülle ihr Pensum auf. Es war ein Problem der Inter-
essenkollision" (I7; Gruppeninterview: 3 Schulpsychologen).
"Wir lassen alles über den schulpsychologischen Dienst laufen, weil wir
eine Kontrolle haben möchten und eine Garantie, dass auch immer nüch-
tern abgeklärt wird" (I16; Gruppeninterview: Schulpräsident und Schulsekretär).
"Wir lassen alle Legastheniefälle über den schulpsychologischen Dienst
laufen. Sonst glauben die Eltern, sie könnten eine Gratis-Nachhilfestunde
haben. Der Schulpsychologe ist eine Barriere" (I34; Schulpräsident).
"Wir fanden, es wäre gut, eine neutrale Stelle zu haben für die Abklärung.
Es ging vorher einfach ins Uferlose. Wir hatten einfach sehr viele Fälle
und das gab Misstrauen. Wir schlossen uns dann dem schulpsychologischen Dienst an in S. und machten ein Reglement. Seither laufen alle Abklärungen für Legasthenie über den Schulpsychologen" (I30; Schulpräsidentin).
"Die Gemeinde O. hat kürzlich beschlossen, dass sie die Legastheniefälle
jetzt über uns abklären lassen. Es wurde vorher durch einen Lehrer gemacht. Das gab eine Tendenz zum Überborden. Sie wollten sauberen
Tisch haben" (I28; Schulpsychologe).
"Die Gemeinden hatten zum Teil kein gutes Gefühl bei der Erfassung. Es
war nicht klar, wer abklärte. Einmal machte es eine Therapeutin, einmal
eine Logopädin, einmal ein Lehrer (...) Sie haben es begrüsst, dass der
schulpsychologische Dienst das übernimmt" (I29; Schulpsychologe).

Als Garanten zurückhaltender Inanspruchnahme wirkten die Schulpsychologen auch ohne es zu wollen. Sie stellten für die Eltern eine (im
wahrsten Sinne des Wortes!) psychologische Barriere dar, selbst wenn
sie immer wieder versuchten, diese abzubauen. Das Kalkül der Schulpflegen ging also auf, und die Schulbehörden taten ein übriges dazu, indem sie die Schulpsychologen auf folgende noch heute gültige Informa-
tionspraxis verpflichteten: Die Resultate der schulpsychologischen Abklärung hatten in einem Bericht den Schulpflegen vorgelegt zu werden;
während den Eltern kein Recht auf Akteneinsicht zugestanden wurde, die
Eltern wurden nur mündlich orientiert. Wenn man seine Angelegenheiten
vor dem Schulpsychologen ausbreiten musste und der Bericht des Psychologen bei der Schulpflege landete, dann wurde die Inanspruchnahme
therapeutischer Kategorien und daraus resultierender Behandlung unat-

traktiv. Attraktiv war das dann nur noch dort, wo schlimmere Massnahmen abgewendet werden konnten, etwa eine Sonderklasseneinweisung.

M37 *Die Elternwiderstände gegen eine schulpsychologische Abklärung wurden wiederholt und ungefragt angesprochen.*
"Die Eltern scheuen oft vor einer Legastheniebehandlung zurück, weil man dann zum Schulpsychologen muss. Wenn wir mit der Therapie ohne diese Abklärung beginnen, dann läuft es einfacher; hinterher sind sie dann vielleicht noch zur Abklärung bereit" (I33; Legastheniethherapeutin).
"Die Schwelle für die Eltern, das ist der Schulpsychologe. Von dort aus geht ja auch alles schriftlich an die Schulpflege, der ganze Bericht. Das ist unangenehm in einer kleinen Gemeinde. Ich spreche gegenüber den Eltern auch nie von Psychotests. Ich sage stets, es sei eine Schulleistungsabklärung" (I37; Lehrer).
"Die Eltern haben Schwellenangst, wenn sie zum Schulpsychologen sollen" (I35; Schulpsychologe).
"Der Schulpsychologe, das macht manchen Eltern schon Angst, wenn sie hören, dass sie dahin sollen" (I20; Schulsekretärin)
"Da war ein Fall, den man absolut nicht zum Schulpsychologen brachte. Die Familie hatte Angst davor, weil einmal einer aus der Familie in einer psychiatrischen Klinik gewesen war" (I57; Kindergärtnerin).
"Von den Eltern aus gesehen *muss* man zum Schulpsychologen. Das ist ein Müssen: Man muss, weil es nicht gut läuft. Das heisst, dass etwas nicht stimmt und das lässt sich dann nicht mehr verdrängen" (I56; Lehrer).
"Die Therapeuten kommen im allgemeinen gut an bei den Eltern. Was ich aber schon einige Male erlebt habe ... dass sie vor dem schulpsychologischen Dienst Bedenken haben. Man denkt: 'Dann sehen es die anderen.' Eher dass die Eltern privat zu einem Psychologen gehen" (I10; Lehrer).
Und nur eine anderslautende Aussage wurde gemacht:
"Es ist eigentlich nicht mehr so, dass die Eltern nicht zum Schulpsychologen wollen" (I52; Gruppeninterview: 2 Lehrer).

Die Schulpsychologen entwickelten ein ganzes Repertoire an Techniken, um diese Schwellenangst zu beseitigen. Sie schrieben im Lokalanzeiger und stellten sich dort persönlich vor, sie gingen an Elternabende und begrüssten die Eltern, in der Erwartung: "Die Eltern denken dann, sie gehen zur Frau B. und nicht zur Schulpsychologin, das macht es ihnen leichter" (I11; Schulpsychologin). Der Erfindergeist belegt nur das Problem, auch wenn es damit eventuell etwas gemildert wurde.

Die Schulpflegen hatten sich wohl – im Bemühen um eine zurückhaltende Inanspruchnahme – den richtigen Partner ausgesucht. Die Schulpsychologen wirkten nicht nur sogar wider Willen als Instanz der Zurückhaltung, sie übernahmen auch die Auflagen, die die Behörden mit dem Schutz des Abklärungsmonopols verbunden wissen wollten – vielleicht nicht vollumfänglich, aber manche von ihnen stellten sie bei ihren Entscheidungen in Rechnung.

M38 *Über 9 der 12 erfassten schulpsychologischen Dienste liegen – von den Schulpflegern oder den Schulpsychologen oder von beiden Seiten – Aussagen vor, die bestätigen, dass sich die Schulpsychologen tatsächlich, wie ihnen das zugedacht war, Zurückhaltung auferlegten.*

"Es ist wichtig, zu wissen, was in den Gemeinden möglich ist, um dem Rechnung zu tragen in den Empfehlungen" (I36; Schulpsychologe).

(F: Lehnen die Gemeinde Ihre Anträge nie ab?) "Es wird Übereinstimmung geschaffen, die Gemeinden sagen dann eigentlich nicht nein. Sie signalisieren uns, nicht zuviel zu empfehlen. Sie könnten sich bedroht fühlen, und wir müssen natürlich mit ihnen zusammenarbeiten" (I7; Gruppeninterview: 3 Schulpsychologen).

"Ich darf die Behörden nicht kopfscheu machen, ich muss schauen, dass ich keine weltfremden Anträge stelle" (I29; Schulpsychologe).

(F: Achten Sie bei Ihren Empfehlungen an die Gemeinde darauf, was da so möglich ist?) "Beim Antrag nehme ich nur Rücksicht aufs Fachliche. Aber wenn es darum geht, die Behandlungdauer zu bestimmen, mache ich Standortbestimmungen, damit die Behandlungen nicht ewig laufen. Da achte ich drauf, es ist wichtig für das Vertrauen" (I35; Schulpsychologe).

"Wenn wir unbedingt finden, eine Therapie sei lange genug gelaufen, dann ist der Schulpsychologe auch bereit, das abzustellen. Der Psychologe weiss, was unsere Ansicht ist. Er ist nicht so ein verpsychologisierter, der alles vertherapieren will. Man kann mit denen eigentlich gut zusammenarbeiten; die sind ja auch sehr bemüht darum, dass ihre Arbeit besser anerkannt wird" (I20; Schulsekretärin).

"Unser Schulpsychologe hat einmal gesagt, er wisse schon, dass er den Bogen nicht überspannen darf. Er weiss, dass er auf dem Lande ist und ein konservatives Publikum hat. Er ist zurückhaltend mit Therapieempfehlungen" (I23; Schulpflegerin).

"Der Schulpsychologe gibt mir den Bericht. Wir besprechen ihn dann zusammen. Er weiss schon, wo ich Mühe habe. Ich sage nicht nein, aber der Psychologe kennt meine Meinung sehr gut. Er trägt solchen Sachen Rechnung" (I34; Schulpräsident).

(F: Und wie ist die Zusammenarbeit so mit der Psychologin?) "Man hat sich gefunden mit der Psychologin. Sie weiss, wo sie von sich aus bremsen muss. Generell weiss sie das, sie ist schon lange angestellt" (I16; Gruppeninterview: Schulpräsident und Schulsekretär).

"Zurückhaltend muss man schon sein, obwohl man helfen möchte. Man darf die Gemeinden nicht verschrecken" (I28; Schulpsychologe).

"Der Schulpsychologe scheint uns vernünftig zu sein in den Massnahmen, die er anordnet (...) Er ist uns Garant, ob eine Behandlung wirklich nötig ist. Zum Beispiel, in einem Fall, als eine Mutter das direkt mit der Legasthenietherapeutin abmachte..., es wäre eher eine bezahlte Nachhilfestunde gewesen. Der Schulpsychologe stellte dann fest, dass es keine Legasthenie ist in dem Fall. Er ist ein gäbiger [schweiz. für: nützlich, brauchbar] Partner" (I46; Schulpräsident).

Die Schulpsychologen befanden sich bei ihren Entscheidungen in einer *zweifachen Abhängigkeit*. Nicht nur die Behörden hatten Erwartungen an sie, sondern auch die Zuweiser. Und auch gegenüber den zuweisenden Lehrern gelang es den Schulpsychologen, die an sie gerichteten Erwartungen zufrieden zu stellen, eine Übereinstimmung der Sichtweisen zu erzielen. Jedenfalls präsentierten sich Lehrer und Schulpsychologen in der Wahrnehmung Dritter fast stets einmütig.

M39 "Es ist noch nie vorgekommen, dass die Lehrer und der Psychologe nicht übereinstimmten" (I20; Schulsekretärin).
"Der Schulpsychologe findet fast nie nein, wenn der Lehrer es eindeutig findet" (I41; Legasthenietherapeutin).
"Die Berichte des Schulpsychologen sind ja mit den Lehrern abgesprochen. Man kann ihnen dann auch zustimmen" (I31; Schulpräsident).
"Der Schulpsychologe gibt eigentlich den Lehrern immer Recht. Wahrscheinlich können die Lehrer die Legasthenie doch schon gut erkennen (...) Manchmal gibt er den Lehrern etwas zu sehr Recht, finde ich. Dafür werden dann die Eltern zusammengeschissen (...) Wir wissen dann nicht, sind die Lehrer seine Kollegen oder hat er Angst, sich mit ihnen anzulegen" (I23; Schulpflegerin).

Dieses Mass an Konsens schien einigen Lehrern zu hoch; vielleicht waren also die Schulpsychologen mit ihrer Abhängigkeit sogar zu gut fertig geworden. Soviel Konsens brachte den Schulpsychologen in den Verdacht, sich stets anzupassen oder im Grunde genommen gar nicht über eine höhere Kompetenz zu verfügen als die Lehrer, ihr Urteil nur bestätigen zu können.

M40 (F: Kürzlich hat ja bei Ihnen der Schulpsychologe gewechselt) "Ja. Mit dem früheren, da waren wir recht zufrieden. Er war etwas vermittelnd, lavierend, hat oft nicht Stellung genommen, auch versucht, es allen recht zu machen (...) Es ist auch so, man muss ihm bei der Anmeldung sagen, was das Problem ist, was das Kind braucht; das rate ich auch immer den Kollegen. Er kann die Arbeit nicht für mich machen. Der Schulpsychologe bestärkt dann immer, was der Lehrer beantragt" (I39; Lehrer).
(F: Stimmt die Einschätzung des Psychologen im allgemeinen mit der Meinung der Lehrer überein?) "Wenn wir finden, es ist eine Legasthenie, gibt der Psychologe einfach seinen Segen dazu. Weiter geht das nicht. Im Bericht des Schulpsychologen, da ist es schon ein bisschen so, dass wir die eigenen Worte, die wir aufs Anmeldungsformular geschrieben haben,

wiederfinden. Vielleicht ist das eine gewisse Routine oder eine Ernüchterung, die beim Psychologen reinspielt" (I51; Gruppeninterview: 2 Lehrer).
"Ich schreibe die Anmeldung an den Schulpsychologen nicht gern. Ich erteile nicht gern Qualifikationen fürs Kind vor der Untersuchung. Aber der Schulpsychologe sagte, ein paar Sachen müsse er schon wissen. Er meinte, ich sei skeptisch. Wenn man dann sagt, das Kind hat Dyskalkulie, dann stellt er das fest. Es kommt irgendwie immer das Gleiche raus" (I47; Lehrer).
"Mit der Zeit da merkt man: Auf dem Bericht des Schulpsychologen steht nur das, was man schon weiss. Man hat den Eindruck, der Schulpsychologe schreibt mir ja nur ab" (I60; Ausbildnerin, ehemals Lehrerin).
"Die Abklärung durch den Schulpsychologen bringt nicht viel mehr als der Lehrer schon weiss. Er kann einem nur die Beobachtungen bestätigen" (I43; Lehrer).

Wenn es auch sicher nicht so war, dass der Schulpsychologe in jedem Falle den Erwartungen der Lehrer nachgegeben hätte – immerhin wurden von den Befragten auch zwei Beispiele divergierender Meinung erwähnt, in denen der Schulpsychologe seine Sicht durchsetzte –, so schien dennoch die Abhängigkeit der Schulpsychologen vom zuweisenden Lehrer nicht unbeträchtlich zu sein.

M41 *In zwei Interviews jedenfalls wurde das sehr deutlich ausgedrückt.*
"Wir dürfen auf keinen Fall Rückenschüsse machen gegen die Lehrer. Die Beziehung zum Lehrer ist sehr wichtig. Wenn wir mit ihnen Krach hätten, könnten wir den Laden gleich zumachen. Der Lehrer will natürlich hören, dass es beim Kind nicht stimmt und dass es beim Kind zuhause nicht stimmt, deswegen kommt er zu uns; dass es bei so und sovielen Lehrern auch nicht stimmt ... Lehrer sind ein schwieriges Völkchen. Das hat meine Kollegin auch schon gemerkt" (I28; Schulpsychologe).
"Die Zusammenarbeit mit den Lehrern ist irgendwie heikel. Sie dürfen nicht das Gefühl bekommen, man rede ihnen drein. Die Zusammenarbeit mit den Eltern ist weniger heikel. Sie sind sich daran gewöhnt, dass ihnen von der Schule aus ständig dreingeredet wird" (I40; Schulpsychologe).

Die Schulpsychologen waren zwar nun zu einem eigenen Wissen gekommen, das von den Abnehmern ihrer Leistung weitgehend akzeptiert wurde und mit dessen Hilfe sie die Auswahl von Fällen, die zu ihnen gelangte, effektvoll steuern konnten. Zuvor hatten sie Deutungsmuster benützen müssen, die ihnen durch die Palette bereits institutionalisierter Reaktionen – von Sonderklassen bis Repetitionen – vorgegeben waren. Die so gewonnene Autonomie aber wurde sogleich wieder eingeschränkt durch den Erfolg des Unternehmens, durch die Fallmenge nämlich, die nach Zurückhaltung rief, und diese konnte in Anbetracht der festgelegten

Entscheidungskompetenzen nur dem Experten auferlegt werden. Zwar waren die Schulpsychologen in erster Linie zur Selbstkontrolle aufgerufen, von der man einwenden kann, dass diese – im Gegensatz zur Fremdkontrolle – einem Experten auch angemessen sei. Die behördlichen Vorgaben für diese Selbstkontrolle und die Prüfung schulpsychologischer Entscheidungen in jedem einzelnen Falle, wie das im Zuweisungsverfahren vorgesehen war, lassen aber von *Selbstzensur* sprechen. Diese würde man keinem Experten auferlegen, den man als solchen anerkennt. Die Abhängigkeit des Schulpsychologen war aber nicht nur Folge zu geringer Anerkennung, sie war auch hinderlich für die weitere Profilierung als Experte, das zeigen die kritischen Aussagen der Lehrer (vgl. M40).

So überaus erfolgreich also das devianzdefinierende Unternehmen war, konnten die Schulpsychologen in der zweiten Phase des Unternehmens doch nur einen Teilerfolg für ihr professionelles Projekt verbuchen.

4.5.4 Adaptation: Legasthenie bleibt eine Krankheit

Wie schon in der ersten Phase – und sogar noch deutlicher als in dieser – wurde auch in der zweiten Phase sichtbar, dass das Konzept der Legasthenie da und dort an den besonderen Fall adaptiert wurde. Anders lässt sich der auffällige Konsens zwischen den Abklärungsresultaten der Psychologen und den Erwartungen der übrigen Beteiligten nicht erklären. Nebst dieser *fallweisen Adaptation* des Konzeptes, die Ausdruck der diffizilen Situation der Schulpsychologen war, gab es nun aber auch eine, die *fallübergreifend* gültig wurde und die damit für die Bewertung eines devianzdefinierenden und professionellen Unternehmens relevanter ist.

In den siebziger Jahren war die zunächst stark neuropsychologisch gefasste Legastheniekategorie durch intensive empirische Forschung ins Wanken geraten. Die zentralen Annahmen wurden falsifiziert und zurück blieb ein Konzept, das viel treffender mit der Vorstellung eines spezifischen Defizits oder einer Schwäche als mit der Vorstellung einer Krankheit zu fassen war (vgl. 4.3). Von diesem Defizit war evident, dass es nur durch eine rein quantitative Setzung vom nicht defizitären Zustand abgegrenzt werden konnte, durch die Setzung nämlich, bei welchem Niveau von Lese- und Rechtschreibfertigkeit – oder operational ausgedrückt: bei welchen Punktwerten in standardisierten Lese- und Rechtschreibtests, allenfalls in Kombination mit einem bestimmten IQ-Wert – die Grenze zwischen Normalität und Legasthenie liegen solle.

Überlegt man sich, was eine Neufassung der Kategorie, die diesem Forschungsstand Rechnung getragen hätte, für ihre Inanspruchnahme im einzelnen Fall bedeutet hätte, so wäre ein legasthenisches Kind nun allein

aufgrund seiner Lese- und Rechtschreibfertigkeiten zu ermitteln gewesen
und allenfalls hätte man noch die Diskrepanz zu seiner übrigen Leistungsfähigkeit miteinbeziehen können. Alle anderen Anzeichen einer
Legasthenie dagegen, die man bisher als solche betrachtet hatte – und auf
deren Beachtung man die Lehrer sensitiviert und verpflichtet hatte –, hätte
man, da sie nun als Artefakte unzulänglicher Forschungsanlagen gelten
mussten, ignorieren können. Hätte man die Zuweiser zu einer sensitivierten Inanspruchnahme einer solchen Kategorie anhalten wollen, so
hätte man sie bloss zur Sensibilität für schlechte Leistungen anhalten
können; die erhöhte Sensibilität wäre letztlich nichts anderes als eine erhöhte Leistungsanforderung oder jedenfalls ein stärkeres Insistieren auf
einem bestimmten Leistungsniveau gewesen. Zuvor noch genügende, jedenfalls nicht alarmierende Leistungen wären nun bereits nach unten abweichende oder immerhin fraglich genügende geworden.

Hätte man ein solches Konzept vertreten, so wäre es *erstens* zwei-
felhaft gewesen, ob man damit Anklang gefunden hätte, ob man also eine
sensitivierte Inanspruchnahme und damit Fallmengen, wie sie das alte
Konzept hatte produzieren können, erreicht hätte. Man hätte *zweitens*
Mühe gehabt, einen Expertenanspruch auf Diagnose geltend zu machen;
immerhin gehört die Bewertung schulischer Fertigkeiten, und um solche
hätte es sich dann gehandelt, zur alltäglichen Aufgabe und in die Kompetenz des Lehrers. Hätte man die Diagnose aber dennoch dem Psychologen überlassen, so hätte ihn das neue Konzept den letzten Rest an diagnostischer Autonomie kosten können und damit auch die Möglichkeit,
dem psychologischen "Mehr", das sich hinter der Legasthenie diagnostizieren liess, noch Rechnung zu tragen. Es wäre *drittens* schwierig gewesen, mit der doppelten Norm umzugehen, die Sensitivität für die Anzeichen einer Legasthenie verlangte, aber gleichzeitig – und zur Beruhi-
gung behördlicher Bedenken gegenüber der Fallmenge – hin und wieder
auch erkennbare Zurückhaltung bei der Inanspruchnahme der Kategorie.
Mit aller Deutlichkeit hätte sich stattdessen die Frage gestellt, ob man
schon bei geringfügigen Leistungsausfällen auf ein behandlungsbedürfti-
ges Defizit schliessen wolle oder diesen gegenüber nachsichtig sein wolle.[72] Der doppelten Norm konnte man nur dadurch genügen, dass man

---

[72] Natürlich hätte sich diese Frage auch trotz Festhalten am alten Konzept stellen
müssen, wenn man nur schon bedenkt, dass bei der Anwendung derselben Tests
in der einen Gemeinde nur Punktwerte von weniger als 10, in der anderen Punktwerte von weniger als 15 und in weiteren schliesslich noch Punktwerte von 20
und mehr als Legasthenie galten; wie aus den Aussagen von Schulpsychologen
und Therapeutinnen zu schliessen war. Das war aber eine Überlegung, für die es
schon einiges an fachmännischem Hintergrundwissen brauchte, das man weder

zwar hellhörig war, feinste Anzeichen (oder das was man als solche konzipierte) beachtete, aber dies nur dann, wenn es sich um ein in seiner
Qualität einzigartiges Verhalten handelte, um "echte" Legasthenie, wie sie
das alte Konzept begriff. Mit dem Konzept der "echten" Legasthenie liess
sich auch – als strategisch besonders geschickte Konzession an behördliche Bedenken gegenüber Elternambitionen – die Haltung verbinden, dass
es sich nicht um Legasthenie handle, wenn Schüler einfach schlecht sei-
en, dass es also nicht darum gehe das Selektionssystem der Schule zu
unterlaufen. (Wieweit sich diese Haltung konsequent praktizieren liess,
war eine andere Frage.) Hätte man dagegen Legasthenie als schlechte Le-
se- Rechtschreibleistung definiert, wäre es unmöglich geworden, Neu-
tralität des Eingriffs gegenüber schulischer Selektion zu behaupten.

Das neue Konzept war also in der Konstellation der Inanspruchnahme, die nun einmal bestand, wenig geeignet. Im Umkreis der Schule
wurde es nie populär. Es wurden auch nie Anstrengungen unternommen,
Lehrer, Schulpflegen oder Eltern damit bekannt zu machen oder sie gar
davon zu überzeugen; jedenfalls wurde darüber nichts berichtet. Wie sehr
das alte Konzept – und vor allem dessen Kernstück: die legastheniespezifischen Fehler – die Aufmerksamkeit der Lehrer sogar noch im Zeitpunkt
des Interviews anleitete, belegen deren Aussagen, wie sie in Materialdar-
stellung 24 und 25 wiedergegeben wurden.

Es drängt sich der Verdacht auf, das Festhalten am alten Konzept sei
eine Strategie der interessierten Experten gewesen. Eine alternative Erklärung, die es zu prüfen gilt, wäre aber die, dass die praktizierenden
Experten es an der Rezeption wissenschaftlichen Wissens mangeln liessen, nicht auf dem laufenden waren. Für die Legasthenietherapeutinnen
und auch die Logopädinnen könnte das zutreffen; sie bezogen ihr Wissen
aus Weiterbildungsveranstaltungen, aus zweiter Hand also, und wurden
dort vielleicht nicht mit den neuen Erkenntnissen konfrontiert. Es gibt allerdings Hinweise, dass es ihnen nicht völlig vorenthalten blieb, jedoch
in einer Art präsentiert wurde, dass sie daraus den Schluss ziehen konnten, in der Wissenschaft sei einfach alles umstritten und deshalb auch
diese Sache nicht unumstritten, aber weil das so sei, könne man genau so
gut am alten Konzept festhalten, anstatt sich einem neuen zuzuwenden.

M42 *In dieser Art informiert worden war eine Legasthenietherapeutin, die ihr*
Wissen – in der Betreuung von Praktikantinnen – ihrerseits weitergab.
"Man wusste schon lange, schon in den ersten Kursen, die ich anfangs der
siebziger Jahre besucht habe, dass man aufpassen musste auf Buchstaben-

---

von Schulbehörden noch von Lehrern erwarten konnte. Diejenigen, die über
dieses Wissen verfügten, brachten es nicht ins Gespräch.

verdrehungen, auf Auslassungen und Hinzufügen, und die Ursachen dieser Störungen kannte man auch. (F: Hat sich an diesem Wissen nichts geändert?) Geändert hat sich vielleicht, dass man dem Ganzen kritischer gegenübersteht. In der Wissenschaft ist es ja bis heute umstritten. Statt von Legasthenikern reden wir jetzt eher von lernbehinderten Kindern. Die Ursachen sind nicht so eindeutig. Es kann schon eine Linkshändigkeit im Raum sein, und das gibt dann diese Unsicherheit in der Orientierung (...), aber es können auch andere Sachen noch dazukommen. Es ist nicht so eindeutig. Das lernen sie heute auch in der Ausbildung, ich habe ja immer Praktikantinnen und frage auch, was sie in der Ausbildung hatten (...) Wenn ich abkläre, dann schaue ich stärker auf Fehler im Wahrnehmungsbereich als etwa auf Fehler in der Gross- und Kleinschreibung, also auf Fehler wie Verwechslungen von 'b' und 'd' oder 'p' und 'q' oder auf den Wortablauf, wenn das Kind 'Krut' statt 'Kurt' schreibt, von links nach rechts rutscht, solche Sachen sind wichtiger als Rechtschreibregeln (...) Man macht dann diese grausam schweren Tests, und dann kommt das in der Überforderung heraus. Wenn das Kind sich Zeit lassen kann, nicht wahr, dann sieht man das nicht unbedingt. Vielleicht schreibt das Kind auch gar nicht so schlecht ... es kann eine verschleierte Legasthenie sein, aber das sollte man behandeln. Es kann sonst später einmal Probleme bekommen, zum Beispiel im Fremdsprachenunterricht (...) Es ist nicht so, dass einfach jedes Kind, das schlecht im Sprachunterricht ist, eine Behandlung erhält. Es müssen schon legasthenische Schwierigkeiten da sein. Auch in der Dyskalkulie ist das so. Nur wer Dyskalkulie hat, bekommt etwas, nicht einfach die schlechten Rechner (...) Bei älteren Kindern kann es sich auch verwischen, der schlechte Rechtschreiber und der Legastheniker, weil ja dann die Wahrnehmungsfehler verschwinden. Es ist deshalb auch wichtig, dass man es früh erfasst" (I41; Legastheniatherapeutin).

Es wurde also weiterhin ein Krankheitskonzept vertreten, etwa mit der Ansicht, wie sie im obigen Beispiel ausgedrückt wurde, dass die Anzeichen der Krankheit verschwinden könnten, die Krankheit aber immer noch vorhanden sei und irgendwann wieder zum Ausbruch kommen könnte. Die Krankheit sei nicht dasselbe, wie das schlechte Lesen und Schreiben, daran wurde festgehalten, auch wenn als Konzession an die Kritik am Legasthenikonzept nun von Lernbehinderung oder Lese- und Rechtschreibschwäche gesprochen wurde.

Was die Schulpsychologen betrifft, kann man nicht argumentieren, sie hätten – seien sie erst in der Praxis gewesen – einfach kein neues Wissen mehr aufgenommen. Sie erwiesen sich als schnelle Rezipienten von Wissen, das später oder zur gleichen Zeit wie die Falsifikationen der neuropsychologischen Legasthenikategorie produziert respektive diffundiert wurde. So waren sie schon bald einmal gut informiert über die Minimale Cerebrale Dysfunktion und über die Teilleistungsschwächen.

Sie verknüpften diese Konzepte argumentativ mit der Legasthenie. Dass die Legasthenieforschung für die cerebrale Verursachungstheorie – und spezifischer auch für Teilleistungsschwächen als Ursachen einer Legasthenie – wenig Beweise, ja vielmehr Gegenevidenzen beschafft hatte, hätte im Umgang mit diesen neuen Konzepten zur Vorsicht mahnen müssen. Wenn es aber darum ging, aus strategischen Gründen die alte Legastheniekonzeption, die aus der Forschung angeschlagen hervorgegangen war, zu stützen, drängte es sich auf, diese Konzepte zu übernehmen.

M43 Dass das Konzept MCD von den Schulpsychologen übernommen worden war, zeigten schon deren Fallstatistiken. Zwischen 10 und 20% der Fälle wurden als MCD-Fälle eingestuft. Von Teilleistungsschwächen sprachen im Interview alle Schulpsychologen und zählten sie zu den Störungen, deren Diagnose und Weiterleitung an eine Therapeutin zu ihrem Aufgabengebiet gehöre. Ohne das näher zu spezifizieren, brachten sie die Legasthenie in eine Verbindung zu Teilleistungsschwächen.
Inwieweit die Schulpsychologen noch mit aller Konsequenz ein altes Legastheniekonzept vertraten, war nicht eindeutig auszumachen. Von Inversionen und Reversionen, also von legastheniespezifischen Fehlern, auf die sie bei der Diagnose achten würden, sprachen nur noch drei Psychologen; einer sprach – auch dies ein deutlicher Hinweis auf ein Krankheitskonzept – von einer Legasthenie, die nicht *ausgeheilt* sei. Sollten die übrigen Schulpschologen gewisse Abstriche am alten Konzept gemacht haben, so gab es aber in keinem einzigen Interview Hinweise, dass sie die Zuweiser entsprechend zu informieren versucht hätte; das war in Anbetracht ihrer sonst so regen Informationstätigkeit auffällig.

Das Festhalten am Konzept der Legasthenie als einer einzigartigen und durch besondere Merkmale gekennzeichneten Erscheinung, die sich durch typische Fehler manifestiere, stellte eine *systematische* Adaptation des wissenschaftlichen Wissens um die Kategorie dar. Sie diente dem professionellen Projekt. An diesem Geschehen zeigt sich, dass die Prägung alltäglicher Interpretationsmuster durch Experten keine Verwissenschaftlichung des Denkens und Handelns mit sich zu bringen braucht.

4.5.5 Realisierung – Selbstverständlichkeit und Zweifel

Im Verlauf der zweiten Phase wurden mit dem Legastheniekonzept neue Realitäten geschaffen. Mit dieser Kategorie begründete man eine grosse Zahl von Fällen, neue Normen, eine neue Berufsgruppe, für die es eine eigentliche Ausbildung gab, ein Weiterbildungsangebot, das die Sensitivität der zuweisenden Lehrer garantieren sollte, und in den meisten Gemeinden auch einen Budgetposten, ein Zuweisungsverfahren, Formulare, die man dazu benötigte, und Traktanden an den Schulpflegesitzungen. Das Interpretationsmuster wurde weitgehend selbstverständlich. Das zeigte sich in besonderem Masse in der Norm der Sensitivität, die nach keiner weiteren Begründung mehr verlangte (vgl. 4.5.1). In den Aussagen mancher Schulpfleger fanden sich Argumente dafür, dass "die Sache schon ihre Richtigkeit habe", Elemente also für die Darstellung der neuen Realität, falls eine solche notwendig werden sollte.

M44 "Es ist gut angelegtes Geld, man kann doch den Kindern helfen" (I49; Gruppeninterview: Schulpräsident, Schulpflegerin, Schulsekretär).
"Man lässt die Kinder nicht hängen, das ist das Gute an diesen Sachen" (I30; Schulpräsidentin).
"Man tut etwas fürs Kind und das ist immer positiv" (I23; Schulpflegerin).
"Man kann manchem vorbeugen, wir sind uns da einig, ich und noch ein Schulpfleger ... wenn man dann zum Beispiel die Drogenprobleme sieht, da sind sicher viele dabei, die einfach erleben mussten, wie sie immer versagten" (I12; Schulpräsident).
"Wir sind im allgemeinen positiv eingestellt gegenüber diesen Sachen" (I9; Schulpfleger).
"Man kann etwas helfen in der persönlichen Situation, wenn zum Beispiel auch noch die Familie am Rumpf ist" (I38; Gruppeninterview: 2 Schulpflegerinnen).
Ein weiteres Element fand sich in der Aussage, wie sie von Schulpflegern in 6 Gemeinden gemacht wurde, sie seien für solche Therapien, weil man damit Sonderklasseneinweisungen vermeiden könne.

Man darf daraus nicht schliessen, es hätte keinerlei Zweifel an dieser Realität mehr gegeben und sie sei durch die Überzeugung jedes einzelnen, dass sie so und nicht anders zu sein habe, gedeckt gewesen. Dass es diese Zweifel gab, zeigen gerade die obigen Aussagen, die die Elemente enthielten, mit denen ihnen begegnet werden konnte. Zweifel, die öffentlich wurden und auf deren Basis gehandelt wurde, gab es vor allem bei zwei Gruppen: bei älteren Lehrern, die nicht die Sensitivität zeigten, die man von ihnen wünschte (vgl. M26), und bei neuen Behördenmitgliedern, die die Expertise des Schulpsychologen noch nicht akzeptierten (vgl. M32-1, I8; M17, I40). Bei diesen beiden Gruppen löste sich das Problem von selbst, nämlich mit der Zeit: Die älteren Lehrer traten aus dem Schuldienst aus; die neuen Behördenmitglieder begannen sich an den Regeln zu orientieren, an denen sich auch die andern orientierten, oder sie schieden nach einer Amtsperiode wieder aus.
        Zwar nicht als offene Opponenten gegen die neue Deutung, aber als besonders hartnäckige Zweifler an der neuen Kategorie und an allem,

was sie nach sich gezogen hatte, erwiesen sich die Schulpfleger, die gemäss Ressortverteilung für die Finanzen oder die Liegenschaften zuständig waren. Damit ist auch schon ersichtlich, woher ihre Bedenken stammten: von der Menge der Fälle her und von den Kosten, die daraus folgten. Der Schulgutsverwalter, der für das Budget zuständig war, war nämlich am stärksten betroffen von unangenehmen Nachfragen von seiten der politischen Gemeinde respektive der Rechnungsprüfungskommission betreffend allzu rasch gestiegener Ausgaben. Der Liegenschaftenverwalter dagegen bearbeitete ein Ressort, das selber grosse finanzielle Mittel verschlang, die er nicht an andere Ressorts abtreten wollte. Die Zweifel von seiten einzelner Schulpfleger betrafen aber nicht nur die Menge der Fälle und deren finanzielle Folgen. Hätten sie nur die *Realität der Menge* in Frage gestellt (im Sinne von: "Soviele Schüler können doch gar nicht Legastheniker sein"), so hätte man dem durch mehr Zurückhaltung, die man beim Zuweisungsverfahren geltend machte, Rechnung tragen können. Verschiedentlich zeigte sich jedoch auch, dass die *Realität der Kategorie* in Frage gestellt wurde: Die Legasthenie wurde als blosse Konstruktion kritisiert, als etwas, dass es "eigentlich" nicht gebe. Als soziale Konstruktion kann zwar jegliche soziale Realität gelten, nur wird sie im allgemeinen gerade nicht so wahrgenommen, sondern als Realität schlechthin, deren Gewissheit ausser Zweifel steht.

M45 *In 7 der 19 untersuchten Gemeinden wurde von solchen Zweifeln gesprochen, die von einzelnen Schulpflegern geäussert würden und die zu kontroversen Diskussionen führen würden, etwa in folgender Art:*
"Der Schulgutsverwalter macht sich lustig über diese Sachen (...) verballhornt die Begriffe, dann gibt es ein Riesengelächter" (I42; Schulpflegerin).
"Der Pfleger, der für das Finanzielle zuständig ist, ist der einzige, der dagegen ist. Für ihn gibt es solche Sachen nicht. Aber bei Abstimmungen riskiert er ein vier zu eins" (I12; Schulpräsident).
"Das hat es auch schon gegeben, dass Schulpfleger sagten, zu ihrer Zeit, als sie noch zur Schule gegangen seien, habe es solche Sachen auch nicht gegeben, ob man jetzt einfach allem so sagen und es dann behandeln müsse" (I20; Schulsekretärin).
"Man hatte einmal zu niedrig budgetiert. Es war ein Versehen gewesen. Das Budget wurde dann überschritten, das gab Diskussionen. Plötzlich kam da der Vorwurf: 'So etwas gibt es doch nicht, da sind doch nur Leute, die sich wichtig machen wollen.' Es war eine unangenehme Diskussion. Das kam stark vom Schulgutsverwalter" (I18; Schulpsychologin).

Es gelang, solche Diskussionen im Sinne der Befürworter der Legastheniekategorie zu entscheiden. Das bezeugt nicht zuletzt die allmähliche Zunahme der Fälle, wie sie – übrigens trotz Zurückhaltung in genau diesem Punkt – die ganzen siebziger und achtziger Jahre hindurch zu konstatieren war. Aber selbst bei den Befürwortern der Kategorie zeigte sich da und dort – nicht zuletzt immer wieder ausgelöst durch die Einwürfe der Opponenten und Zweifler – ein Realisierungsdefizit: eine grundsätzliche Skepsis gegenüber der Fallmenge, die die Kategorie geschaffen hatte, und Skepsis gegenüber ihrer Beschaffenheit. Das allerdings waren Zweifel, die die Befürworter für sich zu behalten schienen.

M46 *Die folgenden Aussagen stammen von Schulpflegern, die sich ihrer Ge-*
-1   *meinde für den Aufbau eines therapeutischen Angebotes eingesetzt hatten:*
"Sie fanden es verrückt, so viele Kinder, die etwas haben. [Die Befragte berichtet vom Widerstand der politischen Parteien gegen die Kosten für therapeutische Massnahmen.] Und sehen Sie, so unter uns gesagt, ich finde es ja auch irgendwo verrückt. Manchmal frage ich mich, ob das alles sein muss. Man hat den Eindruck, es dürfe keine normalen Kinder mehr geben" (I20; Schulsekretärin).
"Ich möchte es auf der einen Seite nicht übertreiben, ich sehe, dass jetzt jedes Kind plötzlich Legastheniker ist und habe mir auch schon gedacht, irgend etwas kann da nicht stimmen. Auf der anderen Seite ...[begründet die Notwendigkeit therapeutischer Massnahmen]" (I34; Schulpräsident).
"Es ist schon ein Problem, wie das so zunimmt, man weiss nicht, wohin die Entwicklung noch geht. Aber wie soll man Gegensteuer geben. Es ist in der heutigen Welt offensichtlich nötiger geworden" (I5; Schulpflegerin).

Skepsis zeigte sich auch bei drei Lehrern, die ihr Handeln zwar durchaus an der Norm einer sensitiven Inanspruchnahme der neuen Devianzkategorie orientierten und diese Norm im Interview nicht für weiter begründungsbedürftig hielten, die aber dennoch den psychologisch-medizinischen und stereotypen Charakter der Kategorie ablehnten, weil er den Problemen nicht gerecht werde. Sie schlugen alternative Interpretationen für die als Legasthenie, als Dyskalkulie oder als Teilleistungsschwäche und ähnliches mehr gedeuteten Erscheinungen vor, stärker sozialwissenschaftliche, die nicht zuletzt auch eine andere Bearbeitung der Probleme verlangen würden: eine durch die Beteiligten.

M46 "Wenn ich an den Schulpflegesitzungen von Massnahmen höre, sind es ja
-2   immer oder zu neunzig Prozent Legasthenie, Dyskalkulie oder Logopädie. Das ist ja lachhaft. Das erfasst in der Regel nie das ganze Problem. Wenn ein Schüler sprachlich schlecht ist, sich nicht ausdrücken kann, dann ist es noch die Frage, ob eine Massnahme einen Sinn hat. Da stecken doch andere Sachen dahinter. Da müsste man mit der Familie reden, das habe ich auch schon versucht. Wenn die Familie das dann selber sieht und etwas machen will, das bringt viel mehr. Der Psychologe, der hat da ein-

fach so Schubladen, und der Schüler, der gehört da oder da rein. So einfach scheint mir das nicht" (I56; Lehrer).
"Die Heilpädagogik, die ist mit diesen Sachen zu sehr in den Einfluss der Psychologie geraten. Da geht dann bei diesem Denken der ganze Mensch verloren (...), das ist Technik und nicht Erziehung (...) Es kann auch sein, dass das Kind in der Therapie Fortschritte macht, aber im Klassenzimmer, da kann es die Sache nicht, weil dort eine andere Situation ist. Dem Milieu wird nicht Rechnung getragen. Es wird auch viel zu wenig ausgeschöpft, dass der Lehrer auch Erziehungsberatung machen kann" (I39; Lehrer).
(F: Helfen die verschiedenen Schülertherapien dem Lehrer bei den Problemen, die er im Unterricht hat?) "Natürlich ist der Lehrer bereit, solche Therapien zu beantragen. Aber die, die von den Topfachleuten therapiert werden, das sind nicht unbedingt die, die dem Lehrer Schwierigkeiten machen. Schwierig sind die, die mit Problemen kämpfen, die mit solchen Kategorien nicht zu fassen sind (...) die Verhaltensprobleme, die Probleme, die tiefer liegen (..) Diese Stütztherapien, die sind so kein Problem, die tun niemandem weh (...) Aber der Schule ist damit nicht geholfen (...) Kennen Sie den Slogan "Störungen haben Vorrang". Der Lehrer sollte Störungen auch ertragen können, und er sollte sie im Klassenzimmer angehen können, dort entstehen sie ja auch zum Teil. Es scheint mir im Moment auch wichtig, Gegensteuer zu geben. Natürlich ist Prävention auch wichtig, aber so wie es im Moment aussieht ... man müsste doch einmal darauf hinweisen, dass Kinder auch noch etwas Lebensfähiges sind" (I60; Ausbildnerin, ehemals Lehrerin).

So zeichnete sich eine Distanz ab zwischen den höchstpersönlichen Überzeugungen auf der einen Seite und dem Handeln und den Wirklichkeitsdefinitionen, mit denen man das Handeln öffentlich darstellte, auf der anderen Seite. Natürlich war im Vergleich zur ersten Phase Überzeugungsarbeit geleistet worden; aber die Dimensionen des Unternehmens verlangten nun auch nach ungleich viel mehr Überzeugtheit.
Es drängt sich die Frage auf, weshalb die skeptischere Sicht in vielen Fällen privat blieb. Man muss sich dann überlegen, was eine öffentliche Thematisierung bedeutet hätte. Hätte man die neue Realität in Frage gestellt, als Hirngespinst bezeichnet – oder wissenssoziologischer ausgedrückt: ihr die ontologische Gewissheit entzogen (Giddens 1984: 137) – so hätte man weitaus mehr als nur die Angemessenheit eines Interpretationsmusters in Frage gestellt. Mit einiger Sicherheit hätte man auch die Glaubwürdigkeit der Schulpflegen selber in Frage gestellt, die das neue Deutungsmuster und die Logik seiner Inanspruchnahme institutionalisiert hatten und die die ganze Entwicklung nach aussen verantworteten. Und nicht nur die Glaubwürdigkeit der Schulpflegen hätte man in Frage gestellt, sondern auch die von Lehrerbildungsanstalten, Ausbildungsstätten

für Heilpädagogen und so weiter. Der institutionelle Niederschlag, den die Kategorie gefunden hatte, verengte den interpretativen Spielraum.

M47 *Nur anekdotenhaft – weil eben dieser Zusammenhang besteht und ein Infragestellen einer so geschaffenen Realität nur noch in Ansätzen geschieht – lassen sich dazu einige Aussagen zitieren:*
"Es ist relativ unwahrscheinlich, dass sich ein Schulpfleger, der ganz dagegen ist, so offen äusssert. Schliesslich hat man jetzt diese Therapien. Was der Einzelne denkt, ist schwer zu sagen. Hintenrum werden wohl schon Äusserungen laufen" (I37; Lehrer).
"Es ist ein lustiges System, alles was einmal budgetiert ist, wird nicht mehr diskutiert" (I3; Schulpräsidentin).
"Anlass zu Diskussionen geben eigentlich nur die aussergewöhnlichen Sachen. Alles, wofür wir nun schon einmal eine Therapeutin haben, geht anstandslos durch" (I9; Schulpfleger).
"Da sagte doch letzthin einer der Lehrer an einer Schulpflegesitzung: 'Jetzt hat man da so und so lange Legasthenietherapie gemacht, und da weiss man ja, dass das nichts nützt.' Da habe ich natürlich ausgerufen und gesagt, sie brauchten jetzt nicht so zu reden. Jetzt, wo wir alle diese Sachen haben, brauchen sie wirklich nicht so zu kommen" (I34; Schulpräsident).

Für die Selbstverständlichkeit, die für die Legasthenie beansprucht wurde, musste also auch ein *Gebot der Nichtthematisierung* garantieren, das man sich selbst und einander gegenseitig auferlegt hatte. Wohl nicht unwichtig für sein Zustandekommen – auch wenn das in diesen Anekdoten nicht angesprochen wird – dürfte dabei die Institution der Expertise gewesen sein, die stabile (Neu-)Verteilung der Entscheidungskompetenzen, wie sie nicht zuletzt durch das definitorische Unternehmen "Legasthenie" selber in erheblichem Masse vorgenommen wurde; denn wie hätte man etwas thematisieren sollen, bei dessen Thematisierung sich nur erweisen würde, dass man dazu nichts zu sagen hatte.
Für das Realisierungsdefizit, das dem Unternehmen auf dieser Stufe allmählich erwuchs, gab nicht zuletzt sein Erfolg den Ausschlag: die Menge von Fällen, die es geschaffen hatte. Die Dimensionen, die das Unternehmen annahm, obschon man in dieser Hinsicht Zurückhaltung praktizierte, gaben den Anlass, die Diskussion aufzuwerfen – trotz der institutionellen Verengung des Diskussionsspielraumes. Das brachte selbst Befürworter dazu, die Realität der Kategorie in Frage zu stellen – nicht nur aus Kostengründen (den Kosten galt nicht das vorrangige Interesse der Befürworter), sondern weil ihnen die Kategorie bei dieser Häufigkeit der Inanspruchnahme nicht mehr angemessen erschien.

4.5.6   Analoge Kategorien folgen: Dyskalkulie und psychomotorische Störungen

In den Interviewpassagen, die in den vorangegangenen Abschnitten zitiert wurden, sind gelegentlich zwei weitere Devianzkategorien aufgetaucht: die Dyskalkulie und die psychomotorischen Störungen. Die verschiedenen Devianzkategorien liessen sich nämlich bei der Rekonstruktion der zweiten Phase nicht immer trennen; sie gehörten für die Befragten zusammen, verlangten von ihnen dieselben sensitiven Leistungen respektive allenfalls auch dieselbe Zurückhaltung. Wenn ich hier noch einmal aushole, um die Durchsetzung dieser Kategorien zu schildern, so geschieht das in erster Linie um zu zeigen, wie *ein* definitorisches Unternehmen seine Auswirkungen auf die *weiteren* hat.

Noch im Verlauf der zweiten Phase des Unternehmens Legasthenie engagierten sich die Schulpsychologen – aber nun längst nicht mehr nur sie allein – in der Einführung dieser beiden neuen Kategorien. Beide Kategorien waren, wie schon die Legasthenie, an ein je spezifisches Behandlungsangebot gekoppelt. Die Einführung der psychomotorischen Störungen als Interpretationsmuster mit korrespondierender Behandlung setzte etwa mitte der siebziger Jahre ein, die der Dyskalkulie ende der siebziger Jahre. Beide Kategorien liessen sich auf Konzepte wie MCD und Teilleistungsschwächen beziehen, waren aber spezifischer als diese, so dass sich einfache Anleitungen an die Zuweiser geben liessen und sich zahlreiche Gelegenheiten der Inanspruchnahme rund um die Schule boten. Soweit es die Dyskalkulie betraf, konnte man, wie schon bei der Legasthenie, bei einem Problem der Zuweiser ansetzen, das diese – selbst ohne die neue Kategorie zu kennen und durch sie sensitiviert zu sein – als solches erkannten: bei schlechten Rechenleistungen der Schüler.

Zu den Annahmen, die hinter die Kategorien der Dyskalkulie und der psychomotorischen Störungen gestellt wurden und zum Stand empirischer Forschung sollen einige Hinweise genügen. Das Konzept der "Dyskalkulie" wurde in der wissenschaftlichen Diskussion in enger Analogie zum ältern Legastheniekonzept gefasst (vgl. Grissemann/Weber 1982; Kormann 1987); es wurden zum Teil dieselben neuropsychologischen und -physiologischen Annahmen über Ursachen und Korrelate der spezifischen Schwäche getroffen. Schon schwieriger ist es, Aussagen zum Konzept der psychomotorischen Störungen zu machen. Genau genommen handelte es sich hier nämlich zuerst einmal vor allem um das Angebot einer Behandlung und weniger um ein besonderes Störungsbild, das entworfen worden wäre. Eine Behandlung durch ein psychomotorisches Training wurde etwa auch für Legastheniker vorgeschlagen (Eggert 1975); wobei man von einem Zusammenhang von Motorik und Wahr-

174 Von Schulproblemen zum Screening

nehmung ausging, eine Annahme, die sich auch in den Konzepten der Teilleistungsschwäche und der Minimalen Cerebralen Dysfunktion findet.[73] Bald einmal aber wurden auch eigene Störungsbilder definiert und unterschieden, für die allein schon Beachtung gefordert wurde, auch wenn sie dann noch in einen Zusammenhang (der reichlich vage blieb) zu anderen Störungen gebracht wurden. Neue Störungsbilder waren etwa der "débile moteur", der "instable" und der "inhibé" (vgl. Gantenbein 1975); sie meinen unter anderem einen Mangel an Koordination, Präzision und allgemeiner Geschicklichkeit der Bewegungen.[74]

Bei der Durchsetzung der beiden neuen Kategorien zeigte sich dieselbe Abfolge von Ereignissen wie beim Unternehmen Legasthenie. Zunächst wurden die neuen Devianzkategorien auf wenige Fälle angewendet, bei denen sich der Zuweiser in einem Deutungsnotstand befand. Es folgten Generalisierungsanstrengungen – Vorträge, Ausbildung, Weiterbildung, Publikationen, die sich an eine breite Leserschaft wandten; man versuchte alle in Frage kommenden Zuweiser zu erreichen und sie auch gleich zu einer anderen Logik der Inanspruchnahme zu bringen: zu einer sensitivierten Inanspruchnahme. Damit war man erfolgreich, die Norm der Sensitivität, die zuvor schon für die Legasthenie und deren Anzeichen galt, wurde ausgedehnt auf diese neu definierten Störungen.

M48 *Die folgenden Interviewpassagen können den Ablauf veranschaulichen.*
"Bei uns kam die Dyskalkulie erst 1981. Zuerst waren es ganz wenige Fälle, die da von den Lehrern kamen. Es gab auch Lehrer, die sagten, es müsste doch etwas wie die Legasthenietherapie auch für die Kinder geben, die im Rechnen einfach nicht weiterkommen. Dann hat es zugenommen, durch differenziertere Erfassung und ganz anderes Bewusstsein der Lehrer. (F: Wie hat sich denn das Bewusstsein der Lehrer verändert?) Sie wurden aufgeklärt, ich mache ja stets auch Vorträge in den Gemeinden ..." (I48; Schulpsychologe).
"Bei der Dyskalkulie ... das war etwas, das kam anfänglich auch von den Lehrern. Die hatten Kinder, die im Rechnen einfach nichts kapierten und fragten, ob man die nicht auch behandeln könnte, wie die Legastheniker.

---

[73] Theoretische Anleihen wurden gelegentlich auch bei Piaget gemacht, etwa in Anlehnung an Affolter (z. B. Affolter 1987).

[74] Die Unklarheiten um diese Kategorien und um die psychomotorische Therapie sind besonders gross. Wieland (1981: 45) schliesst in einem kurzen Überblick: "Weder unter didaktisch motivierter, noch an einer Persönlichkeitstheorie ausgerichteter Fragestellung kann also gegenwärtig schlüssig beantwortet werden, was psychomotorisches Training, psychomotorische Therapie eigentlich darstellt. Wer also wollte sie mit welcher Zielsetzung planen und durchführen?" Für das professionelle Projekt – und das heisst auch: für den Ausweis eines besonderen Wissens – erwies sich diese Unklarheit jedoch keineswegs als Hindernis.

Man sagte dem dann: Dyskalkulie. Das ist ja noch neu. Es gibt jetzt solche, die im Land umherziehen und das bekannt machen (...) Die Lehrer wissen jetzt, dass sie das auch merken müssen, ob das Kind einen Zahlbegriff hat oder noch an den Fingern abzählt und solche Sachen" (I60; Ausbildnerin, ehemals Lehrerin).

"Kinder, die Schwierigkeiten hatten im Rechnen, das gab es natürlich schon immer. Ich begründete dann eine Behandlung mit "Rechenschwäche analog der Legasthenie". Irgendwann hat dann Frau S. [eine Therapeutin] Reklame gemacht, da gab es dann mehr" (I35; Schulpsychologe).

"Einer der ersten, der das [nämlich psychomotorische Therapie] hatte, war mein Sohn. Das war vor 13 Jahren. Es wurde vom kinderpsychiatrischen Dienst empfohlen. Es war sehr mühsam, weil er zur Therapie immer nach Z. ins Kinderspital musste. Das war ein Spiessrutenlaufen, er musste immer früher aus der Klasse [um rechtzeitig in die Therapie zu kommen]. Ich habe mir dann gesagt, wenn ich in die Schulpflege käme, dann würde ich mich dafür einsetzen, dass es etwas gibt. Es gab dann eine Therapeutin in U. [der Nachbargemeinde]. Die kam und informierte hier die Schulpflege. Wir engagierten dann selber jemanden. Sie informierte auch die Lehrer und die Kindergärtnerinnen. Alle waren begeistert. Es hat sich jetzt auch gezeigt, dass ein recht grosser Bedarf da ist" (I38; Gruppeninterview: 2 Schulpflegerinnen).

"Es gab Fälle, wo man nicht mehr wusste, was und wie ..., da hat dann die psychomotorische Therapie etwas gebracht. (F: Wie hat man denn von dieser Therapie erstmals erfahren?) Der Schulpsychologe hat es empfohlen, auch von Ärzten kam es manchmal. Zuerst hatten wir noch keine eigene Therapeutin, wir hatten dann auch nur wenige Kinder, die dahin gingen (...) dann kamen wir ganz einfach zu einer, es ging sehr schnell, es war die Nachbarin des Schulpflegepräsidenten, die diese Ausbildung hatte. Er hat mit ihr geredet, und dann war es vereinbart, dass sie für uns arbeitet. Sie ging dann in die Klassen, machte Informationen im Lehrerzimmer und redete auch mit den Kindergärtnerinnen. Es zeigte sich, dass wir da ein Riesennachholbedürfnis hatten (...) es gab sehr viel mehr Kinder, die es brauchten" (I20; Schulsekretärin).

Und ergänzend zum Übergang von einer ersten zu einer zweiten Phase des Unternehmens eine Passage aus dem Interview mit der Psychomotoriktherapeutin der obigen Gemeinde:

"Es geht ja nicht einfach darum, dass die Kinder ungeschickt sind, die da zu mir kommen, sie müssen schon einen Leidensdruck haben, deswegen schickt sie ja dann der Lehrer. (F: Der Lehrer schickt also wegen dem Leidensdruck?) Schon nicht so ganz, das ist schon auch meine Information, die ich den Lehrern gegeben habe, worauf sie achten sollen (F: Ist das Kind schwierig für den Lehrer, schlecht in der Schule?) Manchmal ist das Kind schon schwierig für den Lehrer, es kann aber gerade auch sehr gut sein ..." (I21; Psychomotoriktherapeutin).

Für 8 der 19 Gemeinden konnte dieser Ablauf rekonstruiert werden.

Die Befragten der übrigen Gemeinden erinnerten sich unvollständig oder gar nicht an die Art, wie diese neuen Devianzkategorien realisiert worden waren. Sie machten Aussagen von der Art: "Das haben wir seit 1978", oder: "Das war vor meiner Zeit, dass man das eingeführt hat" (= 7 Gemeinden). In einigen Gemeinden waren diese Unternehmen auch noch nicht so weit gediehen: Die neuen Kategorien waren bisher nur in ganz wenigen Fällen in Anspruch genommen worden (= 3 Gemeinden) oder man kannte sie sogar noch überhaupt nicht (= 1 Gemeinde).

Fast alles verlief jetzt schneller, reibungsloser, mit geringerem Aufwand als noch bei der Durchsetzung der Legastheniekategorie. So ist es denn auch zu verstehen, dass sich verschiedene Befragte an diese Unternehmen gar nicht erinnerten oder dazu nicht viel zu sagen hatten, obwohl es sich um die jüngste Vergangenheit handelte. Es war eben in verschiedener Hinsicht Vorarbeit geleistet worden. (1) Die Schulpsychologen verfügten – vor allem wegen der Legasthenie – über ein grösseres Fallreservoir. Dieses bot geeignete Aufhänger, um weitere Kategorien in Anspruch zu nehmen. Man konnte bei einem Schüler, der wegen Legasthenieverdacht zugewiesen worden war, auch eine sensomotorische oder visuomotorische Störung diagnostizieren, die einer psychomotorischen Therapie bedürfe. (2) Bemühte man sich dann um eine Generalisierung und Institutionalisierung der neuen Interpretationsmuster, so wurde das erleichtert durch die Verbindungen zwischen Gemeinden und Schulpsychologen, die schon bestanden. Man unterhielt regelmässige Kontakte, das war zu einem grossen Teil ein Resultat der häufigen Inanspruchnahme der Legastheniekategorie. Auch mit den Lehrern hatten die Schulpsychologen den Kontakt intensiviert, auch das unter anderem wegen der grösseren Fallmenge, die die Legastheniekategorie nach sich gezogen hatte. (3) Am wichtigsten dürfte aber gewesen sein, dass sich durch das Unternehmen Legasthenie ein Wandel in der Betrachtung des Kindes angebahnt hatte, ein Wandel von der Prämisse der Normalität zum Verdacht oder der Prämisse der Devianz. Den Verdacht auf neue Sachverhalte zu lenken, war jetzt einfach. Eine Schulpsychologin sprach von einer differenzierteren Sichtweise der Lehrer; diese würden sich besser achten, zum Beispiel würden sie – weil sie auf die Legasthenie sensibilisiert seien – auch auf die Schrift des Kindes achten, was wiederum für die Einführung der Grafomotorik, als einem Teilgebiet der Psychomotorik, wichtig sei.

Verschiedenen Befragten war aufgefallen, dass sich die neuen Devianzkategorien schnell und problemlos durchgesetzt hatten. Mehr noch: Bei Lehrern und Behörden bildete sich da und dort der Eindruck, die Einführung neuer Kategorien sei zwangsläufig geworden, es gäbe einen *Automatismus*, dem nichts mehr entgegenzusetzen sei.

M49 *Aussagen zum raschen und reibungslosen Erfolg waren die folgenden:*
"Der damalige Schulpräsident sagte zu mir (...): 'Mach doch nächste Woche mal einen Vortrag dazu!' – und die Psychomotorik war eingeführt!" (I35; Schulpsychologe).

"Bei Dyskalkulie, da schaltete unser Schulpsychologe ganz rasch und hat gleich zwei Kurse organisiert; dann konnten wir das gleich anbieten" (I41; Legasthenietherapeutin).

Bedenken gegenüber einem Automatismus, der in dieser Entwicklung stecke, zeigten sich in einigen Lehreraussagen:
"Dyskalkulie wird ja jetzt auch behandelt (...) und so warte ich schon auf die nächste 'Kalkulie'. [Er wollte damit sagen, er warte auf die nächste, mit einem ihm offensichtlich fremden Wort bezeichnete Störung.] Zum Beispiel die 'Geographiekalkulie' könnte ja jetzt noch kommen. Das ist eben ein grosses Spezialistentum heute. Das ist auch ein Problem, diese Entwicklung" (I32; Lehrer).

"Die Frage ist, wann hört das auf? [Befragter spricht über neue Therapiearten.] Eine neue Idee hat jetzt noch unser Sportlehrer lanciert. Eine Stützmassnahme, die über die Bewegung läuft. Er ist beliebt hier, das könnte einen Boom geben (...) Es sind so Pioniernaturen, die zeigen, dass *sie* oder das, was sie machen, etwas Neues verkörpert. Als Lehrer, der die Kinder zuhält, kommt man da in den Clinch" (I39; Lehrer).

"Wenn wir etwas Neues herausfinden, wie eine 'Realikanie' [gemeint: eine spezifische Schwäche im Fach "Realien", den Naturkunden], dann stürzt man sich sofort darauf und wird etwas machen. Die 'Informatikie', das wird es auch geben, das Kind, das einfach genuin unfähig ist, einen Computer zu begreifen. Das finde ich nicht gut, was da läuft" (I60; Ausbildnerin, ehemals Lehrerin).

Solche Bedenken äusserten auch einige Schulpfleger:
"Wir lassen unsere Therapeutin regelmäsig weiterbilden; wir schauen, was es da noch so Neues gibt. Da wird ja immer noch etwas Neues angeboten. Es kommt ja immer noch so ein Guru" (I34; Schulpräsident).

"Wenn etwas Neues kommt, dann gibt es kleine Sticheleien [von anderen Pflegern]. Es freut uns nicht unbedingt, dass da immer noch etwas kommt, aber wenn es sein muss, wenn die Fachleute das sagen ..." (I9; Schulpfleger).

"Bei der Dyskalkulie waren wir zuerst zurückhaltend, einfach auch, weil schon wieder etwas kam. Aber wenn es sein muss, dann geben wir auch das" (I3; Schulpräsidentin).

"Als die Psychomotorik und die Dyskalkulie kamen, sagte ein Schulpfleger: 'Was züchten wir da jetzt schon wieder.' Ich konnte sie dann beruhigen" (I8; Schulpsychologin).

Ausmass und Relevanz solcher Bedenken dürfen aber nicht überschätzt werden; genau wie bei der Legastheniekategorie galt nämlich auch bei den neuen Kategorien, und damit bei allen in dieser Logik konstruier-

ten und realisierten Kategorien, dass die meisten Befragten keine Zweifel
artikulierten oder in einer Art, die erkennen liess, dass es sich hier um
"private" Zweifel handelte, die also das Aushandeln der Wirklichkeit
kaum prägten. Auch für die neuen Kategorien galt ein Gebot der Nichtthematisierung (vgl. M47); dieses garantierte (und garantiert heute noch)
den verschiedenen Kategorien auf absehbare Zeit Geltung.

M50 *Weil für die beiden neuen Kategorien in dieser Hinsicht im wesentlichen*
dasselbe galt, wie es schon zur Legastheniekategorie gesagt wurde, und
manche Interviewpartner über die verschiedenen Kategorien ohnehin ge-
samthaft Bilanz zogen (vgl. dann schon M45; M46), soll hier nur noch
auf den besonderen Fall einer Gemeinde eingegangen werden:
In dieser Gemeinde wurden dezidierte Zweifel an der Dyskalkulie, geäussert: "Dyskalkulie, das gibt es bei uns nicht, irgendwo muss doch da auch
noch eine Grenze sein" (116; Gruppeninterview: Schulpräsident, Schulsekretär). Diese Zweifel fanden stärkeren Niederschlag im behördlichen
Handeln, als es die Zweifel an der Legastheniekategorie in irgend einer der
untersuchten 19 Gemeinde fanden. Man beschränkte sich nämlich nicht
auf blosse Zurückhaltung bei der Menge der Fälle, sondern finanzierte
keine Dyskalkulietherapien, die unter dieser Bezeichnung gelaufen wären.
Dennoch konnte man die Realität der neuen Kategorie nicht gänzlich in
Abrede stellen. Selbst in dieser Gemeinde wurden faktisch (ich stütze mich
hier auf Aussagen der Schulpsychologin) Dyskalkulietherapien durchgeführt; man deklarierte sie aber entweder als Stützunterricht, der auch
billiger war, oder in gravierenderen Fällen – wenn die Schulpsychologin
dies verlangte – als Wahrnehmungstherapie. Das Beispiel zeugt also
gleichzeitig von den schon verschiedentlich erwähnten beschränkten
Kompetenzen der Schulpflegen.

Handlungsbestimmend wurden bei den neuen Kategorien wiederum
– abgesehen von dieser einzigen Gemeinde – nur die Zweifel an der Fall-
menge; wiederum war es das Zuweisungsverfahren, mit dem die Behörden diesen Zweifeln Geltung verschaffen wollten. Das gelang ihnen aber
nur bei der Dyskalkulie. Für deren Diagnose und Behandlung wurde
dasselbe Zuweisungsverfahren durchgesetzt, wie man es für die Legastheniefälle definiert hatte – allerdings nur in Gemeinden, in denen man
für die Legasthenie ein solches Verfahren überhaupt definiert hatte.
Bei der psychomotorischen Therapie entzog sich die Berufsgruppe,
die sich eigens für diese Behandlung gebildet hatte, dem kontrollierenden
Zugriff. Nur in zwei Gemeinden konnte das restriktive Zuweisungsverfahren, das ja auch vorsah, dass die Abklärung durch den Schulpsychologen besorgt wurde, für die Zuteilung zur psychomotorischen Behandlung durchgesetzt werden. Die Therapeutinnen der Psychomotorik bean-

spruchten nämlich eigene Kompetenz für die Abklärung und machten eine mehrjährige Fachschulausbildung geltend. Die Schulpsychologen akzeptierten diesen Expertenanspruch, und also blieb auch den Schulpflegen nichts anderes übrig; denn wie hätten sie eine Verlängerung des Entscheidungswegs begründen können, wenn sich kein Experte bereitfand, eine Schaltstelle zu übernehmen.

Die neuen Devianzkategorien waren von anfang an nicht im selben Mass Eigentum der Schulpsychologen, wie es die Legasthenie war. Soweit es die psychomotorischen Störungen betraf, war die geringere Beteiligung der Schulpsychologen nicht nur eine Frage ihrer Bereitschaft. Die Berufsgruppe, die sich zur Behandlung dieser Störungen gebildet hatte, hatte sich nicht unter den Fittichen der Schulpsychologen formiert, sondern auf Bestreben und durch Einsatz anderer Akteure. Kaum war die Berufsgruppe formiert, grenzte sie ihr Angebot klar gegen andere ab; das zeigte schon die Regelung der Abklärung. Soweit sie dennoch gewillt war, eine Einmischung oder sogar Dominanzansprüche einer anderen Profession zu akzeptieren, dann nicht die von Schulpsychologen, sondern die von Ärzten. Bei der Dyskalkulie initiierten die Schulpsychologen zwar Ausbildungsangebote für angehende Therapeutinnen, aber für diese Ausbildung zogen sie von Anfang an eigentliche Spezialisten bei, die sich nicht aus ihren Kreisen rekrutierten. Keiner der Schulpsychologen des Kantons durfte als Spezialist für die neuen Kategorien gelten, und keiner erhob diesen Anspruch.[75] Als die Legastheniekategorie eingeführt worden war, war das anders gewesen, da hatte es mehrere Schulpsychologen gegeben, die von den Befragten als wissenschaftlich anerkannte Legastheniespezialisten bezeichnet worden waren.

Die Schulpsychologen beanspruchten nur – und auch das nur bei der Dyskalkulie – die *Anwendung dieses Wissens auf den einzelnen Fall*. Sie beanspruchten eine Absicherung ihrer diagnostischen Kompetenz gegen die rivalisierenden Ansprüche anderer Berufsgruppen, und als Rivalen konnten bei der Dyskalkulie sowohl Legastheniietherapeutinnen als auch Logopädinnen auftreten. Diese beiden Berufsgruppen begannen, nicht nur für die Behandlung, sondern auch für die Diagnose der Dyskalkulie Kompetenz zu beanspruchen. Bei den psychomotorischen Störungen beanspruchten die Schulpsychologen lediglich, *auch* für die Anwendung des Wissens zur Beurteilung einzelner Fälle kompetent zu sein.

Das waren keine ehrgeizigen Ansprüche. Um sie einlösen zu können, übernahmen es die Schulpsychologen dennoch, sich in der Durch-

---

[75]   Solche Spezialisten konnten von Schulpflegern und Lehrern genannt werden; es waren stets dieselben Namen, und es waren keine ansässigen Schulpsychologen dabei.

setzung dieser Kategorien bei Schulpflegern und bei Lehrern zu engagieren; und dieses Engagement darf in seiner Wirkung nicht unterschätzt
werden. Sowohl was die Dyskalkulie wie auch was die psychomotorischen Störungen betrifft, waren es fast immer die Schulpsychologen, die
die Lehrer und Behörden auf eine solche Interpretation von Erscheinungen aufmerksam machten – durch die Inanspruchnahme der Kategorie in
einzelnen Fällen und durch allgemeine Information; dass sie sich dafür im
Unternehmen Legasthenie ausgezeichnete Voraussetzungen geschaffen
hatten, wurde schon erwähnt.

M51 In 15 der 19 Gemeinden nannten Schulpfleger oder Lehrer oder beide
     Gruppen übereinstimmend die Schulpsychologen als diejenigen, durch die
     sie zuerst von den neuen Kategorien und Massnahmen gehört hätten und
     durch die sie ganz allgemein über "Neues auf dem Gebiet" hören würden.
     Zusätzlich wurde in 4 dieser 15 Gemeinden erwähnt, dass auch Ärzte erste
     Fälle psychomotorischer Behandlungsbedürftigkeit diagnostiziert hätten
     und auch so das neue Deutungsmuster bekannt geworden sei. In den üb-
     rigen vier Gemeinden wurden andere Institutionen (v.a. medizinische)
     genannt respektive man hatte noch nie von den neuen Kategorien gehört.

Erst 1984 wurden die beiden neuen Kategorien auch in kantonalen
Regelungen berücksichtigt; im selben Reglement erfolgte auch eine ver-
bindlichere Anerkennung der Legastheniekategorie. Wiederum konnte
kaum von einem entscheidenden Eingriff von dieser übergeordneten
Ebene gesprochen werden, es handelte sich um ein Festhalten eines
Standes, der in den allermeisten Gemeinden schon erreicht war. Erreicht
worden war er nicht durch Eingriffe des Gesetzgebers, sondern durch die
Logik des problemdefinierenden Unternehmens und damit aufgrund des
Bemühens jener, die es vor Ort und an konkreten Fällen vorantrieben.

M52 Die Formulierung im Reglement von 1984 lautete, dass Behandlungen bei
     Legasthenie, Dyskalkulie und psychomotorischen Störungen angeboten
     werden *sollen*, möglichst sogar schon auf der Vorschulstufe.[76] Für die 19
     untersuchten Gemeinden konnte das lediglich die folgenden Konsequen-
     zen haben: (1) Gemeinden, die zuvor noch Elternbeiträge an solche
     Behandlungen verlangt hatten (ein Überbleibsel aus der ersten Phase),
     konnten dies nun nicht mehr tun. Auf die (unentgeltliche) Behandlung
     bestand nun ein Rechtsanspruch, wie er auf die Volksschulung überhaupt
     besteht. Das betraf nur noch wenige Gemeinden; wovon eine allerdings
     trotz neuem Reglement an den Elternbeiträgen, die von ihrer Höhe her

---

[76] Reglement über die Sonderklassen, die Sonderschulung und Stütz- und
      Fördermassnahmen vom 3. Mai 1984.

jedoch nur symbolischen Wert besassen, festhielt. (2) Die eine Gemeinde, die den Begriff der Dyskalkulie teilweise aberkannt hatte und keine Behandlungen unter dieser Bezeichnung durchführen liess, hätte nun den Begriff anerkennen müssen, behielt allerdings ihre bisherige Praxis bei.

Es liessen sich also wiederum alle drei Merkmale staatlicher Regelungen, wie sie bereits herausgearbeitet wurden, feststellen: Reaktivität, Generalisierungsanspruch und beschränkte Wirksamkeit.

4.5.7 Professioneller Gewinn – Autonome Thematisierung

Es drängt sich an dieser Stelle eine Bilanz über den Gewinn auf, den die verschiedenen Interpretationsmuster den Schulpsychologen, den (immer noch) wichtigsten Akteuren im ganzen Geschehen, gebracht hatten – und damit zunächst ein kurzer Rückblick unter einem besonderen Aspekt auf früheres Geschehen. Im Zusammenhang mit dem Zuweisungsverfahren, das in der zweiten Phase galt, wurde schon gezeigt, wie sich die Schulpsychologen mit der Legasthenie ein *besonderes Angebot* hatten sichern können – allerdings eines, das sie in verschiedene Abhängigkeiten brachte und das nur eine beschränkte Anerkennung einer allgemeinen psychologischen Expertise beinhaltete. Vor genau diesem Hintergrund lässt sich auch verstehen, dass sie sich für die Durchsetzung der beiden neuen Interpretationsmuster zwar wiederum einsetzten, aber dass sie sich diese nicht mehr im selben Masse zu eigen machten.

Die Durchsetzung all dieser Kategorien war geeignet, die Fallzahlen der schulpsychologischen Dienste anwachsen zu lassen oder sie immerhin konstant zu halten, trotz der seit Mitte der siebziger Jahre sinkenden Schülerzahlen. Damit hatten diese definitorischen Unternehmen geholfen, eine *Nachfrage* auszuweisen, die dem Angebot, das eine Berufsgruppe zu machen hat, erst seinen Markt- oder Legitimationswert gibt.

M53 Das zeigt ein Blick in die Fallstatistiken. 1986/87 wurde bei zwanzig bis dreissig Prozent der in schulpsychologischen Diensten abgeklärten Fälle eine Legasthenie- oder Dyskalkuliebehandlung empfohlen; die Legasthenie fälle standen dabei zu den Dyskalkuliefällen – soweit die Statistiken dies noch detaillieren – in einem Verhältnis von ungefähr 2 zu 1. Eine psychomotorische Behandlung wurde im Durchschnitt etwa bei 10 Prozent der Fälle empfohlen; die Zahlen schwanken zwischen 6 und 16 Prozent. Man muss dabei zwar berücksichtigen, dass ein Teil dieser Fälle den Schulpsychologen wohl auch zugehalten worden wäre, ohne dass diese Interpretationsmuster zur Verfügung gestanden hätten; sie wären dann von den Zuweisern und den Schulpsychologen anders gedeutet worden. Dennoch – die drei Kategorien deuteten, nun da diese Muster verfügbar waren, das Problem bei immerhin 30 bis 40% der Fälle. Sie dürften dann meist auch schon vom Zuweiser in dieser Art gedeutet worden sein, denn die Übereinstimmung zwischen Schulpsychologen und Lehrern ist hoch (vgl. M39, M40, M41). In Anbetracht der Norm der sensitiven Inanspruchnahme, an der sich das Handeln der Zuweiser bei diesen Interpretationsmustern orientierte, dürfte also insgesamt doch auf ihren erheblich nachfragesteigernden Effekt geschlossen werden.

(Die statistischen Angaben entstammen den Jahresberichten von sechs der untersuchten 12 schulpsychologischen Dienste; es handelt sich um grössere Dienststellen, die solche Statistiken führen und veröffentlichen).

Auch wenn sich die Bearbeitung der verschiedenen Devianzkategorien nur zum Teil als *besonderes* Angebot ausweisen liess, so war die steigende Nachfrage doch geeignet, Anstellungsverbesserungen durchzusetzen – und das schon kurz nach der Gründung schulpsychologischer Dienste. Ungeliebte Nebenaufgaben, die man bei der Gründung der Dienste noch hatte übernehmen müssen, konnten abgegeben werden, der Anstellungsumfang konnte vergrössert werden, das Anstellungsverhältnis wurde gefestigt, und die ausgewiesen höhere Nachfrage wurde auch zur argumentativen Grundlage für die Gründung neuer Dienste in den siebziger Jahren. Der Zusammenhang zwischen steigender Nachfrage und beruflicher Besserstellung war von den Schulpsychologen schon ganz zu Beginn durchschaut und strategisch genutzt worden (vgl. zu dieser Situation noch einmal M7 und M8).

Materielle Verbesserungen waren nicht die einzige Stossrichtung des Projektes der Schulpsychologen. Es war ein professionelles Projekt – nicht nur *big business*, vom dem Hawkins und Tiedeman (1975) im Zusammenhang mit devianzpropagierenden Unternehmen sprechen –, es zielte auch auf mehr *Autonomie*. Diese wiederum sollte nicht (nur) den professionellen Status unterstreichen und letztlich wieder in materiellen Gewinn (oder blossen Macht- und Prestigegewinn) umgemünzt werden; sie sollte es ermöglichen respektive darin bestehen, eine neue Art von Wissen in Anspruch zu nehmen, die den Schulpsychologen notwendig und angemessen schien, um schulische Probleme zu bearbeiten. Dieses neue Wissen lag manchem von ihnen schon bald näher als Kategorien wie Legasthenie, Dyskalkulie und psychomotorische Störungen.

Die Anstellungsbedingungen, wie sie die meisten Schulpsychologen zu Beginn antraten, schränkten sie ein auf die Funktion der Triage. Für die Abklärung und die Zuteilung zu besonderen Massnahmen waren sie von ihren Arbeitgebern engagiert worden; zunächst vor allem für die Zuteilung zu den verschiedenen Typen von Sonderklassen. Im Verlaufe der siebziger Jahre aber wollten die Schulpsychologen ihr besonderes Angebot anders definiert sehen – jedenfalls *auch* anders. Sie wollten nicht mehr so sehr als Triagespezialisten begriffen werden, als Diagnostiker, die die Kinder verschiedenen, gegeneinander abgegrenzten Devianzkategorien und entsprechenden Massnahmen zuwiesen, sondern als Generalisten für *schulische Probleme*. Diese Probleme begannen sie in neuerer Zeit auch anders zu *thematisieren*, nicht mehr nur in einer *quasi-medizinischen* Weise, sondern auch in einer *sozialwissenschaftlichen*.[77] Mit dieser neuen Thematisierung wurden die sozialen Sachverhalte als Ursachen von Störungen betrachtet, und durch *deren* Bearbeitung sollte folglich das Problem gelöst werden. Zum Veständnis und zur Bearbeitung der Probleme bedienten sich die Schulpsychologen nun theoretischer und methodischer Elemente, die sich in einer Familientheorie und -therapie finden liessen, welche sich an einem *systemtheoretischen* Ansatz orientierte; sie generalisierten diese Elemente (gewissermassen zurück) von der bereichsspezifischen Ausformulierung, die sie in der Familientherapie gewonnen hatten, auf die Betrachtung von sozialen Systemen überhaupt, also auch von Schulklassen, von Schulgemeinden.[78]

Wenn die Schulpsychologen aber dieses neue Wissen wirklich anwenden wollten, dann mussten sie dreierlei erreichen: Sie mussten *erstens mehr Zeit für den einzelnen Fall* – oder nun adäquater ausgedrückt: für das einzelne Problem – aufbringen können als die exakt limierte Stundenzahl, die ihnen von den Gemeinden, ausgehend von dem errechneten Bedarf für eine Abklärung, zugestanden wurde. Denn das neue Wissen verlangte nicht nach Abklärung durch den Psychologen und anschliessender Weiterleitung; es verlangte nach einer besonderen Art von Analyse, die gleichzeitig eine Bearbeitung des Problems darstellte, weil sie unter Mitarbeit der Betroffenen geschah, deren Einsicht zu erreichen hatte und deren Problemlösungskapazität zu vergrössern oder freizusetzen hatte. Das neue Wissen verlangte also nach Therapie, Kurztherapie oder Beratung, wie man es nennen will, jedenfalls aber nach einer Bearbeitung durch den Psychologen selbst. Mit der Erhöhung der Stundenzahl pro Fall zusammenhängend, mussten sie *zweitens* einen anderen *Verrechnungsmodus* zugestanden bekommen, der die Zuwendungen der verschiedenen Gemeinden an ihre Dienststelle nicht mehr so sehr von der

---

77 Das Konzept verschiedener Thematisierungsformen stammt von Giesen (1983).
78 Als Referenzwerke dienten dabei die Arbeiten von Watzlawick, Minuchin, Haley und Satir. In publizierter Form findet sich eine auf diesen Arbeiten basierende theoretische Grundlegung der Schulpsychologie bei Hennig/Knödler (1985); jedenfalls eine mögliche, wenngleich eine, die die Suche nach problematischen Faktoren doch eher in die Familie verlagert und die Schule von einer solchen Betrachtung stärker ausklammert, als es die Schulpsychologen im Untersuchungskontext taten.

Fallzahl – und das hiess von einer *grossen* Fallzahl – abhängig machte. Beim alten Verrechnungsmodus war eine kleinere Fallzahl ein peinliches Vorkommnis; auch wenn das keine direkten Konsequenzen auf das Salär hatte (weil das erwirtschaftete Defizit von den Gemeinden nach einem im voraus bestimmten Schlüssel gedeckt wurde), verlangte es einigen legitimatorischen Aufwand. *Drittens* mussten sie einen *weniger formalisierten Zugangsweg* zu ihren Dienstleistungen anbieten, der es ihren Klienten erlaubte, sie ohne die Barriere einer behördlichen Meldung anzugehen. Das war bei der neuen Thematisierungsform ungleich wichtiger, denn es stand da nicht von anfang an fest, um wessen Problem es sich handelte, genau besehen handelte es sich jetzt um ein Problem aller Beteiligten, und dieses Eingeständnis wollte man vor allem dem Lehrer, aber auch den Eltern ersparen. Auch setzte die Bearbeitung eine grössere Motivation aller Beteiligten voraus, also war die Initiative bei der Anmeldung wichtig.

Die neue Thematisierungsform hätte ein weitaus stärkeres Abrücken von Devianzkategorien von der Art der Legasthenie und der vergleichbaren Kategorien bedeuten können, als es sich schon andeutete, wenn die Schulpsychologen, wie sie es seit längerer Zeit taten, das "psychologische Mehr" hinter diesen Kategorien zu diagnostizieren beanspruchten. Das psychische Problem, das hinter diesen Störungen stecken könnte, liess sich nämlich immer noch in einer Art interpretieren, die mit einer quasi-medizinischen Thematisierung durchaus kompatibel war, etwa als neurotische Störung oder als soziale Verwahrlosung oder ähnliches mehr. Mit der neuen Thematisierung konnten Probleme nicht nur als sozial und durch das Funktionieren ganzer Interaktionssystem *verursachte* gedeutet werden, sondern ebenso auch als sozial *interpretierte* relativiert werden.

M54 *Wie sehr man von der alten Sichtweise abrücken konnte, zeigen die folgenden Aussagen:*
"Wir sahen, dass die Therapien zu inflationieren begannen. Dass die Kinder Krisen produzieren, die vor allem systembedingt sind. Wir begannen anders zu arbeiten, systemtherapeutisch" (I52; Schulpsychologe).
"Die Testgläubigkeit ... da bin ich viel vorsichtiger geworden (...) Ich bin beeinflusst von einer systemischen Betrachtungsweise (...) auch mein Beratungsstil hat sich verändert, vom autoritären zum demokratischen, weg von der Fachkompetenz, hin zur Kompetenz aller. Manchmal genügt das Zuhören, dann können die Personen das Problem selber lösen, manchmal kann es sehr mühsam sein, aber letztlich müssen sie es selber lösen (...) Man muss das Kind nicht nur mit seinen Symptomen sehen, sondern das Kind mit seinem Symptom im Bezugssystem. Da ist es dann auch interessant, was und wie etwas zum Problem wird" (I15; Schulpsychologe).
"Wir gehen weg von der Individualpsychologie, hin zur systemischen Psychologie. Das hat sich unheimlich bewährt (...) Uns passt auch der

Begriff "Therapie" nicht. Wir regen Prozesse unter den Beteiligten an. Wir sensitivieren sie auf Probleme und Lösungsansätze (...) Wir nehmen dabei nicht Partei für jemanden. Wir legen das Problem in seiner Verschiedenartigkeit dar, alle Standpunkte. Die Beteiligten müssen selber daran arbeiten können. Das kann dann natürlich gerne zwanzig Stunden dauern pro Kind" (I40; Schulpsychologe).
Mit solcher Entscheidenheit vertraten allerdings nur die Schulpsychologen von drei Diensten eine sozialwissenschaftliche Thematisierung.

Die allermeisten Schulpsychologen wollten die neue Thematisierungsform aber nicht in dieser Schärfe als Alternative verstanden wissen; meist wollten sie das schon nicht in ihrem eigenen Verständnis von Problemen, und ganz sicher wollten sie es nicht in ihrer Argumentation gegenüber Behörden und Lehrern. Ihnen allen ging es jedenfalls nicht darum, den Behörden die bisherige Zusammenarbeit aufzukünden, eine gewisse Garantie etwa für Zurückhaltung bei der Anwendung der verschiedenen, von ihnen selber lancierten Devianzkategorien. Sie strebten nur das Zugeständnis der Schulpflegen an, auch anders arbeiten zu dürfen – das heisst auch: Sie strebten nur eine beschränkte Autonomie an. Diese gewährten ihnen manche Schulpflegen durch die Lockerung von Vorschriften und Kontrollen. Nicht alle Gemeinden machten ihren Schulpsychologen solche Zugeständnisse, und es gab auch ein paar Dienste, die den entsprechenden Restriktionen immer schon in geringerem Masse unterlegen waren. Dennoch kann man von einer deutlichen Tendenz sprechen, den Schulpsychologen autonomere Bedingungen zuzugestehen, die sich seit ende der siebziger Jahre abzeichnete.

M55 Aus 8 der 12 schulpsychologischen Dienste wurde von einer Erleichterung der Kontrollen berichtet. Sie konnte im Zugeständnis bestehen, Orientierungsgespräche zu führen, d.h. eine limitierte Anzahl von Stunden für einen Fall aufzuwenden, ohne vorgängig Meldung an die Schulpflegen zu erstatten. Sie konnte im (zum Teil informellen, zum Teil formellen) Zugeständnis bestehen, mehr Stunden pro Fall aufzuwenden, beispielsweise statt 8 Stunden pro Fall nun 20 Stunden, ohne stets um Verlängerung der Behandlung nachsuchen zu müssen. Schliesslich konnten die Zugeständnisse auch in einem anderen Finanzierungsmodus bestehen, dessen Basis nun nicht mehr die Fallzahl der Gemeinde war, sondern die Schülerzahl.

Es kann plausibel argumentiert werden, dass es sich hier um einen Gewinn handelte, den die Schulpsychologen aus dem definitorischen Unternehmen rund um die Devianzkategorien der älteren Thematisierungsform erwirtschaftet hatten und parallel zur Einführung der neuen Thematisierungsform noch immer erwirtschafteten. Dabei sollte man nicht nur an die Nachfrage denken, die sie nun geltend machen konnten und die sich – die Ausführungen werden es noch zeigen – mit den quasi-medizinischen Devianzkategorien ungleich viel einfacher ausweisen lässt als mit einer anderen Thematisierungsform. Die Funktion, die sie im Zusammenhang mit diesen Devianzkategorien übernommen hatten, nämlich die Bürgschaft für eine zurückhaltende Inanspruchnahme, hatte ein besonderes Vertrauensverhältnis zwischen Schulpsychologen und Gemeinden entstehen lassen. Die Schulpsychologen waren da stets bescheiden gewesen, was ihre Autonomieansprüche betraf, sie hatten sich als der umgängliche Partner der Gemeinden erwiesen (vgl. M38), der die behördlichen Ansprüche übernommen zu haben schien. Also konnte man die äussere Kontrolle jetzt lockern, ohne befürchten zu müssen, dass die zugestandene Autonomie allzu stark ausgereizt würde.

Mit der neuen Thematisierungsform allein hätten die Schulpsychologen diese Zugeständnisse nicht erreicht; diese Behauptung kann man plausibel vertreten. Man denke nur an die Skepsis, die man anfänglich den Schulpsychologen entgegenbrachte, *weil* sie Psychologen waren; nicht deswegen hatte man sie genommen, sondern *obschon* sie Psychologen waren (vgl. M7). Man denke auch an die geringe Ressonanz, die dann ihre Bemühungen fanden, ihre Abklärungskompetenz damit zu begründen, dass hinter den Devianzkategorien von der Art der Legasthenie *mehr* stecken könnte, neurotische Störungen etwa; damit hatten nur ausnahmsweise Gemeinden den Einsatz der Schulpsychologen als Abklärungsinstanz begründet. Und noch im Zeitpunkt des Interviews lobten Gemeinden ihren Schulpsychologen: "... er ist nicht so ein verpsychologisierter" (I20; Schulsekretärin). Die neue Thematisierungsform, hätte man sie von anfang an herausgestrichen, wäre genau von der Art gewesen, der die Bedenken der Schulbehörden und vermutlich auch der Lehrer galten: eine psychologische Reflexion von Gegebenheiten, die alles und jedes Geschehen miteinbezog, die die Abweichung zur gesunden Reaktion erklären konnte und die Normalen als die eigentlich Problematischen bezeichnen konnte, eine Einmischung in bewährte Ordnungen, die sich nicht darauf beschränkte, einzelne, rangtiefe Mitglieder als Abweichende zu kennzeichnen. Es wäre schwer gefallen, so einen Markt zu erschliessen respektive Zugeständnisse zu legitimieren. Immerhin konnte man aber jetzt einem Interaktionspartner, der sich stets als vertrauenswürdig erwiesen hatte, eine solche Thematisierung *auch* zugestehen, und in ihrer eigenen Wahrnehmung gestanden ihm die Behörden wohl auch kaum eine bestimmte Thematisierung zu, sondern einfach mehr Autonomie.

Die Devianzbilder der Legasthenie, der Dyskalkulie und der psychomotorischen Störungen waren einfache Bilder gewesen, mit denen man die Umwelt hatte kategorisieren und ordnen können. Sie waren genau von der standardisierten Art gewesen, wie es allgemein die Bilder sind, die dann geschaffen werden, wenn Organisationen Devianz verarbeiten. Die Bedenken, die man gegen solche Bilder anbringen kann, wurden schon in der Einleitung erwähnt. Sie schaffen *normal cases* (Sudnow 1965), dehumanisierte, bereinigte Fälle; das ist die Kritik der Stigmatisierungstheoretiker. Hier interessiert aber zunächst eine andere Funktion: Sie erlauben den Organisationen auch ein routinemässiges Vorgehen, denn jeder Kategorie ist eine Massnahme, eine Leistung von seiten der Organisation zugeordnet – damit erlauben sie auch einen *Leistungsnachweis*. Es brauchte einiges an Vertrauen, bis die Schulpsychologen sich von einem solchen Leistungsnachweis immerhin zum Teil entbinden konnten und in ihre Statistik – selbstverständlich immer noch nebst der Anzahl Fälle pro Kategorie – eine Rubrik "langfristige Beratungen" aufnehmen konnten, oder gar auf diese Rubrik auch verzichten konnten und stattdessen einfach weniger Fälle pro Kategorie ausweisen konnten.

Man kann von einem neuen definitorischen Unternehmen sprechen, das mit der neuen Thematisierung schulischer Probleme begonnen wurde, denn damit wurde ein neues Interpretationsmuster vorgeschlagen und durchzusetzen versucht; aber das Unternehmen ist von grundlegend anderer Art, was die Schaffung von Devianz betrifft. Der neuen Thematisierungsform sind keine Devianzkategorien zugeordnet, sie suspendiert sogar letztlich die Frage nach der Devianz im sozialen Raum.

4.6   Die dritte Phase: Die Expertenangelegenheit

Eine dritte Phase des Unternehmens zeichnete sich mit dem Beginn der achtziger Jahre ab. In dieser Phase erfuhr die Kategorie noch einmal eine Erweiterung ihrer Geltung, weil die Anzeichen des Verhaltens, das sie fasste, nicht nur feinere, sondern auch ungleich systematischere Beachtung fanden. Der entscheidende Unterschied zur zweiten Phase muss aber darin gesehen werden, dass es die Experten selber waren, die nun den Auftrag übernahmen, für genügende Beachtung zu sorgen. Die Experten griffen direkter in die Fallauswahl ein und übernahmen sie in letzter Konsequenz selber. Die Inanspruchnahme oder *Rekrutierung durch Experten* ist das wichtigste Merkmal zur Charakterisierung dieser Phase.

Die Experten hatten zwar schon immer die Abklärung der Fälle und damit die letztlich gültige Anwendung der neuen Kategorien besorgt, aber sie hatten es auf der Basis einer Vorauswahl durch Laien getan. Lehrer und seltener auch Eltern hatten ihnen die Fälle zugewiesen, und sie waren Laien im Hinblick auf diese neuen Interpretationsmuster; jedenfalls waren sie das gemäss dem Expertenanspruch der Berufsgruppen, die die Bearbeitung dieser Kategorien zu ihrem besonderen Angebot zählten. Die Vorauswahl durch Laien beschränkte den Erfolg des professionellen Projektes in verschiedener Hinsicht. Die Lehrer als Zuweiser – und die Behörden taten ein weiteres dazu – legten die Menge der Fälle fest und damit den Bedarf nach dem Angebot, das die Experten zu machen hatten. Die Vorauswahl durch Laien führte unweigerlich zur Adaptation des Interpretationsmusters an die Situation der zuweisenden Laien; wie sehr sich auch der Experte bemühen mochte, die Laiensicht zu beeinflussen, so wurden seine Deutungsvorgaben doch in dieser Weise gebrochen. Dass Laien die Vorauswahl trafen, implizierte auch, dass dies ein Nichtfachmann tun *könne*, dass es also ausreiche, den Experten erst *nach* den ersten Entscheidungen über die Anwendbarkeit der Kategorien einzuschalten. Damit konnte die Abgrenzung von Laien und Experten, die ohnehin noch wenig gesichert war, unklar werden.

Natürlich sind alle übrigen Experten, die Devianz bearbeiten, auch nicht völlig autonom in ihrer Deutung von Situationen und damit bei der Definition des Bedarfs nach ihren Leistungen. Nicht einmal die Ärzte sind es, deren professionelles Projekt doch generell als das erfolgreichste gilt. Bei den Ärzten dürfte aber die Tatsache, dass fast immer der Patient und damit ein Laie entscheidet, ob der Arzt aufzusuchen sei, weniger gravierende Auswirkungen auf die ärztliche Autonomie und Expertise haben. Es ist nämlich anzunehmen, dass sich die Probleme, die Ärzten zugetragen werden, für den Patienten mit grösserer Dringlichkeit ergeben, jedenfalls in der Interpretation des Patienten selber. Auch wenn der Patient also mit früheren Entscheidungen des Arztes unzufrieden war, wird er sich wieder in seine Behandlung begeben oder immerhin in die Behandlung eines anderen Arztes, sobald er von gesundheitlichen Problemen betroffen ist, die er als gravierend erachtet. Auch wird der Patient in der Regel die ärztliche Sicht der Dinge akzeptieren, eben weil das professionelle Projekt der Ärzte so weit fortgeschritten ist. Die ärztliche Sicht hat jedenfalls höhere Chancen akzeptiert zu werden als die der eben erst entstandenen Berufsgruppen, die dieses Projekt untersucht.

Es liesse sich im Anschluss an diesen Vergleich mit Ärzten auch von einer dennoch zu geringen Fundierung des professionellen Projektes dieser neuen Berufsgruppen sprechen – einer Fundierung durch Anerkennung des besonderen Angebotes, das sie zu machen haben. Ein solcher Mangel hätte dann das Vorantreiben des Unternehmens in eine dritte Phase verlangt, das Ausschalten von Situationen, in denen er sich zeigen könnte; der Mangel wäre allerdings auch nicht gross genug gewesen, um dieses Vorantreiben zu verhindern. Mit diesen Überlegungen unterstelle ich, dass es die devianzbearbeitenden Berufsgruppen waren, die das Unternehmen noch einmal vorantreiben wollten und vorantrieben. Tatsächlich gingen die ersten sichtbaren Anstösse zur Weiterführung des Unternehmens von den Berufsgruppen mit Expertenanspruch aus; auch wenn ihr Einsatz weitaus weniger augenfällig war – und zweifellos geringer – als noch beim Übergang von der ersten zur zweiten Phase.

4.6.1 Inanspruchnahme: Überforderte Laien und Rekrutierung durch Experten

Die Lehrer waren durch die Experten sensiviert worden, auf die Anzeichen des problematischen Verhaltens zu achten, es hatte sich eine Norm der Sensitivität ausgebildet, die durch fast alle Beteiligten gestützt wurde. Die Situation für den Lehrer war aber nicht einfach. Das Wissen, das der Kategorie und ihrer Inanspruchnahme zugrundegelegt wurde, verlangte nämlich einerseits, schon auf bestimmte Anzeichen zu achten, zum Beispiel auf Buchstabenumstellungen, spiegelverkehrte Schrift und ähnliches mehr, obschon vom Lehrer aus betrachtet – und das dürfte wohl auch heissen: von der Organisation des Klassenunterrichts her – noch kein besonderes Problem vorlag. Andrerseits sollte er gewisse Problemfälle, die in seiner Sicht eindeutig als solche zu kategorisieren waren, weil etwa ein Schüler im Sprachunterricht in keiner Weise mehr zu folgen vermochte, nicht beachten, jedenfalls nicht unter der Optik der Legastheniekategorie, es konnte sich dann nämlich einfach um einen schlechten Schüler handeln (auf das Vorliegen einer solchen Konstellation schlossen die Experten zwar selten, machten aber auf ihre prinzipielle Möglichkeit aufmerksam). So gefasst war die Art, wie die Kategorie durch die Experten verwendet wurde, nicht nur eine systematische Adaptation wissenschaftlichen Wissens – und von daher eigentlich unhaltbar –, sie stand zum Teil auch quer zur Problemwahrnehmung der Lehrer. Sie musste in einer Überforderung der Laienzuweiser resultieren. Das Festhalten am alten Legastheniekonzept begünstigte also nicht nur die Aushandlungsprozesse in der zweiten Phase, es begünstigte nun auch das Erreichen einer dritten Phase. Wie die Legastheniekategorie wurde auch die Dyskalkuliekategorie gefasst: Die Lehrer wurde angehalten, auf Anzeichen rechnerischer Schwächen zu achten, um zu verhindern, dass sie je zu wirklichen Schwächen werden könnten, andererseits wurde von seiten der Experten auch wieder betont, dass nicht jeder schlechte Rechner eine Dyskalkulie habe.[79] (Bei anderen

---

79   Sehr deutlich ausgedrückt findet sich das auch in einem Artikel: Aepli, A., 1987: *Dyskalkulie. Wir Eltern* (1), 22-26. In diesem Artikel wird dann gleich die Kon-

Kategorien brauchte es keine solchen Adaptationen, um die Inkompetenz der Lehrer für die Erfassung zu beweisen. Sie zielten auf Verhaltensdimensionen, die die Lehrer – anders als die Leistungen im Rechnen und im Lesen und Rechtschreiben – zuvor kaum beachtet hatten; so etwa die psychomotorischen Störungen und die Störungen gesprochener Sprache, jedenfalls soweit es feinere Störungen betraf.)

Zwar wurde die Wahrnehmung des Lehrers durch die Experten mit einiger Intensität geschult,[80] aber die Aufgabe, die dem Lehrer da zugedacht war, blieb für ihn schon nach eigenem Ermessen schwierig; und die Experten stützten diese Beurteilung, wie noch zu zeigen sein wird. Die Aufgabe war doppelt schwierig, weil der Lehrer von Behördenseite auch noch der Erwartung ausgesetzt war, nicht allzu sensitiv zu sein, jedenfalls nur für die "wahre" Legasthenie sensitiv zu sein. Zwar wurde der Lehrer selten vor seiner Schulpflege durch die Diagnose der Experten als übereifriger Zuweiser desavouiert (die Experten bestätigten sein Urteil ohnehin in auffälliger Art; vgl. M38 - M40), dennoch bestand auch diese Möglichkeit. Entschied sich der Lehrer in dieser Situation dafür, nicht allzu sensitiv zu sein, so konnte ihm die Entwicklung Unrecht geben: Ein Schüler konnte in seinen Leistungen zurückfallen, und das konnte zur Kritik des Lehrers, der die Klasse später übernahm, führen (vgl. M26).

In dieser Situation war der Lehrer gerne bereit, den Experten in einem früheren Stadium der Entscheidung zu konsultieren, nicht erst dann, wenn er seine Entscheidung für eine Abklärung, etwa wegen Legasthenieverdachtes, schon hatte treffen müssen. So war er gegen Vorwürfe, von welcher Seite sie auch kommen möchten, abgesichert. Die Überforderung des Lehrers und die Entlastung durch früheres Eingreifen des Experten in die Entscheidung wurde in einigen Interviews angesprochen.

M56 "Für die Legasthenie und die Dyskalkulie haben wir jetzt die Logopädin, die das erfasst. Die haben gelernt, wie man das erkennt. Es ist von Vorteil, wenn jemand ausgebildet ist dafür. Von der Lehrerausbildung her sind die Voraussetzungen dafür einfach zuwenig gegeben" (I43; Lehrer).
"Alle halbe Jahre mache ich den Deutsch-Rechtschreibtest und wir schauen ihn dann auch mit der Therapeutin zusammen an. (F: Wie ist man darauf gekommen?) Man macht ihn seit einigen Jahren, es ist eine Kontrolle; man ist froh darum als Lehrer" (I10; Lehrer).
"Vielen Lehrern geht es so, wenn man das Urteil der Fachleute hat, dann ist man abgesichert" (I56; Lehrer).

---

sequenz deutlich formuliert: Die Diagnose gehört – eben deshalb – in die Hände des Fachmannes, und das so früh wie möglich.

[80] Ironisch: Wahrnehmungsspezialisten waren die Experten also im doppelten Sinn.

"Lega ist schwer festzustellen, auch für erfahrene Lehrer. Ist es eine Legasthenie oder ist es einfach eine Schwäche? Man kann ein Kind übersehen. Im Moment sehe ich nur 2 Kinder, bei denen es nicht stimmt. Aber wenn ich den Test mache und mit Frau F. [der Legasthenietherapeutin] dann bespreche ... es werden sicher mehr sein. Deshalb machen wir das schon seit einigen Jahren jetzt so" (I45; Gruppeninterview: Lehrerehepaar).

Der direktere Eingriff in die Rekrutierung erfolgte immer durch Therapeutinnen und nicht durch Schulpsychologen. Er konnte auf verschiedene Weise geschehen, angefangen vom bescheidenen Angebot einer Entscheidungshilfe in Zweifelsfällen, bei denen sich der Lehrer nicht sicher war, ob die Anzeichen gravierend genug seien, um sie eigentlich abklären zu lassen (d.h. dann durch den Schulpsychologen und mit entsprechender behördlicher Einwilligung), bis hin zu Reihenuntersuchungen. In der Hälfte der untersuchten Gemeinden begannen die Therapeutinnen direkter in die Rekrutierung einzugreifen.

M57 In 9 der 19 griffen die Therapeutinnen jetzt wie folgt in die Auswahl ein. *(1) Vergleichsweise schwacher Eingriff in die Rekrutierung, in der Art einer Entscheidungshilfe vor der eigentlichen Abklärung (4 Gemeinden):* In 2 Gemeinden standen die Therapeutinnen zur Verfügung für Vorabklärungen, also für eine erste Entscheidung vor einer eigentlichen, der Behörde gemeldeten und von den Eltern zu bewilligenden Abklärung; letztere geschah dann bei einer Gemeinde durch den Schulpsychologen, bei der anderen unter Umständen allein durch die Therapeutin. In 2 weiteren Gemeinden kannte man die Bestimmung des (sogenannten) vorgezogenen Behandlungsbeginns. Dieser implizierte ebenfalls eine Vorabklärung durch die Therapeutinnen und auch die Möglichkeit, bereits einige Stunden Behandlung vor der Abklärung durch den Schulpsychologen anzusetzen. Die schon einsetzende Behandlung wurde auch mit einem Bedarf nach gründlicherer Abklärung begründet (und nicht nur mit schneller Intervention): Man könne so schon einmal beobachten, ob eine längere Behandlung Erfolg verspreche.
Beide Formen der Entscheidungshilfe setzten bei Fällen an, die zuvor gar nicht oder nur zum Teil zur Abklärung beim Psychologen gelangt waren; bei Zweifelsfällen zwar, aber bei solchen, bei denen die Lehrer – trotz Sensitivierung – in manchen Fällen dennoch auf Normalität geschlossen haben dürften, wie die folgenden Aussagen zeigen:
"Bei uns geben zuerst einmal die Lehrer an, ob es eine Legasthenie ist (...) Wenn es für mich dann eindeutig ist, dann melde ich beim Psychologen an. Wenn man unsicher ist, ist das jetzt schon etwas ..., kann man die Legasthenietherapeutin beiziehen, sie solle das Kind einmal anschauen. Es geht dann nachher doch noch zum Psychologen, aber der muss dann nur noch den Segen dazu geben" (I51; Gruppeninterview: 2 Lehrer).

"Wenn es für den Lehrer nicht ganz eindeutig ist, wenn das Kind nicht so stark auffällt, dann kommt es zu mir, was für den Lehrer so Zweifelsfälle sind (...) Man muss eine Kompetenzteilung haben: Wenn es für den Lehrer eindeutig ist und wenn das Kind schon in der ersten Klasse auffällt, dann soll er es gleich zum Schulpsychologen schicken, und eben die Zweifelsfälle, die kann er jetzt zu uns schicken. Wir unterscheiden dann: legasthenische Grenzfälle, die kommen dann nicht zum Psychologen (F: Erhalten die keine Behandlung?) Doch, die werden von uns auch behandelt, es dauert dann manchmal nicht so lang, es sind auch zum Teil weniger Stunden pro Woche (...) Die schweren Fälle schicken wir zum Psychologen, damit er sie noch abklären kann. Das ist so abgemacht. Es gibt es fast nie, dass der Schulpsychologe dann findet: 'nein', das ist kaum vorgekommen" (I41; Legasthenietherapeutin).

(2) Mittlerer Eingriff in die Rekrutierung: Screening durch Lehrer, unter Anleitung der Therapeuten und unter deren Mithilfe bei der Interpretation des Grenzbereichs (1 Gemeinde):
In dieser Gemeinde hatten die Therapeutinnen die Lehrer im Gebrauch des Deutsch-Rechtschreib-Tests unterrichtet und zur klassenweisen Anwendung angehalten. Nach der Durchführung besprachen sie mit dem Lehrer die Fälle, die ihm – auf der Grundlage dieses Tests oder aus anderen Gründen – problematisch erschienen.

(3) Starker Eingriff in die Rekrutierung: Screening durch Experten und Lehrer gemeinsam oder durch Experten allein (4 Gemeinden):
Alle Kinder des festgesetzten Jahrganges wurden auf Anzeichen von Legasthenie hin untersucht – gleich mehrmals im Verlaufe der schulischen Karriere (2 Gemeinden) oder nur einmal (2 Gemeinden). Die Reihenuntersuchung konnte unter Beteiligung des Lehrers geschehen, mit dem man dann die Resultate besprach, oder ohne seine Beteiligung. Wesentlich ist: Alle Schüler wurden einer Beurteilung durch die Experten zugeführt.

Die je als folgende aufgezählte Möglichkeit verstärkt den Eingriff in die Rekrutierung; sie vergrössert den Anteil von Schülern, die den Experten zur Beurteilung zugeführt werden. Die zuletzt aufgezählte Variante, die Reihenuntersuchung, ist nichts anderes als die logische Konsequenz und systematische Form des Eingriffs von Experten in die Rekrutierung. Wenn dieser Eingriff schon für unabdingbar gehalten wird, so ist nur durch Screening gesichert, dass wirklich alle Schüler durch die jetzt zuständige Instanz beurteilt werden.

Wie man sich geeinigt hatte, die Experten in die Fallauswahl eingreifen zu lassen und sie in einer bestimmten Art eingreifen zu lassen, dazu gab es wenig Informationen. Vor allem fehlten Hinweise darauf, dass ein Aushandlungsprozess – eventuell sogar konfliktiver Art – zwischen Therapeutinnen und anderen Beteiligten stattgefunden hätte, und es fehlten Hinweise darauf, dass intensive Anstrengungen der Therapeutinnen der neuen Art der Inanspruchnahme vorausgegangen wären. Man kann das kaum als Folge lückenhafter Erinnerung interpretieren, denn es handelte sich um die achtziger Jahre, über die da berichtet wurde, und die knappen Berichte kontrastierten mit sehr ausführlichen über weit zurückliegendes Geschehen. Viel eher darf man schliessen, dass es tatsächlich nur geringer Anstrengungen bedurfte, um das Unternehmen von der zweiten Phase in eine dritte zu überführen, und dass diese Entwicklung konsensual verlief, dass sie auf der allseits anerkannten Relevanz der neuen Kategorien, der längst etablierten Norm ihrer sensitiven Beachtung aufbauen konnte. Die Überführung des Unternehmens in eine dritte Phase lag auf der Hand, sie resultierte logisch – in der Wahrnehmung aller Beteiligten – aus der zweiten Phase

Man kann an dieser Stelle den Begriff eines *strategischen Charakters des Unternehmens* einführen. Damit ist gemeint, dass sämtliche Errungenschaften des Unternehmens auch gleich auf sein weiteres Voranschreiten angelegt waren. Der Übergang von der ersten in die zweite Phase war noch mit grossen Anstrengungen zur Verbreitung des damals neuen Interpretationsmusters verbunden gewesen; vor allem die Schulpsychologen hatten sich für die neue Devianzkategorie *stark gemacht* – das war jedenfalls der Eindruck verschiedener Beteiligter gewesen (vgl. M21; M22). Nun hatten die Therapeutinnen – wiederum im Eindruck der Beteiligten – ein neues Muster der Inanspruchnahme lediglich *angeboten*, entsprechend einem schon allgemein vorhandenen Bedürfnis und also ohne noch einen Bedarf nach ihrem Angebot wecken zu müssen.

M58 *So sparen die folgenden Berichte die wesentliche Information, nämlich die über die Initianten dieser Entwicklung immer (fast!) gänzlich aus.*
"Die Logopädin macht auch im Kindergarten schon bei allen einen ersten Test auf Legasthenie. (F: Wer hat das angeregt?) Sie ist eine Top-Fachfrau, sie macht das, sie ist dafür ausgebildet, sie sagt: 'Für *die* Kinder Legasthenie und für *die* Logopädie ...' und man weiss ja, dass eine frühe Erfassung wichtig ist" (I42; Schulpflegerin).
"Wir haben jetzt neu die Lösung, dass die Therapeutin mit dem Kind schon anfangen kann, bevor es zur Abklärung geht. Man kann dann einmal sehen, ob das Kind davon profitieren kann, es zeigt sich manchmal auch genauer, was eigentlich fehlt. (F: Wie sind Sie zu dieser Lösung gekommen?) Wir haben das mit Frau D. [der Therapeutin] abgemacht (...) Der Schulpsychologe hat ihr Urteil immer bestätigt" (I34; Schulpräsident).
Zur Einführung der Reihenuntersuchungen in *Psychomotorik* berichtete eine Schulpflegerin: "Es gab Kindergärtnerinnen, die sehr viel anmeldeten, andere meldeten sehr wenig an und auch zu spät, sie konnten es zuwenig beurteilen. Jetzt machen wir Reihenuntersuchungen und haben einen sauberen Tisch. Die Therapeutinnen sind darauf ausgebildet, das zu machen.

(F: Wie sind Sie darauf gekommen, das mit Reihenuntersuchungen zu lösen?) Man sprach mit der Therapeutin, sie hat das als Lösung offeriert, weil es eben dieses Problem gab" (I59; Schulpflegerin). *Für Aussagen von Lehrern, die diesen Eindruck bestätigen, vgl. schon M56 (I10; 145) und M57 (I51). Berichte von Legasthenietherapeutinnen machen da schon besser sichtbar, wer den Übergang initiierte, zeigen aber, dass es wenig Aufwand brauchte:* "Wenn ein Kind nicht extrem aus der Klasse herausfällt, ist es für den Lehrer furchtbar schwer, das zu sehen (...) Wir Legasthenietherapeutinnen haben jetzt ausgearbeitet, wie wir uns das vorstellen mit der Abklärung (...) Das wird jetzt so gemacht " (I41; Legasthenietherapeutin) "Es braucht sehr viel Erfahrung für einen Lehrer, um eine Legasthenie zu diagnostizieren, es ist nicht einfach (...) Wir geben ihnen jetzt die Testblätter, und sie machen das in der Klasse. Wir besprechen mit ihnen die Resultate" (I33; Legasthenietherapeutin).

Dass es die Therapeutinnen waren, die den Anstoss zum neuen Muster der Inanspruchnahme gaben, darf aus all diesen Berichten dennoch geschlossen werden. Ihr neues Angebot wurde zunächst auf der Ebene von Berufsverbänden und Ausbildungsstätten produziert: Seit den achtziger Jahren wurden Legasthenietherapeutinnen diagnostisch geschult. Von da an formulierten sie in ihren Gemeinden vermehrt den Anspruch, selber abzuklären und dabei stärker in die Fallauswahl einzugreifen; jedenfalls wurde das von einem Schulpsychologen behauptet (vgl. M35-2) und es mehrten sich von da an die Gemeinden, in denen solche Lösungen zustande kamen.

Dass der Anspruch von einer überkommunalen Ebene stammte, jedenfalls auf dieser Ebene *auch* formuliert wurde (selbst wenn er dann vor Ort durch die einzelnen Therapeutinnen realisiert werden musste, wie alle Ansprüche in diesem Unternehmen), spricht ebenfalls dafür, dass der Anstoss für einen Übergang zu einer dritten Phase von den neuen Berufsgruppen mit Expertenansprüchen kam, als Teil ihres professionellen Projektes. Es stellt sich auch die Frage, welchen Akteuren denn sonst Initiative in dieser Sache unterstellt werden könnte. Lehrer und Behörden hatten sie zuvor kaum je gezeigt und alles, was an Initiative von ihrer Seite im jetzigen Zeitpunkt ersichtlich wurde, war die Artikulation ihres Entscheidungsnotstandes, die eher nebenbei und wenig gezielt geschah. Für einen stärkeren Eingriff in die Fallauswahl hatten die Legasthenietherapeutinnen Vorbilder: die Logopädinnen und die Psychomotoriktherapeutinnen. Die Logopädinnen hatten ihren Anspruch auf Reihenuntersuchungen (meist werden die Kinder mehrfach im Laufe ihrer Schul - und Vorschulkarriere untersucht) nahezu generell durchgesetzt; jedenfalls wurden in allen 19 untersuchten Gemeinden Reihenuntersuchungen in

Logopädie durchgeführt. Die Psychomotoriktherapeutinnen hatten ihn je nach Anstellungsbedingungen durchgesetzt: Waren sie für eine einzelne Gemeinde zuständig, so führten sie fast immer Reihenuntersuchungen durch, waren sie von Zweckverbänden angestellt, so führten sie diese nur in einzelnen, dem Zweckverband angeschlossenen Gemeinden durch, mit denen sie besondere Absprachen getroffen hatten. Auch bei diesen beiden Berufsgruppen stellte der Eingriff in die Fallauswahl nicht eine isolierte Handlung einzelner Therapeutinnen dar, die da und dort mehr oder weniger zufällig damit begonnen hätten;[81] er wurde vielmehr als Anspruch auch auf übergeordneter Ebene vertreten – direkt, aber auch indirekt durch das Erlernen verschiedener Test- und Kurztestverfahren in der Ausbildung und durch die Betonung dieser Kompetenz. Die Legasthenietherapeutinnen formulierten diesen Anspruch relativ spät (d.h. dass die Kategorie der psychomotorischen Störungen, die erst im Gefolge der Legastheniekategorie eingeführt worden war und deren Durchsetzung von der Legastheniekategorie profitiert hatte, hier – was den Ablauf des Unternehmens betrifft – die Legastheniekategorie überholte).

4.6.2 Adaptation und Generalisierung – Bausteine höchstmöglicher Devianzraten

Für die Expertendeutung erwiesen sich nun *fallweise* Zugeständnisse als weniger notwendig. Zuvor hatten die Experten der Vorselektion der Lehrer Rechnung zu tragen, um sie als Zuweiser nicht zu verlieren, und sie hatten die Erwartungen der Behörden zu berücksichtigen. Das brauchten sie nun vor allem dort nicht mehr, wo sie ihre Fälle über ihre Reihenuntersuchungen erhielten und sich daran keine weiteren Behördenentscheidungen über den einzelnen Fall anschlossen. Die Diskrepanz zwischen ihrem Urteil und einem Urteil, das die Lehrer nur für sich und ohne Anspruch auf Gültigkeit gefällt hatten, wie sie sich nun ergeben konnte und ergab, wurde den Experten nicht negativ angerechnet; die Lehrer mussten sich ja für ihr Urteil auch nicht mehr vor Behörden oder Eltern rechtfertigen. Gerade mit einer solchen Diskrepanz konnte sogar die Notwendigkeit ausgewiesen werden, die Experten früh in die Auswahl von Fällen eingreifen zu lassen. Es ist anzunehmen, dass es immer wieder solch un-

---

81   Zwei interviewte Logopädinnen sprachen im übrigen davon, dass sie den Eingriff in die Fallauswahl, nämlich Reihenuntersuchungen, von den Gemeinden oder Zweckverbänden "verlangt" respektive "gefordert" hätten. Es schien sich hier also um eine etwas härtere Gangart bei der Mobilisierung von Nachfrage nach dem neuen Angebot zu handeln.

terschiedlich beurteilte Fälle braucht, die als Beweis überlegenen Expertenwissens gedeutet werden können.

M59 *Aussagen, zu dieser Art der Kompetenzdemonstration und -interpretation
betrafen meist nicht die Legasthenietherapeutinnen, sondern die Logopädinnen, die schon länger und bereits in allen Gemeinden ihre Fälle mit
grosser Autonomie rekrutierten.*
"Einer solchen Fachfrau darf man nicht dreinreden. Sie geht ganz anders
hinter die Sachen ... sieht sehr viel, was sonst keiner gesehen hätte,
Schüler... mir wäre nichts aufgefallen, sie sieht es" (I24; Lehrerin).
"Die logopädischen Reihenuntersuchungen sind unbestritten. Ich hatte
gerade letzthin wieder ein Kind (...) ich hörte es nicht, aber sie merkte
sofort, dass etwas nicht stimmt" (I58; Lehrerin)
"Logopädie gibt wenig zu reden [gemeint: die Aufwendungen dafür sind
in der Schulpflege nicht bestritten]. Sie sieht immer wieder Sachen, die die
Lehrer nicht gesehen hätten" (I26; Schulpräsident).
Für ein entsprechendes Beispiel zur Legasthenie vgl. M56; I45.

Die Ablösung von den Problemdefinitionen der Laien wurde nicht
für eine Verwissenschaftlichung des Handelns genutzt: An der Vorstellung von Legasthenie als Krankheit, als besonderer Erscheinung, die
nicht mit schlechtem Lesen und Schreiben gleichgesetzt werden dürfe,
wurde festgehalten, dieses Konzept eignete sich besser, die Rekrutierung
durch Experten zu begründen. Alles was über die systematische Adaptation des Legastheniekonzeptes in der zweiten Phase gesagt wurde, gilt
auch für die dritte Phase. So braucht selbst die Alleinentscheidung durch
Experten keine grössere Rationalität von Entscheidungen zu implizieren,
zwangsläufig impliziert sie aber eine Beschränkung der Anzahl von Ent-
scheidungsberechtigten, eine Entdemokratisierung von Entscheidungen.
    Die Präsenz der Legastheniekategorie im Handlungswissen der be-
teiligten Laien blieb unverändert hoch. Die Norm der Sensitivität galt in
Gemeinden, die ein neues Muster der Inanspruchnahme praktizierten,
genauso wie in den übrigen, und es waren noch immer dieselben Bemühungen festzustellen, diese aufrecht zu erhalten respektive zu solidisieren.
Auf den ersten Blick mag das überflüssig erscheinen, weil ja nun die Experten die Fälle auswählten. Es ist anzunehmen, dass es dieser Basis
eben nicht nur bedurft hatte, um zur Rekrutierung durch Experten über-
gehen zu können, sondern dass es ihrer auch weiterhin bedurfte, um das
neue Muster der Inanspruchnahme zu begründen.
    Mit dieser Adaptation des Konzeptes und mit der systematischen
Durchforstung von Klassen durch die Experten wurde die Basis geschaffen für eine grösstmögliche Zahl von Fällen, auf die es Anwendung finden konnte. Allerdings war diese Basis im Untersuchungszeitpunkt noch

längst nicht in allen Gemeinden geschaffen und es hält auch schwer, Voraussagen zu machen über die mögliche Verbreitung des neuen Musters der Inanspruchnahme auf den gesamten Kanton.

4.6.3 *Institutionalisierung: Steuerung der Inanspruchnahme über das Anstellungsverhältnis*

Mit dem Eingreifen der Experten in die Rekrutierung wurde das restriktive Zuweisungsverfahren, wie es manche Gemeinde definiert hatte, hinfällig. Entweder galt es ausdrücklich als überholt und abgeschafft, oder man behielt es zwar bei, aber es trat erst nach der Vorabklärung durch die Therapeutinnen in Kraft und verlor damit seinen wesentlichen Gehalt: das Ausschliessen des direkten Weges und die Möglichkeit, den Entscheid von seiten der Behörde zu beeinflussen. Der Versuch der Schulpflegen, im einzelnen Fall Einfluss auf die Entscheidung zu nehmen, setzte nun nämlich nach einer ersten Expertenentscheidung an, nach einer Auswahl von Fällen, an der die Experten bereits beteiligt waren. Auch wenn eine solche Auswahl – sofern dann nachträglich doch noch ein Zuweisungsverfahren anlief – als Vorauswahl bezeichnet wurde, konnte man ihr nicht mit derselben Skepsis begegnen wie der Vorauswahl, die der Lehrer allein getätigt hatte. Und wie hätten die Laienschulpfleger auch noch eingreifen sollen, wenn ja offensichtlich nicht einmal die Lehrer ihrer Aufgabe, eine Vorauswahl zu tätigen, gewachsen gewesen waren; den Lehrern hätte man immerhin noch höhere Kompetenz zugestanden als den Schulpflegern, denn von verschiedenen Befragten wurde darauf hingewiesen, dass die jüngeren Lehrer in der Ausbildung über Probleme wie die Legasthenie orientiert worden seien. Das Eingreifen der Experten in die Rekrutierung signalisierte mit nicht zu überbietender Deutlichkeit die Nichtzuständigkeit sämtlicher Laien für diese Art von Entscheidungen. Die klare Abgrenzung von Experten und Laien wurde legitimiert durch eine prestigeträchtigere, nämlich längere Ausbildung der Therapeutinnen.

Die Frage, ob und wieweit die Experten in die Rekrutierung von Fällen eingreifen sollten, wurde von den Behörden nur zum Teil direkt entschieden – und wenn schon, waren Entscheidungen vor allem dort getroffen worden, wo es sich um geringfügige Eingriffe handelte.

M60 Den Reihenuntersuchungen in Legasthenie lag in keiner der Gemeinden, in denen er durchgeführt wurde, ein Entscheid zugrunde, an dem die gesamte Schulpflege beteiligt gewesen wäre. In zwei dieser vier Gemeinden hatten nur einzelne zuständige Schulpfleger, die das Ressort der therapeutischen Massnahmen bearbeiteten, darüber entschieden. In den beiden anderen Gemeinden, in denen (nach übereinstimmender Auskunft von Lehrern und Schulpsychologen) die Therapeutinnen Reihenuntersuchungen in allen Klassen durchführten, hatten die Schulpfleger darüber in keiner Weise entschieden, mehr noch: Sie waren nicht einmal informiert. Nicht informiert war auch der zuständige Schulpfleger in derjenigen Gemeinde, in der ein Experteneingriff in die Fallauswahl von mittlerer Stärke praktiziert wurde, nämlich ein Screening durch den Lehrer unter Mithilfe der Therapeutinnen und mit gemeinsamer Beurteilung der Testresultate im Grenzbereich (M57, Typ 2).

Umgekehrt waren allerdings die weniger weitreichenden Eingriffe der Therapeutinnen in die Fallauswahl, nämlich das Anbieten von Entscheidungshilfe, wo sich der Lehrer nicht sicher war, ob eine Anmeldung beim Schulpsychologen gerechtfertigt sei (M57, Typ 1), in drei der vier Gemeinden von der ganzen Schulpflege beschlossen worden. Soweit es die Praxis des vorgezogenen Behandlungsbeginns betraf, stand diese nämlich in sichtbarem Widerspruch zum Zuweisungsverfahren, wie man es in der zweiten Phase definiert hatte (und wie es in diesen Gemeinden noch beachtet wurde). Der Widerspruch konnte allerdings einfach gelöst werden: indem man ihn formal vorsah, d.h. das alte Verfahren beibehielt und es nun einfach *nach* bereits eingeleiteter Behandlung – und damit faktisch nur noch mit der Möglichkeit ihrer Bestätigung – doch noch durchzog. Ob man damit über die Wünschbarkeit des neuen Musters der Inanspruchnahme entschieden hatte oder nicht einfach der Notwendigkeit gefolgt war, einigermassen Konsistenz zu schaffen zwischen einer Praxis, die sich so ergeben hatte, und den formalen Regelungen, soll hier dahingestellt bleiben.

Die Beschlüsse, mit denen die Schulpflegen dem direkten Eingriff der Experten in die Fallauswahl eine sichere institutionelle Basis schufen, setzten an einem anderen Punkt an: Es waren Beschlüsse über das *Anstellungsverhältnis* der Therapeutinnen. Sie wurden getroffen, ohne dass sie zunächst in einem Zusammenhang mit dem neuen Muster der Inanspruchnahme gesehen worden wären.

Zuvor hatte man die Therapeutinnen noch nach dem Stundenaufwand, den sie für die ihnen überwiesenen Fälle geleistet hatten, entschädigt. Versuchten die Therapeutinnen in die Auswahl von Fällen einzugreifen, so taten sie es ausserhalb ihrer Anstellung, und diesen nicht entschädigten Aufwand konnten Lehrer oder Schulpfleger je nach persönlicher Einstellung anders bewerten: als Entgegenkommen oder – gerade weil er ausserhalb der eigentlichen Anstellung geleistet wurde – als etwas übereifrig, als Werbung oder sogar Arbeitsbeschaffung. Mit der neuen Art der Inanspruchnahme korrespondierte ein festes Anstellungsverhältnis der Therapeutinnen, zwar nicht durchgängig, aber doch häufig. Das neue Anstellungsverhältnis machte die Therapeutinnen unabhängiger von

Fällen, es setzte sie frei zur Bearbeitung der Kategorie überhaupt – auch wenn eine bestimmte Fallzahl immer noch vorhanden sein musste, zur Legtimiation und Vergrösserung des Anstellungsumfangs (wie noch zu zeigen sein wird). Wenn sie nun in die Vorauswahl eingriffen und nicht nur die ihnen zugewiesenen Fälle, sondern alle Kinder untersuchten, so war ihr Auftreten in dieser Funktion durch ihre Anstellung nicht nur abgegolten, sondern auch unverdächtig, weil sie ja nun finanziell auf Fälle nicht mehr so unmittelbar und sichtbar angewiesen waren. Beschloss man ein neues Anstellungsverhältnis und achtete man nicht auf die Einhaltung eines restriktiven Zuweisungsverfahrens, so hatte man damit alle notwendigen Entscheidungen für die Durchführung und Geltung von Reihenuntersuchungen getroffen, ohne über den frühen Experteneingriff in die Fallauswahl entschieden zu haben, ja unter Umständen ohne sich damit auch nur im geringsten befasst zu haben.

M61 In 4 der 9 Gemeinden, in denen sich das devianzdefinierende Unternehmen in seiner dritten Phase befand, standen die Therapeutinnen, die Legasthenie behandelten, in einem festen Anstellungsverhältnis; dagegen hatten die Legasthenietherapeutinnen in keiner der übrigen Gemeinden solche Anstellungsbedingungen.
Das ist nun zwar keine universelle Bestätigung eines Zusammenhangs, dafür lässt sich ein Zusammenhang zwischen Anstellungsverhältnis und Rekrutierungsmodus auch feststellen, wenn man den Blickwinkel erweitert und nicht nur die Legasthenie berücksichtigt. Vergleicht man die Anstellungsverhältnisse all jener Therapeutinnen, über die eine schriftliche Befragung der schulpsychologischen Dienststellen des Kantons Zürich Auskunft gegeben hatte, so zeigt sich folgendes: Logopädinnen und Psychomotoriktherapeutinnen, die Reihenuntersuchungen generell oder nahezu generell praktizierten, deren Unternehmen sich also in der dritten Phase befand, waren fast durchwegs festgestellt; die Relation der festangestellten zu den stundenweise beschäftigten betrug bei den Logopädinnen 3:1 (von N=115), bei den Psychomotoriktherapeutinnen sogar 12:1 (von N=25), bei den Legasthenietherapeutinnen, deren Unternehmen sich erst im Übergang zur dritten Phase befand, betrug es 1:28 (von N=229).[82]
Diese Resultate gehen zwar deutlich in die erwartete Richtung, was die Unterschiede zwischen den Legasthenietherapeutinnen und den übrigen

---

[82] Wie man sieht, ist der Anteil festangestellter Therapeutinnen für Legasthenie in der Intensivstudie wesentlich höher als in der schriftlichen Umfrage im ganzen Kanton. Das hat zwei Gründe. Einmal erfasste die schriftliche Befragung die Situation, wie sie drei Jahre zuvor gegeben war (vgl. Anhang); zum zweiten wurde die Legasthenietherapie in zwei der Gemeinden, in denen die damit Beauftragten in einem festen Anstellungsverhältnis standen, durch Logopädinnen durchgeführt (vgl. dazu noch 4.6.5).

Therapeutinnen betrifft. Vergleicht man jedoch die beiden bessergestellten Berufsgruppen, so müssten Psychomotoriktherapeutinnen noch weitaus besser in der Lage sein, Reihenuntersuchungen zu realisieren als die Logopädinnen, sie tun es aber faktisch seltener. Das heisst, dass die Therapeutinnen ihre Anstellungsverhältnisse auch unterschiedlich nutzen können, seien es stundenweise oder feste Anstellungsverhältnisse; immerhin begünstigt aber die feste Anstellung einen Eingriff in die Rekrutierung.

Stellte man die Implikationen einer festen Anstellung nicht in Rechnung, so war der Übergang zu einem neuen Anstellungsverhältnis ein unspektakulärer Entscheid; und es gab keinen Hinweis, dass die Schulpflegen die feste Anstellung anders interpretierten denn als (mehr oder weniger freiwilliges) Zugeständnis an die langjährige Therapeutin oder eine nun (allmählich) anerkanntere Berufsgruppe. Als nicht weiter bedeutend galt der Entscheid auch deshalb, weil man glaubte, auch so – ja gerade über die neue Regelung der Anstellung – zu einer zurückhaltenden Inanspruchnahme anhalten zu können. Gewährte man eine feste Anstellung, so konnte man dabei nämlich auch deren Umfang fixieren und möglichst knapp fixieren und auf diese Art die Inanspruchnahme der Kategorie in einem erwünschten Rahmen zu halten versuchen. Zu diesem Zweck eingesetzt, war aber die Dimensionierung des Anstellungsumfangs ein weit schwächeres Instrument als man es in der zweiten Phase mit dem Zuweisungsverfahren zur Verfügung gehabt hatte. Galt im Einzelfall nämlich der Experte als kompetent – und das galt er ja schon von allem Anfang an – und vergrösserte sich die Menge der möglichen Fälle, die ihm zur Beurteilung vorgelegt wurden, vergrösserte sich logischerweise auch die Menge verbindlich ausgesprochener Krankheitsdiagnosen; es sei denn, der Experte hätte die grössere "Voreingenommenheit für Gesundheit" als der Laie – das darf man ausschliessen[83] – oder er stimme in seinem Urteil stets mit dem Laien überein (was dem einem Zweifelsfall ist, ist dem anderen auch nur Zweifelsfall und kein Fall), wenn das so wäre, dann hätte es den Übergang zur dritten Phase nicht gebraucht. Einer verbindlichen Diagnose aber hatte eine Behandlung zu folgen, sonst hätte man den Expertenanspruch dennoch bestreiten müssen. Häuften

---

[83]   Er hat sie nicht. Nach allen verfügbaren Kenntnissen zeigt er das, was Freidson (1977: 205ff; 1987) als *Voreingenommenheit für Krankheit* bezeichnet: die Tendenz, im Zweifelsfalle und jedenfalls weitaus häufiger als die Laien Krankheit zu diagnostizieren. Eine Randbemerkung lässt sich hier anbringen: Aus eben dieser Voreingenommenheit lässt sich denn auch verstehen, dass aus den typischen Testprofilen der Schüler in schulpsychologischen Diensten ein "Problemschülerprofil" abgeleitet wurde, das sich bei genauerer (nämlich repräsentativer) Untersuchung als "Normalschülerprofil" entpuppte (vgl. Schallberger 1983).

sich die diagnostizierten Fälle – was die Experten nun mit einzigartiger Autonomie bestimmen konnten –, so hatte der Anstellungsumfang vergrössert zu werden, um die notwendige Behandlungskapazität zu gewinnen. So musste der Anstellungsumfang laufend neu verhandelt werden. Daran änderte auch das allenfalls noch praktizierte restriktive Zuweisungsverfahren wenig, weil es seine Ansatzpunkte verloren hatte.

M62 *Besonders gut zeigen lässt sich das Geschehen um die Aushandlung des Anstellungsumfangs am Beispiel der Logopädinnen, wiederum (wie bei M59) deshalb, weil deren Projekt generell weit fortgeschritten war.* Logopädinnen waren in 17 der 19 untersuchten Gemeinden festangestellt. Bei 6 dieser Gemeinden konnten entschiedene Bemühungen konstatiert werden, den Anstellungsumfang gering zu halten: Ihre Vertreter gaben an, in entsprechenden Verhandlungen den Wünschen der Logopädinnen nur zum Teil entsprochen zu haben. Strebten die Therapeutinnen aber im Laufe der Zeit einen grösseren Anstellungsumfang an, und belegten sie ihre Forderung mit Fallzahlen, so hatten auch diese Gemeinden dem Rechnung zu tragen, vielleicht nicht vollumfänglich, aber zum Teil. Das verdeutlichen die folgenden Aussagen:
"Zuerst wurde das Budget des logopädischen Dienstes zusammengestrichen. Damit hat man eine Stelle weniger bewilligt, als die Logopädinnen wollten. Jetzt aber hat man doch Befürchtungen, dass die Kinder darunter leiden könnten, die Fallzahlen sind nämlich im Steigen. Jetzt hat man den alten Budgetvorschlag bewilligt" (I23; Schulpflegerin).
"Die neue Logopädin wollte zwölf Stunden im Vertrag. Aber die frühere hatte nur sechs. So plötzlich konnten wir nicht hinaufgehen. Der Schulgutsverwalter war dann einverstanden mit zehn. Jetzt macht sie aber immer etwa 13 Stunden, es hat einfach entsprechend Fälle. Die zusätzlichen Stunden vergüten wir dann einfach stundenweise. Wir werden aber mit dem Pensum wahrscheinlich doch hinaufgehen müssen" (I44; Gruppeninterview: 2 Schulpflegerinnen).
"Der Logopädin wurde die Erhöhung ihrer Anstellung auf eine halbe Stelle abgelehnt (...) Ich konnte dieses Anliegen den anderen Schulpflegern nicht bringen. Jetzt sind aber die Fallzahlen wieder heraufgegangen, und jetzt werden wir das dann auch machen" (I42; Schulpflegerin).
Ein solches Aushandeln des Anstellungsumfanges über die Fallmenge liess sich auch bei anderen Therapeutinnen konstatieren:
"Die Stellen der Legasthenietherapeutinnen sind knapp bemessen. Wenn sie dann im Reihenuntersuch feststellen, dass mehr Kinder das brauchen, dann muss man Antrag stellen. In der Regel ist da die Pflege grosszügig und vergütet das dann anstandslos, einfach stundenweise. Sie müssen aber wohl irgendwann die Anstellung erhöhen" (I11; Schulpsychologin).
"Früher hatte ich nur 10 Wochenstunden. Dann hatte ich aber immer mehr gearbeitet, es gab genug Fälle. Die Schulpflege erhöhte dann das Pensum auf 12 Stunden" (I21; Psychomotoriktherapeutin).

Man kann sich den Verlust an Steuerungsmöglichkeiten, der gegenüber der zweiten Phase eingetreten war, auch verdeutlichen, wenn man
sich noch einmal das Problem vor Augen führt, das in der zweiten Phase
den Ausschlag gab für die Regelung der Zuweisung. Es ging damals
darum, den direkten Weg vom Lehrer zur Therapeutin auszuschalten, um
sowohl Rekrutierungsbemühungen der Therapeutinnen zu unterbinden
als auch Möglichkeiten zu gewinnen, von Behördenseite Einfluss auf den
zuweisenden Lehrer zu nehmen. Es ging also darum, dass der Lehrer der
Therapeutin nicht *alle* Schüler zur Beurteilung zustellte, *die er als Fälle
betrachtete* und die ihn die Therapeutin im intensiven Kontakt als Fälle zu
betrachten lernen könnte. Die Zuweisungsmodalitäten, die sich in der
dritten Phase einspielten, implizierten, dass der Lehrer der Therapeutin
nicht nur alle Schüler zur Beurteilung überliess, die er schon als Fälle
betrachtete, sondern auch *all diejenigen, von denen er selber noch unsicher* war, ob sie als Fälle zu betrachten seien. Das hätte sich auch beim
direkten Weg der zweiten Phase mit der Zeit einspielen können, obschon
dort die Expertenrolle in der Rekrutierung weniger systematisch organisiert war. Schliesslich – und das ging nun entschieden weiter – überliess
er ihr *überhaupt alle* Schüler.

Dennoch konnten die Schulpflegen zu einer positiven Bewertung der
neuen Anstellungsregelungen kommen. Die feste Anstellung ersparte die
Entscheidungen über einzelne Fälle und alle damit verbundenen Umtriebe
oder liess diese Entscheidungen immerhin weniger wichtig erscheinen.
Solche Entscheidungen hatten nun keine unmittelbaren Kostenfolgen
mehr, weil die Behandlung im Rahmen des ohnehin bestehenden Anstel-
lungsverhältnisses geleistet werden konnte. Damit entfielen auch die häufig als unangenehm bezeichneten Auseinandersetzungen in der Schulpflege und zwischen Schulpflegern und Lehrern über einzelne Fälle.

M63 *Unangenehm waren die Auseinandersetzungen vor allem deshalb, weil
man – unter dem Aspekt der Berechtigung auf eine von der Schule vergü-
tete Therapie – private Details des fraglichen Falles diskutieren konnte.*
"Über jeden Schüler, für den die Schule etwas zahlte, wurde geredet. Es
war peinlich, so richtig dörflich. Man qualifizierte die Eltern. Wie leben
die, arbeitet die Mutter und so weiter. Es gab einen alteingesessenen Leh-
rervertreter, der über jeden etwas zu erzählen wusste. Im Laufe der Zeit
besserte es, weil man grosszügiger wurde" (I18; Schulpsychologin).
"Eine Schwierigkeit bei solchen Entscheidungen ist, dass jemand findet,
also dem, ausgerechnet dem, sollte man nun wirklich keine Massnahme
zahlen, zum Beispiel, weil der Vater des Kindes ein ekelhafter Typ sei.
Das kann mühsame Diskussionen geben" (I20; Schulsekretärin).

"Es ist wichtig, dass der Schulpfleger, der zuständig ist, den Fall dosiert vorbringt, nicht alle Details aus dem psychologischen Gutachten vorliest. Sonst wird es peinlich, erst recht die Diskussionen" (I23; Schulpflegerin). "Die neue Ressortleiterin die macht es jetzt auch so, wie ich es stets handhabte. Sie liest nur Auszüge vor. Sonst kann das ganz blöde Diskussionen geben ..., da sagt einer: 'Was, *die* Familie, die soll jetzt etwas bekommen, mit *der* Mutter?' ... Es kann natürlich auch so noch blöde Diskussionen geben" (I3; Schulpräsidentin). *Und auch das Wegfallen von bürokratischen Umtrieben konnte als Gewinn interpretiert werden. So argumentierte ein Schulpfleger einer Gemeinde, in der die Therapeutinnen – bei fester Anstellung – maximale Rekrutierungskompetenz erreicht hatten:* "Wir sind im Vergleich zu anderen Gemeinden sehr liberal. Wir wollen keinen Papierkrieg entfachen, diese Anträge und Verfahren ... wir wollen keine Bürokratie" (I9; Schulpfleger).

Wenn man ausserdem bedenkt, dass die Schulpflegen das Zuweisungsverfahren lediglich hatten nutzen können, um Einflusss zu nehmen, nicht aber um zu entscheiden, ist es verständlich, dass die Schulpflegen dem alten Verfahren nicht unbedingt nachtrauerten. Die Entwicklung half auch ihnen, wie schon den Lehrern, in gewissem Sinne aus einem Entscheidungsnotstand. Der Notstand bestand bei den Schulpflegen nicht unbedingt darin, dass man befürchtet hätte, falsch zu entscheiden – denn man hatte ja ohnehin nur auf die Entscheidungen der anderen Einfluss genommen –, aber darin, dass das Geschehen rund um diese Entscheidungen aufwendig, unbefriedigend und peinlich gewesen war.

4.6.4 Realisierung: Vertrauen als Handlungsbasis und Mangel

Was das neue Muster der Inanspruchnahme vom alten abgrenzte, war ein höheres Mass an Expertise, eine letztlich *alleinige Zuständigkeit* der Fachleute für die Interpretation und Bearbeitung des Problems. In der dritten Phase galt es also, diesen zusätzlichen Aspekt zu realisieren, das heisst, nicht nur zu praktizieren und zu institutionalisieren, sondern auch zur nicht mehr hinterfragten Wirklichkeit werden zu lassen.

Das Erreichen dieses Ziels schien zunächst unproblematisch: Die Rekrutierung durch die Experten wurde zu einer für die Beteiligten logischen Folge des bisherigen Unternehmens, zu einer Entscheidung, die als solche kaum noch Beachtung fand und keinesfalls zu Konflikten führte. Das traf zu für die Lehrer (vgl. M56), und es traf zu für die Schulpflegen (vgl. M58). Dennoch kam es aber zu einem Realisierungsdefizit, zu einem Mangel an *Vertrauen* in den Experten.

Einem Experten, dem soviel Expertise zugestanden wird, kann der Laie nur noch mit Vertrauen begegnen, das ist der angemessene und von ihm geforderte Beitrag an die Interaktionen mit dem Experten. Durch Vertrauen wird er die Expertise laufend bestätigen und damit die Basis für weiteres Vertrauen schaffen. Je unbetrittener die Expertise bleibt, umso eher kann er sich auch den von ihm zu verantwortenden Entscheidungen, die nun an den Experten delegiert sind, anschliessen und sie nach aussen legitimieren, ohne sich durch die Entscheidungsdelegation dem Vorwurf der Nachlässigkeit auszusetzen. Auf Vertrauen allein aber wollte manche Gemeinde nicht setzen. Trotz der Selbstverständlichkeit, die für die Neuverteilung der Kompetenzen in Anspruch genommen wurde, bestand auch Skepsis, die sich im Versuch niederschlug, den Anstellungsumfang der Therapeutinnen zu regeln (vgl. M62). Erst wo die (also stets etwas zweifelhafte) Expertise und der nach unten geregelte Anstellungsumfang zusammentrafen, bestand in einigen Gemeinden eine ausreichende Basis, um den Experten mit Vertrauen zu begegnen.

M 64 *Auf diese "doppelte" Basis weisen die folgenden Aussagen; sie beziehen sich wieder – aus schon erwähnten Gründen – auf die Logopädinnen:*
"Unsere Logopädin hat ein ganz kleines Pensum, sie arbeitet eben auch noch in anderen Gemeinden. Sie ist dauernd auf dem letzten Zacken, sie muss sehen, dass sie die schwersten Fälle durchbringt. Das ist uns eigentlich recht so. So müssen wir nicht bremsen oder Bedenken haben. Ich kenne andere Verhältnisse, da haben die viel mehr Sorgen mit den Logopädinnen ... wo die Logopädinnen ihr grosses Pensum ausfüllen mit Fällen und noch laufend erhöhen wollen" (I3; Schulpräsidentin).
"Unsere Logopädin hat nur zehn Stunden. Das ist nicht so besonders viel. Ich finde, dass man andernorts zum Teil wahnsinnig übertreibt mit der Logopädie. Mit dem Zahnwechsel gibt sich das ja auch oft, plötzlich können die 's' wieder sagen. Aber ich glaube doch, dass unsere da Mass halten muss ... mit den zehn Stunden" (I38; Schulpflegerin).
"Die Logopädinnen beklagen sich dauernd, wie knapp die Arbeitszeit sei, die wir ihnen bezahlen. Dadurch werden meiner Meinung nach Fälle ausgesiebt, die sich von selber erledigen. Wir halten die Pensen also für richtig" (I16; Gruppeninterview: Schulpräsident, Schulsekretär).

Aber nicht einmal mit der Absicherung des Vertrauens über den Anstellungsumfang schien alle Skepsis beseitigt. Das Vertrauen, als *faktisch beanspruchte Basis der Entscheidungsdelegation*, war längst nicht in jedem Falle durch eine *innere Haltung* des Vertrauens abgedeckt; im Gegenteil, die innere Haltung schien viel eher *Misstrauen* zu sein. Damit aber stand mancher Schulpfleger immerhin vor sich selber im Verdacht der Fahrlässigkeit. Der Entscheidungsmodus war jedoch nicht mehr zu ändern, die Kompetenzen waren verteilt. Wollte man die Verteilung rückgängig machen, so hätte man allein für diesen Aushandlungsprozess – für das argumentative Vertreten einer anderen Erfassungsmodalität – schon Kompetenz beanspruchen müssen, die man ja eben vollständig zur Expertenangelegenheit gemacht hatte. So wurde denn Vertrauen als innere Haltung recht eigentlich beschworen. Die Interviewpartner versuchten in ihrer Darlegung der Situation, *sich selber* von der Berechtigung des Vertrauens zu überzeugen; so jedenfalls kann man ihre Aussagen interpretieren. Es gelang nicht immer, die Zweifel gegenüber rekrutierenden Experten zu neutralisieren, dann wurde offenes Misstrauen formuliert.

M65 "Es besteht eine Gefahr, dass die Therapien, wenn man sie einmal hat, unkontrolliert wachsen. Man hat dann nicht immer ein gutes Gefühl. Andererseits sind wir Laien, wir haben wenig gesehen. Es kommt auch darauf an, wie es jemand präsentiert. Wenn die Therapeutin sagt: 'Hier muss endlich etwas geschehen', dann macht man eher etwas, als wenn sie sagt: 'Es wäre empfehlenswert', es ist wie auf dem Jahrmarkt beim Verkauf von Produkten. Es *muss* ein Vertrauensverhältnis da sein" (I44; Gruppeninterview: 2 Schulpflegerinnen).
"Es ist auch eine Vertrauenssache, man muss den Therapeuten vertrauen (...), Vertrauen zu den Fachleuten haben, dass sie kein Kind nehmen, wenn es nicht nötig ist. Es ist schwer, sich als Laie in diese Sachen einzuarbeiten, man muss einfach Vertrauen haben" (I31; Schulpräsident).
"Es ist einfach eine Vertrauenssache. Von der Schulpflege aus ist es nicht so kontrollierbar, wir müssen auf die Therapeuten und auf die Lehrer abstellen" (I46; Schulpräsident).
"Wenn die Fachleute sagen, es muss sein ... Vertrauen ist unumgänglich. Wir können nur mit dem gesunden Menschenverstand urteilen, nicht mit Fachwissen. Das Problem Experten und Laien, das gibt es ja nicht nur im Bereich der Schule. Man hat ein ungutes Gefühl ... und muss dann die Behandlung doch legitimieren, weil es ja Steuergelder sind ..." (I49; Gruppeninterview: Schulpräsident, Schulpflegerin, Schulsekretär).
"Das ist bei allen Therapeutinnen so: Wenn sie noch etwas freie Kapazität haben, dann finden sie immer noch ein Kind, das Therapie braucht. Ich weiss nicht, nach welchen Gesetzen das funktioniert ... nach überirdischen" (I16; Gruppeninterview: Schulpräsident, Schulsekretär).
"Wenn ich in einzelnen Schulhäusern den Schulpflegern begegne, dann können die sagen: 'Grüezi Herr W. So, sind Sie auf Arbeitssuche?' So stellen die sich das vor" (I48; Schulpsychologe).

Natürlich kann man argumentieren, dass das Vertrauen in die Experten immer überzogen werden muss, dass die Delegation von Entscheidungen, immer mit *Überschätzungen* einhergeht. Diese Argumentation findet sich auch in einer systemtheoretischen Annäherung an die Interaktion von Laien und Experten: "Der Sachverständige wird im Ausmass seines Wissens ... überschätzt. Diese Überschätzung muss durch ein Vertrauen getragen sein ...", das man nun aber beileibe nicht als innere Haltung idealisieren darf, begründet sein kann es "... im Systemzusammenhang, in günstigen Vorerfahrungen oder in Systemkontrollen der Verlässlichkeit (...) oder auch einfach in der Beanspruchung durch eigene Aufgaben, die keine Zeit zur Kritik anderer übrig lässt. So ist selbst die individuelle Motivation zu kritiklosem Anschluss an fremde Informationsverarbeitung systembedingt" (Luhmann [1964] 1972: 175). Vertrauen, das nicht mit inneren Überzeugungen gleichzusetzen ist, dürfte ein häufig praktiziertes Muster der Situationsbewältigung sein. Entscheidend ist aber doch, dass die Überschätzung im Falle der hier untersuchten Entscheidungen zum störenden Verdacht wurde und sich vor den kritiklosen Anschluss an die fremde Informationsverarbeitung – mit wie wenig innerer Überzeugung dieser auch im allgemeinen noch praktiziert werden kann – schob.[84] Die Schulpflegen waren sehr schnell bereit gewesen, sich auf die Erfassungsmodalitäten der dritten Phase einzulassen, jene Entscheidung hatte kaum der Darstellung bedurft, sie war hinreichend begründet durch den Verlauf des Unternehmens. Es hielt aber jetzt schwer, die aus dieser Entscheidung Fall für Fall entstehende Realität zu begründen, weil das dafür beanspruchte Argument: man dürfe Vertrauen haben, nicht so recht zu überzeugen vermochte. Die Situation war verzwickt, weil kaum etwas anderes übrig blieb als Bekräftigung der geschaffenen Realität. Deren öffentliche Darstellung mochte noch einigermassen gelingen, jedenfalls zusammen mit Hinweisen auf den begrenzten Anstellungsumfang; so beschränkten sich denn nach allen verfügbaren Aussagen die Diskussionen in den Behörden und die Kontrollversuche auf den Anstellungsumfang. Zumindest privat aber gelang die Darstellung nicht mehr befriedigend.

Es war nicht so sehr die Überschätzung des Fachwissens, die zum störenden Verdacht wurde – das Fachwissen schien unproblematisch –, es war viel eher eine Überschätzung der Integrität der Fachleute, die die Schulpfleger argwöhnten. Gerade das aber könnte für die weitere Interaktion zwischen den (nun eindeutig als solche voneinander abgegrenzten) Laien und Experten besonders problematisch sein. Anders ausgedrückt: Das Unternehmens ist in seiner dritten Phase an einem Punkt angelangt,

---

84   Die systemtheoretische Argumentation macht übrigens trotz ihres Determinismus an diesem Punkt – aber allerdings *erst* an diesem Punkt – auch kaum Mühe. Soweit es das Handeln des Laien betrifft, ist es nun nämlich tatsächlich in beträchtlichem Masse durch die einmal geschaffene Interaktionsstruktur von Laien und Experten (durch die Ressourcenverteilung und die Regeln) bedingt.

wo es sich gegen die darin Aktiven wenden könnte, sollten die vorerst nicht handlungssteuernden Zweifel das Handeln – über den letztlich ohnmächtigen Versuch einer Limitierung des Anstellungsumfanges hinaus – zu bestimmen beginnen.

4.6.5 Professioneller Gewinn: Autonomie und Rivalität

Man kann sich fragen, weshalb es so lange dauerte – rund 15 Jahre im Falle der Legasthenie – bis es zum Experteneingriff in die Fallauswahl kam; denn immerhin wurde er als beinahe zwangsläufige Folge erfahren und es gab kaum Widerstand. Die Antwort muss dann lauten, dass es durchaus möglich gewesen wäre, das Unternehmen schon zu einem früheren Zeitpunkt in diese Phase zu überführen. Es lag am Unwillen der Schulpsychologen, zu deren besonderem Angebot die Legastheniediagnose in der zweiten Phase des Unternehmens gehörte, dies zu tun. Dass es möglich gewesen wäre, bewiesen auch die Logopädinnen und Psychomotoriktherapeutinnen, die schon länger ihre Fälle selber rekrutierten und die dies nicht zuletzt mit der Bedeutung der von ihnen behandelten Störungen für eine drohende Legasthenie begründeten.

Von den Schulpsychologen zweier Dienste waren zwar schon ende der sechziger Jahre und anfangs siebziger Jahre Reihenuntersuchungen auf Legasthenie durchgeführt worden. Aber das geschah mit wenig eigener Überzeugung, soweit man das aus der heutigen Beurteilung schliessen darf; also war man wieder davon abgekommen. Die Beurteilung von Reihenuntersuchungen wurde mit der Zeit und mit der neuen, sozialwissenschaftlichen Thematisierung schulischer Probleme noch skeptischer.

M66 "Es sind hier ganz am anfang, als die Legasthenie erst so richtig aufgekommen war, Reihenuntersuchungen durch die Schulpsychologen durchgeführt worden. Aber man war nicht zufrieden damit; man ist wieder davon abgekommen. Es blieb einfach zuviel in diesem Rechen hangen, Kinder, von denen niemand so recht einsah, weshalb man sie behandelte" (I22; Schulpsychologe).
"Wir sind in unserem Verband auf schweizerischer Ebene schon lange zum Schluss gekommen, dass Reihenuntersuchungen kein Verfahren sind für uns. Es ist uns wichtig, darauf zu achten, was eben für die Lehrer und die Schüler oder die Eltern ein Problem ist" (I52; Schulpschologe).
"Reihenuntersuchungen halte ich für übertrieben. Es gibt schon bei den logopädischen Reihenuntersuchungen immer Störungen, die Eltern schätzen das auch nicht" (I29; Schulpsychologe).
Positive Äusserungen der Schulpsychologen zu Reihenuntersuchungen waren nicht zu hören.

Durch den Unwillen, das Unternehmen in eine weitere Phase zu überführen, hatten aber die Schulpsychologen einen Teil ihres *besonderen Angebotes* verloren. Sie hatten damit auch an professioneller Dominanz eingebüsst, wie sie sie in der zweiten Phase besessen hatten, als sie mit ihren Diagnosen den Einsatzbereich anderer Berufe absteckten.

Die Gewinnerinnen der dritten Phase waren die Legasthenietherapeutinnen und auch die Logopädinnen, die nun ebenfalls Legasthenie diagnostizierten und behandelten. Diesen Therapeutinnen gelang es – den Legasthenietherapeutinnen allerdings immer noch erst vereinzelt –, bessere Arbeitsbedingungen zu erwirken: eine feste Anstellung und ein höheres Gehalt als zuvor; auch wenn es bei den Legasthenietherapeutinnen immer noch tiefer blieb als bei den Psychologen oder den Logopädinnen.

Von besonderem Interesse ist der Gewinn an *Autonomie*, der seinerseits wieder von Bedeutung für das devianzdefinierende Unternehmen ist: Wenn die Therapeutinnen in der dritten Phase diagnostizierten und selber Fälle rekrutierten, so beanspruchten sie ein aussergewöhnliches Mass an Autonomie, wie es die Schulpsychologen nie beansprucht hatten und auch weiterhin nicht beanspruchten. Die Schulpsychologen hatten stets Zurückhaltung gezeigt, das war ihre Gegenleistung gewesen für das Abklärungsmonopol, ein schlecht gesichertes Monopol, wie sich jetzt erwies. Nun, da sich die Therapeutinnen durch das Vorantreiben des Unternehmens in eine dritte Phase ein Anrecht auf Auswahl und Abklärung erwirkt hatten, machte sich die Selbstbeschränkung der Schulpsychologen schlecht bezahlt. Sie wurden zwar auch in Gemeinden, in denen die Therapeutinnen in die Rekrutierung eingriffen, noch ab und zu zur Legastheniediagnose beigezogen, teilten sich nun aber mit anderen Berufsgruppen in diese Aufgabe. Immer noch beigezogen wurden sie vielleicht deshalb, weil die Schulpflegen die Illusion hatten, sie könnten über die Psychologen doch noch Zurückhaltung geltend machen, auch nach der Vorauswahl durch die Therapeutinnen (die Schulpflegen stellten dann nicht in Rechnung, wie auffällig das Urteil der Psychologen schon immer mit dem Urteil aller anderen Beurteiler übereingestimmt hatte); vielleicht wollte man auch ganz sicher nichts falsch machen, also keinen Fachmann auslassen, vielleicht gaben auch die Lehrer den Ausschlag, die den Austausch mit dem umgänglichen Psychologen schätzten.

Hatten die Schulpsychologen also aus der dritten Phase des Unternehmens keinen Gewinn mehr gezogen, sondern Verlust erlitten, so waren sie dennoch nicht die Verlierer des ganzen Unternehmens. Sie hatten ihren Gewinn aufgrund der Leistungen, die sie in der zweiten Phase erbracht hatten, ausbezahlt bekommen: Ihnen wurden Arbeitsbedingungen zugestanden, die die neue Thematisierungsform schulischer Probleme, die sie wählen wollten, überhaupt erst zuliessen (vgl. 4.5.6). Die neuen

Arbeitsbedingungen liessen das zu, weil sie auch mehr Autonomie beinhalteten, zwar nicht eine autonome Fallrekrutierung, aber die Möglichkeit autonomer Deutung und Bearbeitung ihnen zugetragener Fälle. Das Zugeständnis an Autonomie, das die Therapeutinnen bekommen hatten, war eng an ein Devianzstereotyp gebunden; die Autonomie der Psychologen liess sich breiter verwenden – auch dazu, sich von solchen Stereotypen in gewissem Masse zu lösen. In diesem Sinne behielten die Psychologen einen Professionalisierungsvorsprung. Was ihnen zugestanden wurde, war eine *Autonomie des Wissens*. Die Autonomie der Therapeutinnen war eine der *Anwendung* eines vorgezeichneten Wissensbereichs, allerdings eines Bereichs, der sich als bedenklich "dehnbar" erweist.

Somit profitierten verschiedene Berufsgruppen vom ganzen Unternehmen: die Schulpsychologen, die Legasthenietherapeutinnen und zusätzlich die Logopädinnen, die sich auch in der Diagnose und Behandlung von Legasthenie zu engagieren begannen. Sie alle profitierten nicht nur vom Unternehmen Legasthenie im engeren Sinne, sondern auch von der Durchsetzung der nachfolgenden Stereotypen, die nahezu problemlos gelang. Es profitierten weiter die Psychomotoriktherapeutinnen, die ihre Problemdefinition auf der so geschaffenen Basis durchsetzen konnten.

Dass die Logopädinnen Zuständigkeit für die Legastheniediagnose beanspruchten, genoss staatliche Unterstützung, ja es geschah sogar auf staatlichen Anstoss (einen der wenigen Anstösse von dieser Seite im ganzen Geschehen). Gerade diese Intervention eignet sich aber, um noch einmal aufzuzeigen, dass die entscheidenden Fortschritte des definitorischen Unternehmens und des damit verbundenen professionellen Projektes auch ohne solche Intervention möglich waren und erzielt wurden. Den Logopädinnen wurde vom Kanton anfangs der achtziger Jahre die Berechtigung zugesprochen, die Gutachten für Legastheniker im Falle von Abklärungen zuhanden der eidgenössischen Invalidenversicherung, und damit in Fällen vergleichsweise schwerer Legasthenie, zu erstellen. Zwar wurde in solchen Fällen auch ein Gutachten der Schulpsychologen verlangt, aber die letztliche Zuständigkeit wurde den Logopädinnen übertragen. Die Gründe für diese Verteilung der Entscheidungskompetenzen waren kaum in der damaligen Situation zu suchen, denn erst von diesem Moment an wurden angehende Logopädinnen überhaupt für die Abklärung und Behandlung von Legasthenie ausgebildet. Sie müssen in den Anfängen des Unternehmens gesucht werden. Die Legasthenie war von der Invalidenversicherung sehr früh schon als beitragsberechtigte Behinderung anerkannt worden (vgl. 4.4.5). Man hatte sie der (von der Versicherung schon vorgesehenen) Kategorie der "schweren Sprachgebrechen" zugeordnet. Zu dieser Kategorie gehörten auch Sprechstörungen, für deren Erfassung und Behandlung die Logopädinnen zuständig waren.

Die Logopäden waren bei der Invalidenversicherung schon immer ein-
flussreich gewesen; sie waren es nach Aussagen von Befragten auch gewesen, zusammen mit Ärzten, die in diesem frühen Zeitpunkt die An-
spruchsberechtigung bei Legasthenie durchgesetzt hatten (auch wenn sie
dann in der Folge und bis zu Beginn der achtziger Jahre im ganzen devianzdefinierenden Unternehmen rund um die Schule keinen Anspruch
auf Diagnose und Behandlung der Legasthenie erhoben und keine Rolle
spielten). So wird es verständlicher, dass die Invalidenversicherung in
einem Kreisschreiben an die Kantone – mit dem es vor allem darum ging,
den Kreis von Gutachtern, mit denen sich die Versicherung auseinanderzusetzen hatte, zu verkleinern – einigermassen deutlich das Anliegen formulierte, mit der Abklärung schwerer Sprachgebrechen (und darin eingeschlossen der Legasthenie) in Zukunft Ärzte und Logopäden zu beauftra-
gen; allerdings sah das Schreiben explizit die (Sonder-)Möglichkeit vor,
dass die Kantone diese Verantwortung den Schulpsychologen übertragen
könnten. Im Kanton Zürich entschied man sich dennoch, die Aufgabe
den Logopädinnen zuzuteilen. Das war nicht die einzige staatliche Protektion dieser Berufsgruppe. Es war auch die einzige aller therapeutischen
und diagnostizierenden Berufsgruppen, für die der Kanton den Gemeinden einen Musterarbeitsvertrag empfahl; für die Schulpsychologen gab es
keinen solchen Entwurf.

Die staatliche Intervention darf aber nicht überschätzt werden, weder
in ihrer Bedeutung für das devianzdefinierende Unternehmen noch in
ihrer Wirkung auf das professionelle Projekt. Die Überführung des Unternehmens in eine dritte Phase war nicht von dieser staatlichen Intervention abhängig. Selbst wenn in zwei der neun Gemeinden, die sich bereits
in der dritten Phase des Unternehmens befanden, die Logopädinnen die
Legasthenieabklärungen und -behandlungen durchführten – und zwar
nicht nur die Abklärungen zuhanden der Invalidenversicherungen, sondern gleich alle, denn auf der Basis des neu erworbenen Anspruchs
konnte man diese Kompetenz durchaus geltend machen –, so waren es in
den restlichen sieben Gemeinden Legasthenietherapeutinnen, die in die
Fallauswahl eingriffen. Die Legasthenietherapeutinnen aber waren eine
Berufsgruppe, die von diesen staatlichen Instanzen mit keiner Unterstützung rechnen konnte, ja sie musste sogar längerfristig – und mit der kantonalen Billigung neuer Ausbildungspläne für heilpädagogische Berufe,
auf die hier nicht eingetreten werden soll – damit rechnen, durch andere
Berufsgruppen, die man ausbilden wollte, ersetzt zu werden. Die Basis
zur dritten Phase und ihres professionellen Gewinnes war also nicht die
professionelle Anerkennung durch den Staat; die Basis gaben die beiden
früheren Phasen des Unternehmens ab.

5 Schluss: Unbegrenzte Möglichkeiten der Konstruktion von Wirklichkeit?

Das hier analysierte problemdefinierende Unternehmen zeitigte einen durchschlagenden Erfolg. Dieser hätte nicht annähernd so hoch ausfallen können, wenn die propagierten Deutungsmuster bloss zur Bezeichnung und Abarbeitung von Problemen herangezogen worden wären, die allen Beteiligten schon längst – und jedenfalls auch ohne diese Kategorien zu kennen – als solche aufgestossen waren. Wäre es nur einfach darum gegangen, dass ein problematischer Schüler jetzt zum Legastheniker (erklärt) wurde, so hätte sich das Unternehmen in einem bescheidenen Rahmen gehalten; aber ein Schüler konnte jetzt auch überhaupt erst problematisch werden, weil sich bei ihm Anzeichen von Legasthenie – oder einer der anderen, von den neuen Devianzkategorien gemeinten Störungen – zeigten. Die neu definierten Probleme *verselbständigten* sich, sie lösten sich ab von ihrer Bindung an schon längst als problematisch erachtete Situationen und verlangten aus sich heraus Beachtung. Die Beachtung, die die neuen Kategorien verlangten, war grösser, als sie die Devianzkategorien, die man früher in der Schule kannte, verlangt hatten. Die neuen Probleme mussten *nicht nur gekontert* werden, sondern zunächst *aufgedeckt*, und das verlangte Sensitivität, Orientierung am Wissen, über das die neuen Fachleute verfügten, und letztlich auch eine Logik des Verdachts, mit der man sich den Schülern ganz generell zu nähern hatte. Und schliesslich reichte auch all das nicht: Die neuen Probleme verlangten systematische Aufdeckung durch die Experten. Solch hohe Forderungen, mit denen diese Kategorien einhergingen, hätte man als etwas anmassend, als Wichtigtuerei und als Eigennutz der dahinterstehenden Akteure interpretieren können – und dieser Verdacht begleitete das ganze Unternehmen und bekam in der letzten Phase sogar noch Auftrieb –, aber man konnte auch in anderer Weise Konsistenz herstellen: So hohe Anforderungen sprachen eben für die Tragweite dieser Probleme; das war die Version, auf der man das Handeln begründete, und darin gipfelte der Erfolg des Unternehmens.

Das war eine Version, die dem professionellen Projekt der Akteure, die sich für sie einsetzten, zugute kam. Auch wenn dieses Projekt nicht völlig glückte, es etwa nach wie vor keiner Berufsgruppe gelungen ist, den Umgang mit diesen Kategorien zum Angebot zu machen, das nur sie zu offerieren hat, so ist es doch immerhin erstaunlich, wie gross die Autonomie ist, die den Berufsgruppen bei der Rekrutierung ihrer Fälle und damit auch bei der Definition ihres Einsatzfeldes zugestanden wird. (Eine Zusammenfassung des Unternehmensverlaufs findet sich in Übersicht 1). Die neue Konstruktion der Wirklichkeit – das Aufkommen und die Verfestigung neuer Interpetationsmuster respektive ganzer Interpretationsfolien und die Neuverteilung der Definitionskompetenzen – wurde *Fall für Fall* vollzogen. Der Fall war Vollzugsinstrument und Produkt des Unternehmens. Es fand seinen Niederschlag zuerst in einzelnen Fällen, die auch als Demonstrationsobjekt für die Störung und ihre fatalen Auswirkungen dienen mussten; es fand ihn später in Fallmengen, deren Höhe und Anstieg als Ausdruck der stets wachsenden Aufmerksamkeit, die dem Problem galt, zu interpretieren sind und die auch die Begründung für die Aufmerksamkeit, die ihm zu gelten hatte, abgeben konnten. Das war die Verbindung einer Mikroebene des Falles mit einer institutionellen Ebene, die das Unternehmen auszeichnete. So kann denn das hier vorgestellte "natural-history"-Modell des Unternehmens für die Fallzahlen aufkommen – es ist auch ausgehend von der Frage nach *Devianzraten* entwickelt worden. Diese Behauptung lässt sich einmal belegen, wenn man die Entwicklung in der Zeit betrachtet: Die Anzahl behandelter Fälle (jedenfalls soweit dies aus den anfallenden Kosten geschlossen werden kann) hat im selben Zeitraum, in dem das problemdefinierende Unternehmen sich Phase für Phase entwickelte, erheblich zugenommen (vgl. Kapitel 2). Das ist allerdings eine höchst unpräzise Beweisführung. Präziser kann der Beweis auf Gemeindeebene geführt werden und zwar im Quervergleich: Es zeigt sich da ein sehr deutlicher Zusammenhang zwischen dem Stand, den das devianzdefinierende Unternehmen im Zeitpunkt der Untersuchung erreicht hatte und der Menge von Devianz, wie sie zur gleichen Zeit durch die Legastheniekategorie und die nachfolgenden Kategorien definiert wurde. Einer geringen Zahl von Fällen, wie sie die einzige Gemeinde aufwies, in der sich das Unternehmen grob gesehen noch in der ersten Phase befand, steht eine geringe bis mittlere Menge in Gemeinden gegenüber, in denen sich das Unternehmen in seiner zweiten Phase befand, und schliesslich eine mittlere bis hohe Menge in Gemeinden, in denen schon die dritte Phase erreicht wurde (siehe Übersicht 2; für einen detaillierten Kommentar siehe Anhang). Diese Passung zwischen Devianzraten und Unternehmensstand ist – entsprechend dem qualitativen methodologischen Zugang – nicht der Ausdruck der Vorhersagekraft des theoretisches Modells, sondern des Gelingens der auf ebensolche Passung zielenden empiriebegründeten Modellbildung.

Betrachtet man nur den Erfolg des Unternehmens, so könnte der Eindruck entstehen, dass sich Wirklichkeit beliebig konstruieren lässt und sich für jede Konstruktion fast problemlos Selbstverständlichkeit beschaffen lässt. Das wäre dennoch ein unzutreffender Schluss, der

Übersicht 1: Das Unternehmen Legasthenie in Stichworten

A – Problemdefinierendes Unternehmen

Phase I: Der spektakuläre Fall

Inanspruchnahme (Rückgriff auf die Kategorie zur Deutung von Fällen)	Adaptation (Adaptation des Wissens)	Generalisierung (Präsenz der Kategorie im pragmatischen Wissen)	Institutionalisierung (Behördliche Beschlüsse)	Realisierung (Anschein von Gewissheit; öffentl. und privater Darstellungsaufwand)
Fallweise; zur Lösung von Problemen, die als solche aufgrund schon vorhandener Interpretationsmuster erscheinen (M10-1 2-3).	Vermutlich fallweise, um Kategorie am Deutungsnotstand festzumachen (M9-1, M10 -1, I60; M10-2, I55).	Geringe Präsenz der Kategorie ausser in Problemfällen und selbst das nicht bei allen in Frage kommenden Akteuren (M14-1-2).	Expertise des Schulpsych. betreffend Fall von anfang an gesichert (M16). Es kommt zur "Nicht-Entscheidung"(M15) und einem Missverständnis. (M19).	Zweifel an der neuen Deutung ergeben sich wegen fehlender Behandlungsmöglichkeit (M11; M12; M10-2, I20); allgemein aber geringer Darstellungsaufwand, sowohl öffentlich wie privat (M20; M17).

Phase II: Sensitivität für das Problem

Durch sensitivierte Laien; feine Anzeichen verdienen Beachtung. Es kommt zu einer Logik des Verdachts (M23; M24; M25).	Geschieht (a) fallweise an die Erwartungen der Beteiligten (M39,M40; M41) und (b) systematisch: falsifizierte Wissensbestände werden als wissenschaftliche Basis beansprucht (M42, M43, M24).	Strategien der Generalisierung erzeugen hohe Präsenz (M21 -1-2; M22; M31), und diese wird verbindlich: Es kommt zur Norm der Sensitivität.	Zuweisungsverfahren wird definiert (M28). Es begrenzt die Fallmenge durch Einfluss auf Lehrer und Schulpsychologen (M32-2; M36) Ausschalten des direkten Wegs (M29; M30), Barriere gegen Eltern (M33; M37). "Doppelte Norm" (M34).	Norm der Sensitivität besitzt Gewissheit (M24; M26; M44). Es entsteht aber Skepsis bei zu dichter Propaganda (M22; I47, I6; M31, I39), aufgrund der Fallmenge (M45; M46-1) und wegen der quasi-med. Art der Kategorie M46-2). Begründung der neuen Realität gelingt aber öffentl. hinreichend (M45), private Zweifel bleiben (M46-1-2). Nichtthematisierungsgebot (M47).

Phase III: Früherfassung als Expertenangelegenheit

Zwang der neuen Norm: Das Problem verlangt nach lückenloser Überwachung, nach *Inanspruchnahme durch Experten*; Screening durch Experten wird zur konsequenten Lösung (M56, M57, M58).	Systematische Adaptation wie in Phase II; siehe dort. Notwendigkeit fallweiser Anpassung des Expertenurteils sinkt; das neue Muster der Inanspruchnahme bedarf der divergenter Beurteilungen zum Kompetenzbeweis (M59).	Präsenz im Alltagswissen bleibt hoch, die Norm der Sensitivität gültig. Sie ist als Begründungsbasis unverzichtbar (vgl. M24; M26). Über die weitere Verbreitung des neuen Musters der Inanspruchnahme kann keine Prognose gemacht werden.	Über das neue Muster der Inanspruchnahme wird kaum entschieden (M60); entschieden wird über Anstellungsverhältnisse und damit die Basis geschaffen für die Rekrutierung durch Experten. Der Kontrollaufwand der Behörden wird reduziert, aber auch ihr Einfluss (M63).	Inanspruchnahme durch Experten wird selbstverständlich auf der Basis des bisherigen Unternehmens (M56; M58). Dennoch gelingt es nur mangelhaft, die aus der neuen Inanspruchnahme geschaffene Realität zu begründen. Das Misstrauen gilt der Integrität der Experten (M64, M65).

B – Professioneller Gewinn

Zu Beginn der Phase I: Rivalität und beschränktes Angebot

Besonderes Angebot/Standardisierung	Autonomie	materieller Gewinn
Das Angebot, das die Schulpsychologen geltend machen können, hauptsächlich die Zuweisung zu Sonderklassen, wird von zwei anderen Berufsgruppen auch erbracht. Es können keine Standards geltend gemacht werden für seine Erfüllung, denen nur die Schulpsychologen gerecht werden könnten (M4; M5). Soweit man das versuchte, musste man ein *psychologisches Wissen* angemeldet werden; dieses war den Abnehmern suspekt (M7).	Arbeitsbedingungen beschränken auf Triage (vgl. M55). Auf den Schulpsychologen wird auch zurückgegriffen, weil die Schulärzte sich den Schulpflegen und Lehrern nicht genügend verpflichtet zeigten (M2). Schulpsychologen übernehmen die Erwartungen der Gemeinden bezgl. Angebot, das zu machen respektive nicht zu machen sei, zu einem grossen Teil (selbstbeschränkte Autonomie; M7); im Einzelfall *gilt* jedoch die Deutung des Psychologen (M16).	Es gilt, überhaupt Abnehmer für das Angebot zu finden. Anstellung respektive Dienstgründung müssen erreicht werden (M3). Zuerst nur Teilzeitanstellungen evtl. nur auf Fallbasis (M4); das Salär entspricht dem eines Nichtakademikers (M7).

Phase II: Der umgängliche Partner – Geringe Autonomie, aber ein Monopol

Die Schulpsychologen machten als erste Berufsgruppe das Wisssen zur Legasthemiekategorie geltend (M10) und treten nun als Eigentümer dieser Kategorie auf (M21; M35). Dieser Anspruch wird durch die Schulpflegen geschützt, durch ein definiertes Zuweisungsverfahren. Nachfrage nach dem Angebot ist ausweisbar (M8; M53). Ein psychologisches Wissen, das darüberhinaus geltend gemacht wird, findet weiterhin wenig Ressonanz.	Die Schulpflegen sehen den Schulpsychologen im Zuweisungsverfahren als Instanz der Zurückhaltung und als Barriere gegen die Eltern vor (M36; M37). Solche Erwartungen und Selbstzensur der Psychologen beschränken die Deutungsautonomie im einzelnen Fall, die formal garantiert wäre (M38; M39; M40; M41). Die Regelungen, die auf Triage beschränken, gelten weiterhin.	Die Anstellung erfolgt nur noch selten bloss auf Fallbasis; der Umfang der Anstellung wird erhöht. Akademikersalär wird erreicht (vgl. schon M8).

Übergang zur Phase III: Mehr Autonomie des Wissens und damit endlich psychologische Expertise

Nachfrage nach dem quasi-med. Angebot steigt weiter, da analoge Kategorien leicht durchgesetzt werden können (M48; M49; M53). Eine sozialwissenschaftliche Thematisierungsform, abgeleitet aus einer systemtheoretisch orientierten Familientherapie, kann neu geltend gemacht werden (M54). Hochschulabschluss als Zulassungsbedingung setzt sich weitgehend durch (M5; Fussn. 11, S. 87).	Die Kontrolle der Arbeitsbedingungen, die auf Triage beschränkt, wird reduziert. Damit wird die neue sozialwissenschaftliche Thematisierung ermöglicht (M55).	Keine wesentlichen Veränderungen.

Phase III: Neue Rivalen und deren Autonomie

Neue Zuweisungsmodalitäten implizieren, dass sich mehrere Berufsgruppen in die Legastheniekategorie und die Folgekategorien teilen (M56; M57; M58).	Die Rekrutierungsautonomie der neuen Miteigentümerinnen ist hoch (M57; M59), aber beschränkt auf wenige Kategorien.	Feste Anstellungsverhältnisse für neue Miteigentümerinnen (M61); keine wesentlichen Veränderungen für Schulpsychologen.

Übersicht 2: Stand des definitorischen Unternehmens und Häufigkeit der Fälle
(Quervergleich der 19 Gemeinden)

Devianzrate Index III, Durchschnitt aus 1983 und 86/87	Rang der Gemeinde (gemäss Höhe Index III)	(A) Inanspruchnahme: •fall-weise	(A) •sensiti-viert	(A) •Experten-eingriff	(B) restr. fahren •nie definiert	Zuweisungsver-fahren •gültig	Zuweisungsver-fahren •über-holt	Phase	Gemeinde typus +)
4,5	17	x			x			I	3
3,5	19		x		x			II	5
4,0	18		x			x		II	2
6,5	16		x			x		II	6
8,0	15		x			x		II	4
10,5	13		x			x		II	6
11,5	12		x			x		II	2
12,0	11		x			x		II	1
13,0	10		x			x		II	3
15,0	6,5		x		x			II	2
14,5	8			(1)*		x**		III	3
15,0	6,5			(1)*		x**		III	2
15,5	5			(1)*	x			III	5
19,0	4			(1)*			x	III	1
23,5	3			(2)*			x	III	5
9,0	14			(3a)*	x			III	4
14,0	9			(3a)*	x			III	1
25,0	2			(3b)*	x			III	6
42,0	1			(3b)*	x			III	4

* (1) schwacher Eingriff; (2) mittlerer Eingriff; (3) starker Eingriff: a= einmaliges Screenig, b= mehrmaliges Screening; Definition siehe M57.

** Das heisst, das Verfahren wird noch durchgezogen, auch wenn es seine Wirksamkeit zum grossen Teil verloren haben dürfte.

+) s. Anhang 6.2

manchem, was ich in meiner Analyse herausgearbeitet habe, nicht Rechnung trüge. In meinem Ansatz war die Annahme impliziert, dass dieser Beliebigkeit *Grenzen* gesetzt sind, und mit diesen möchte ich mich zum Schluss noch einmal auseinandersetzen. Die Auseinandersetzung mit der Frage nach Grenzen nimmt dem konstruktionistischen Ansatz seine Spitze nicht, sie beseitigt nicht die fundamentalen Zweifel an der Wirklichkeit, die ein solcher Ansatz aufkommen lässt. Schon eher verschwindet in der Auseinandersetzung mit dieser Frage der letzte Rest an Selbstverständlichkeit, an Vertrauen, dass die Sache schon "ihre Richtigkeit" habe – falls sich ein solcher Glaube denn doch noch gehalten haben sollte.

Die Grenzen, die sich ausmachen liessen, waren zwar nicht gerade unverrückbare, aber doch Markierungen, die dem weiteren Unternehmen Richtung wiesen. Genau das findet sich im theoretischen Modell ausgedrückt. Ein problemdefinierendes Unternehmen wird da als eines gefasst, das im situativen Handeln aufgebaut wird; solches Handeln aber ist auf situationsübergreifend gültige Regeln bezogen, an denen sich seine Akteure informieren und die sie im Handeln reproduzieren oder neu und anders produzieren.

Will man sich über diese Regeln einen Überblick verschaffen, so stösst man zu Beginn des Unternehmens auf eine wissenschaftliche Vorgabe, die Legastheniekategorie, so wie sie die Wissenschaft definiert hatte. Diese Vorgabe wäre von den praktizierenden Berufen, die sich auf eben diese Wissenschaft beriefen, als Deutungsregel in Rechnung zu stellen gewesen, mit ihr sollte also nicht nach Belieben und je nach Situation anders verfahren werden – das jedenfalls ist die Erwartung, die man eigentlich hätte und der Anspruch der Wissenschaft. Was an dieser Vorgabe erstaunt, ist allerdings gerade, wie wenig sie das Unternehmen steuerte. Die wissenschaftliche Vorgabe erwies sich als weitgehend unverbindlich für die praktizierenden Berufsgruppen; sie diente zwar als Startpunkt des Unternehmens, aber in der Folge war sie nicht einmal als Bandenmarkierung in Rechnung zu stellen, wie die Ausführungen zur systematischen Adaptation gezeigt haben.

Eine weitere Regel findet man im diagnostischen Expertenstatus, wie er schon ganz zu Beginn des Unternehmens durch den Kanton definiert worden war. Trotz ansonsten noch kläglichem Stand des professionellen Projekts in jenem Zeitpunkt, was etwa die Abgrenzung der Angebote verschiedener Berufsgruppen und die Anerkennung eines Bedarfs nach diesen Angeboten betraf, stand nämlich die Richtigkeit des Urteils und Wissens der unternehmerischen Berufsgruppen im einzelnen Fall bereits fest, sie war sozial organisiert. Damit war auch die Wirklichkeit der neuen Devianzkategorien schon (fallweise) organisiert – jedenfalls als Deutung von problematischen Situationen, die man den neuen Experten zur Bearbeitung überliess. Diese zweite Vorgabe wurde sanktioniert, an ihr pflegte man sich zu orientieren: Es gab und gibt kaum Gemeindebehörden, die das Urteil der Schulpsychologen im einzelnen Fall nicht akzeptieren. Damit blieb der Verlauf des Unternehmes aber immer noch weitgehend offen; weitere Grenzen wurden erst später geschaffen.

Man hätte zum Beispiel an diesem Punkt die Deutungskompetenz der Berufsangehörigen, die die neue Kategorie verwendeten, noch immer mit äusserster Zurückhaltung in Anspruch nehmen können, man hätte ihnen also mögliche Fälle vorenthalten können und stattdessen in problematischen Situationen auf Angehörige anderer Berufe zurückgreifen können, welche die neue Kategorie selten oder gar nicht verwendeten. Es gab Lehrer, die damals Zurückhaltung zeigten, und das blieb für sie zunächst folgenlos. Negativ zu beantworten ist dagegen mit einiger Gewissheit die Frage, ob auch die Gemeindebehörden anders hätten handeln können, ob sie etwa die Finanzierung gänzlich an die Eltern hätten delegieren können, ob sie den Beizug eines Schulpsychologen durch den Lehrer hätten verbieten können und ähnliches mehr. Die Behörden befanden sich nämlich bei jeder Entscheidung potentiell im Legitimationsnotstand gegenüber den Lehrern, und dass sie im einzelnen Fall, bei dem die neue Devianzkategorie in Anspruch genommen wurde, nicht anders entscheiden konnten, wurde schon ausgeführt.

In der zweiten Phase verengte sich der Entscheidungsspielraum. Zwar hätten die Lehrer gegen eine sensitive Inanspruchnahme der Kategorie, wie sie nun von den Experten gefordert wurde, zur Not noch (aktiv oder passiv) Widerstand leisten können. Aber nachdem sie die Wirklichkeit des neuen Problems in der ersten Phase schon fallweise akzeptiert hatten, drängte es sich für den engagierten Lehrer eigentlich auf, den Forderungen der Schulpsychologen nachzukommen und dem Problem nun auch vermehrt Beachtung zu schenken. Und nachdem die Mehrheit der Lehrer sich dieser argumentativen Stringenz einmal gebeugt hatte und es zur Norm der sensitiven Inanspruchnahme kam, war es für die Lehrer schon mit einigen Unannehmlichkeiten verbunden, sich nicht daran zu orientieren. Der Frage, ob sich die Gemeindeschulpflegen in diesem Zeitpunkt hätten anders entscheiden können als für eine blosse Regelung des Zuweisungsverfahrens, wurde im Bericht schon nachgegangen, ihre Beantwortung bestätigt noch einmal die Behauptung eines geringen Handlungsspielraums der Behörde.

So erwies sich spätestens ab der zweiten Phase jeder erreichte Punkt auch gerade als ein "point of no return"; zwar nicht mit letzter Absolutheit, aber man erleichterte sich zweifellos die Sache, wenn man ihn als solchen hinnahm. Jedenfalls nahm man ihn als solchen hin, das zeigte sich auch im Gebot der Nichtthematisierung mit dem aufkommende oder noch vorhandene Zweifel an der neuen Wirklichkeit zum privaten Darstellungsproblem wurden. Wenn man davon spricht, dass eine Umkehr nur noch mit viel Aufwand und Unannehmlichkeiten möglich war, dann ist damit noch nicht alles gesagt. Die Punkte, die da erreicht wurden, erwiesen sich nämlich auch gerade noch als günstige Ausgangspunkte für eine jeweils nächste Etappe der Problemdefinition. Das wurde beim Übergang zur dritten Phase besonders gut sichtbar. Dieser Übergang war mit minimalen Anstrengungen verbunden, er ergab sich für alle Beteiligten eigentlich von selbst, und das kann nur heissen: aus dem bisherigen Unternehmensverlauf; denn alles, was er an Selbstverständlichkeit für sich beanspruchen konnte, war zu Beginn des Unternehmens noch keineswegs selbstverständlich. In der Analyse dieses Übergangs wurde das Konzept eines strategischen Charakters des Unternehmens entwickelt, einer Ausrichtung aller bisherigen Errungenschaften auf den weiteren Fortschritt des Unternehmens.

Am nachhaltigsten wurde die Beliebigkeit der weiteren Konstruktion begrenzt durch die Neuverteilung der Kompetenzen zwischen Experten und Laien, die mit dem Unternehmen einherging. Nachdem zunächst nur die Richtigkeit des Expertenurteils im einzelnen Fall, der zufällig an die Experten überwiesen wurde, organisiert war, wurde ihnen bald einmal auch zugesichert, dass ihnen möglichst alle in Frage kommenden Fälle zugehalten würden; die Zusicherung geschah über ein formal definiertes Zuweisungsverfahren und sie geschah über die Norm der Sensitivität. Damit wurde von den Laien aus dafür gesorgt, dass die Angelegenheit der Experten auch wirklich die Angelegenheit der Experten sein könne, die Abgrenzung wurde also unterstrichen. Gleichzeitig vergrösserte sich auch die Zahl der Fälle ganz erheblich – zusätzlich noch durch die Einführung weiterer Devianzkategorien, die nun einfach wurde –, der Fachmann wurde also auch für einen ungleich grösseren Wirklichkeitsausschnitt zuständig. Die Neuverteilung bestand in der dritten Phase letztlich darin, dass die Laien fast ganz ausgeschaltet wurden, auch von einer Vordefinition des zur Debatte stehenden Bereichs der Wirklichkeit, und damit eröffnete sich den Experten die Möglichkeit, höchst selbständig zu bestimmen, für wieviel Wirklichkeit sie zuständig sein wollten. Der mögliche Zuständigkeitsbereich wird zwar eingeschränkt durch die Devianzkategorien, an die die Kompetenz der Experten gebunden ist, aber diese Kategorien erweisen sich als dehnbar. Man kann sich eine Vorstellung von der Autonomie in der Bestimmung dieses Bereichs machen, wenn man neuerdings Logopädinnen, die bei dieser Neuverteilung am weitesten vorangekommen sind, argumentieren hört, dass sie eigentlich Beziehungsstörungen behandeln würden, die sich in Sprachproblemen erkennen liessen, und dass es ihnen letztlich um diese Störungen gehe;

wollte man dann ihre Reihenuntersuchungen als screening menschlicher Beziehungen verstehen, müsste man eingestehen, dass es sich um einen wahrhaft erheblichen Ausschnitt sozialer Wirklichkeit handelt. Wenn die Verteilung respektive Neuverteilung der Kompetenzen die Beliebigkeit der Konstruktion begrenzte, so begrenzte sie – kann man präzisieren – die Möglichkeiten einer Konstruktion nach dem Belieben der Laien. Daran änderten auch die Zweifel an der konstruierten Welt nichts. Diese vergrösserten nur den Darstellungsaufwand, den nota bene vor allem die Laien – und zwar unter sich – zu erbringen hatten.

Man kann nun auch betrachten, was dem Unternehmen keine Grenze darstellte, und stösst dann auf eine Realität, die vor der Interpretation liegen könnte, eine igendwie "objektive" Beschaffenheit der Wirklichkeit. Die hier interessierenden Devianzkategorien erfassen schlechte sprachliche oder rechnerische Leistungen respektive mangelnde Vorbedingungen solcher Leistungen. Ihre steigende Inanspruchnahme impliziert also eine geringere oder immerhin gefährdete Leistungsfähigkeit der Kinder in diesem Bereich; mit einer solch sinkenden Leistungsfähigkeit wird jedenfalls von den diagnostischen und therapeutischen Akteuren, von Lehrern und von Behördenmitgliedern, die die steigenden Fallzahlen nach aussen zu vertreten haben, stets argumentiert. Für den Untersuchungskontext war allerdings im Quervergleich der Gemeinden kein Zusammenhang festzustellen zwischen der Leistungsfähigkeit der Schülerschaft und der Häufigkeit der Inanspruchnahme solch neuer Devianzkategorien. Soweit aus anderen Untersuchungen auch Daten über Verschiebungen in der kindlichen Leistungsfähigkeit im relevanten Zeitraum vorliegen, lassen diese sogar auf eine – gerade entgegen der erwähnten Argumentation – erheblich gewachsene intellektuelle Kompetenz schliessen; ich habe diese Befunde bereits erwähnt. Wählt man einen im wesentlichen konstruktionistischen Ansatz, so folgt man nun allerdings einer gefährlichen Argumentationslogik. Die Analyse der Wirklichkeit der anderen geschieht in einer "constructionist view", während für eine eigene Wirklichkeitskonstruktion Objektivität, Abbildung einer wahren Wirklichkeit beansprucht wird. Das ist der ontologische Wahlbetrug, den Woolgar und Pawluch (1985) kritisiert haben. Wie diese Autoren schon hinzugefügt haben, erhalten die Analysen der Konstruktionisten aber durch diese (eigentlich unzulässige) Gegenüberstellung Brisanz. So ist der Argumentationsstrang verführerisch, aber es muss gleich hinzugefügt werden, dass die Behauptung, es sei kein Problem vorhanden, die in dem Einwurf gestiegener Leistungsfähigkeit der Kinder mitschwingt, auch nur – dem eigenen Ansatz treu – als Konstruktion der Wirklichkeit verstanden werden darf. Allerdings handelt es sich um eine Konstruktion, die so auch möglich ist und die der anderen Konstruktion gegenübergestellt werden kann;

es stellt sich die Frage, weshalb dieses Kontrastbild in der Diskussion über die Behandlungsbedürftigkeit der Schüler nie auftaucht. Man stösst dann wieder auf den Umgang mit wissenschaftlichem Wissen, der im ganzen problemdefinierenden Unternehmen, das doch in seiner Terminologie und Argumentation wissenschaftlichen Hintergrund beanspruchte, auszumachen war. Dieser Umgang konnte als systematische Adaptation charakterisiert werden; man könnte sogar von einer Veruntreuung dieses Wissens sprechen durch die, die sich zu seinen Verwaltungs- und Vollzugsorganen gemacht hatten. Geht man zurück zur Behauptung, dass die hier analysierte Konstruktion keine Begrenzung durch eine "wahre" Beschaffenheit der Wirklichkeit erfahren habe, so gewinnt man aus der Einsicht in diese Adaptation eine Beweismöglichkeit, die vom Verdacht des ontologischen Wahlbetrugs entlastet ist. Man kann nun nämlich immerhin argumentieren, dass das, was sich als relevante *Information* über eben diese Wirklichkeit verstand – ob es als solche betrachtet werden soll oder nicht – von den Akteuren des problemdefinierenden Unternehmens als solche Information übernommen und sogar als Basis ihres Unternehmens ausgewiesen wurde, solange es für dieses Unternehmen geeignet war – aber eben nur so lange.

Bei dieser Verdichtung der Ergebnisse mag der Eindruck entstehen, ich hätte partikuläre Interessen in ihrer Bedeutung überschätzt. Partikuläre Interessen seien zwar vorhanden und für die Entwicklung vielleicht auch nicht ganz unbedeutend, aber dahinter müssten allgemeinere Interessen oder immerhin Interessen mächtigerer gesellschaftlicher Gruppierungen stehen. Immerhin haben verschiedene Autoren, wenn sie die Normierung kindlichen Verhaltens und den Umgang mit Abweichung analysierten, solche Zusammenhänge hergestellt. Sie haben dann Devianzbilder, wie etwa das der Lernstörung (mit ihrem neurophysiologischen Hintergrund), als "Maskierung des Sozialen" dargestellt, als Verschleierung sozialer Ungerechtigkeit und von Interessen zu ihrer Erhaltung (Carrier 1983a); sie haben von "Kolonialisierung" des Kindes gesprochen, als einer bestimmten, gleichzeitig vereinnahmenden und ausgrenzenden Beherrschung des Kindes durch die Erwachsenengesellschaft und letztlich die darin mächtigen Gruppen (Gstettner 1981); oder sie haben den Umgang mit Abweichung als Sozialdisziplinierung bezeichnet, als Bestandteil eines umfassenden staatlichen Ordnungsanspruchs (Peukert 1986). Die Berechtigung einer solchen Sicht soll nicht generell in Frage gestellt werden, sie mag in bestimmten Bereichen durchaus gegeben sein. In meinem Zusammenhang scheint es jedoch eher abwegig, von einem Interesse der Gesellschaft oder gesellschaftlich mächtiger Gruppen auszugehen. Zur Sicherung umfassender Herrschaftsansprüche würden sich wahrlich andere Bereiche für eine systematische Abarbeitung aufdrängen als das

Verdrehen von Buchstaben durch ABC-Schützen oder die Eigenarten kindlicher Sprache oder Bewegungsabläufe, die nur durch den Fachmann überhaupt noch gesehen werden. Ein Interesse, das von den Lehrern ausgeht und letztlich in Eigenschaften der Schule begründet ist, ist allerdings nicht in Abrede zu stellen, und zwar auch eines, das nicht erst im Laufe des Unternehmens geschaffen wurde. Zu denken ist an den Deutungsnotstand, in dem sich die Lehrer bei Sonderklasseneinweisungen befinden können – darauf gab es deutliche Hinweise –, und zu denken ist auch an ein ganz allgemeines Interesse an der Abarbeitung auftauchender Probleme in individualistisch und naturalistisch gefassten Kategorien der Schülerabweichung. Diesen Interessen wäre aber schon mit der ersten Phase des Unternehmens allein gedient gewesen, die ganze zweite und schon gar die dritte Phase wären nicht nötig gewesen. Erst die neu geschaffenen Interessen an sensitiver und möglichst vollständiger Aufdeckung feiner Störungen machten diese nötig und eben die partikulären Interessen der Experten, denen es gelang, die neuen Interessen bei den anderen zu wecken.

Wenn man nun versuchsweise zu einer Generalisierung dieser Einsichten auf die Konstruktion anderer Bereiche der Wirklichkeit und von Welt überhaupt ansetzt, so entpuppt sich diese als Welt, in der "alles geht" – vorausgesetzt, man baut die Sache richtig auf (was wohl nicht nur Strategie, sondern auch Zufall sein dürfte) und man hat eine günstige Ausgangsposition, das heisst, man ist mit einem, wenn auch vielleicht noch bescheidenen Grundstock an definitorischer Kompetenz ausgerüstet. Der hier gewählte Aufbau jedenfalls erweist sich als möglicher und sogar vielversprechender, was aber nicht heisst, dass die Konstruktionen immer diesem Plan folgen müssten. Wichtig ist wohl einfach, dass ein Konstruktionsplan befolgt wird, der es erlaubt, Plausibilität für den neuen Wirklichkeitsentwurf zu beanspruchen und Fixpunkte zu schaffen, die das Erreichte sichern und Weiteres sogar begünstigen, zum Beispiel durch die Institutionalisierung von Expertenkompetenz. Gegenüber dieser Sicht einer Welt partikulärer Interessen ist aber auch Vorsicht geboten. Eine wesentliche Bedingung für die Durchsetzung partikulärer Interessen dürfte nämlich die Absenz gegenläufiger Interessen und damit wahrscheinlich auch die Absenz von kritischer Öffentlichkeit sein. Mit solchen Absenzen hat man es hier zu tun. Hawkins und Tiedeman (1975) haben bei der Analyse wachsender psychiatrischer Dominanz in der Definition und Bearbeitung von (damit ebenfalls wachsender) Devianz festgestellt, dass die Durchsetzung dieser Ansprüche deshalb gelingt, weil niemand etwas dagegen hat, weder etablierte Interessengruppen noch die einzelnen Bürger, sie alle fühlen sich davon nicht betroffen, jedenfalls nicht, bevor sie es tatsächlich sind. Das trifft wohl auch bei den hier interessierenden quasi-medizinischen Definitionen abweichenden Verhaltens zu. Ausserdem fallen die eigentlich Betroffenen, die Kinder, als Interessengruppe, die ihre Ansprüche organisiert geltend machen könnte, ausser Betracht. Auch für Projekte mit stärkerem Widerstand, mit grösserer Reibung, dürfte es aber lohnend sein, sie als Übersetzungs- und Rückübersetzungsleistungen zwischen Situation und Institution zu untersuchen.

Mit diesen generalisierenden Überlegungen soll allerdings nicht weitergefahren werden. Es geht mir nicht um eine "grosse, durch Abstraktion verdünnte Weltskizze".[1] Der hier gewählte Ansatz verlangt stets aufs neue und für jeden Bereich empiriebegründetes Theoretisieren. Spekulative Entwürfe, die nur noch deduktiv zu prüfen wären, sind suspekt. Sie sind es zum einen, weil die soziale Welt als eine verhandelte und verhandelbare gedacht wird und eben nicht (nur) als determinierte, deren Determination dann durch Modelle mit hohem (räumlichem und zeitlichem) Gültigkeitsanspruch abzubilden wäre. Sie sind es zum zweiten, weil die Interpretation dieser Welt – ob sie in der Art soziologischer Analyse oder alltäglicher Orientierung geschehe – als eine dokumentarische begriffen wird, als eine unaufhörliche Suche nach einem zugrundeliegenden Muster, die auf der Basis von Ereignissen geschieht, welche ihrerseits im Lichte dieses Muster gedeutet werden, so dass sich also Muster und Ereignisse wechselseitig bestimmen und das heisst auch: verändern (Garfinkel 1967: 78). Das ist die einzige Art, wie man sich in einem interpretativen Zugang soziale Orientierung denken kann.

Das Ziel dieser Arbeit war ein anderes. Sie sollte erstaunlich machen, was selbstverständlich zu sein beansprucht, durch Aufzeigen des Konstruktionsprozesses. "(T)o open a space for wondering", ist der Anspruch eines konstruktionistischen Zugangs, wie Pfohl (1985: 230) formuliert hat. Das eröffnet die Möglichkeit einer Neukonstruktion, weil kompetente Akteure aus der Einsicht in ihr Handeln und seine Folgen andere Strategien wählen können. Die Schulpsychologen haben das zum Teil schon gemacht, und entsprechend der Neuverteilung der Kompetenzen wird ihnen als Experten für eine neue Konstruktion eine grosse Bedeutung zukommen. Und vielleicht ist die Einsicht in den ausgehandelten Charakter der sozialen Wirklichkeit, die an einem besonderen Bereich erzielt wurde, auch geeignet, der sozialen Welt überhaupt mit mehr Skepsis zu begegnen. Sollte dann das theoretische Gerüst, das in der Beobachtung und Interpretation des Geschehens erarbeitet wurde, als sensitivierender Rahmen für weitere Arbeiten mit (de-)konstruktivem Anspruch brauchbar sein, so wäre dieser Nebeneffekt nicht unerwünscht.

---

1   Die kritische Formulierung stammt von Knorr Cetina (1988b), die damit einen solchen Ansatz abgrenzt von anderen, v.a. vom kognitiven Konstruktivismus.

6   Anhang

6.1   Übersicht über die verschiedenen Erhebungen:

(1) Schriftliche Befragung in allen Schulgemeinden (1983/84). Rücklauf: 92,4%
= 194 Schulgemeinden. Erhoben wurden Angaben zur Anzahl von Schülern mit
therapeutischen oder anderen Stützmassnahmen und zu Sonderklassenschülern.
Zu den Ergebnissen vgl. vor allem Kapitel 2.

(2) Schriftliche Befragung aller schulpsychologischen Dienste (1983/84). Rücklauf: 83% = 20 schulpsychologische Dienste. Erhoben wurden Angaben zur
Dienstgründung, zur Anzahl Schulpsychologen und deren beruflicher Qualifikation und zur Anzahl und den Anstellungsverhältnissen verschiedener Arten von
Therapeutinnen im Einzugsgebiet. Zu ausgewählten Ergebnissen vgl. Kapitel 4.

(3) Qualitativstudie in 19 Gemeinden (1986/87). Zur Auswahl der Gemeinden
(über Diskriminanzanalysen) siehe auch Anhang 6.2. Für jede Gemeinde wurden ein (oder mehrere) Vertreter der Behörden, ein (oder mehrere Lehrer) sowie
der zuständige Schulpsychologe befragt. Da einige Schulpsychologen für zwei
der hier untersuchten Gemeinden zuständig waren, reduzierte sich die Anzahl
insgesamt zu befragender Schulpsychologen. In einigen Gemeinden wurde auch
eine Therapeutin befragt. Einige Interviews wurden auf Wunsch der Befragten
als Gruppeninterviews durchgeführt, wobei nur mehrere Befragte derselben
Gruppe (also mehrere Lehrer, mehrere Behördenvertreter, mehrere Schulpsychologen) gleichzeitig interviewt wurden. Gruppeninterviews reduzierten damit
nicht die Zahl vorgesehener Interviews, erhöhten aber die Zahl der Befragten,
weil ein oder mehrere zusätzliche Informanten auf Wunsch des vorgesehenen
Befragten beigezogen wurden.
Mit folgenden Personen wurden qualitative Interviews durchgeführt::

A   Lehrer: 21 (wovon 1 Kindergärtnerin)
B   Vertreter der kommunalen Schulbehörden (= Schulpfleger und Schulpräsi-
     denten) und der kommunalen Schulverwaltung: 24 (wovon 3 lediglich in
     Verwaltungsfunktionen)
C   Schulpsychologen: 15 (von 12 Diensten)
D   Therapeuten: 5
E   Vertreter kantonaler Instanzen (Lehrerausbildung, Universität, Verwal-
     tung): 6 (wovon 2 ehemalige Schulpsychologen, die als solche bei den
     Materialdarstellungen bezeichnet werden und 2 ehemalige Lehrer)
F   Total: 71 Befragte (in 62 Interviews).

Nicht alle Befragten konnten aufgrund ihres Alters respektive Dienstalters über
zeitlich weit zurückliegendes Geschehen befragt werden. Der folgenden
Übersicht ist zu entnehmen, auf wieviele Informanten sich die Berichterstattung
über bestimmte Ereignisse jeweils stützen konnte.

Übersicht: Anzahl Informanten über bestimmte Ereignisse:

Ereignis	**ungefähre Zeitangabe**	**Informanten**
– Gründung erster schulpsychologischer Dienste	ende fünfziger bis ende sechziger Jahre	5 Schulpsychologen
– Unternehmen Sonder-	ende fünfziger bis mitte	7 Lehrer

klassen	sechziger Jahre	5 Schulpsychologen
– 1. Phase der Einführung der Legastheniekategorie	zweite Hälfte der sechziger Jahre, in einzelnen Gemeinden länger	6 Schulpsychologen 3 Schulpolitiker 14 Lehrer
– Übergang Phase I auf Phase II	ab den siebziger Jahren	9 Schulpsychologen 5 Schulpolitiker 16 Lehrer
– späteres Geschehen		sämtliche Befragte

Die Übersicht zeigt, dass für die frühen Ereignisse vor allem Aussagen von Schulpolitikern fehlen. Das ist aber nicht gleichzusetzen mit einer Absenz von Informationen über schulpolitische Entscheidungen und deren Grundlagen, solche wurden von andern Befragten geliefert, vor allem von ältern Lehrern.

6.2 Auswahl der 19 Gemeinden – Diskriminanzanalyse

Über verschiedene Diskriminanzanalysen wurden die 155 Primarschulgemeinden in Typen eingeteilt. Die Diskriminanzanalyse ist ein Verfahren, das die Untersuchungseinheiten in einer Art in Gruppen einteilt, dass sich die Gruppen maximal voneinander unterscheiden. Die maximale Differenz wird nach zwei Kriterien gesucht: nach dem grössten Unterschied der Mittelwerte und nach dem kleinsten Überschneidungsbereich zwischen den Gruppen. Die Diskriminanzanalyse wurde, wie alle Berechnungen, mit dem Programmpaket SPSS-X durchgeführt.[1] Als Ausgangsvariablen (auf denen und in deren Kombination sich die Gemeinden verschiedener Typen voneinander unterscheiden sollten respektive innerhalb des Typus gleichen sollten) wurden die vier Variablen zur Steuerkraft und zur sektoriellen Verteilung eingegeben; das heisst – gemäss den Erfordernissen der Diskriminanzanalyse –, eine entsprechende vorläufige und unvollständige Typenbildung wurde eingegeben, die durch das Verfahren bereinigt wurde und dann auf alle Gemeinden angewendet werden konnte. Eine Typeneinteilung mit sechs Typen wurde so in drei Durchläufen erreicht.

Es wurden drei Diskriminanzfunktionen (auch -faktoren genannt) ermittelt, eine vierte trennte die Gruppen nicht mehr signifikant. Das sind Achsen, die so gelegt werden, dass die zwei Kriterien der Gruppentrennung optimal erfüllt sind. Die Funktionen wurden gemäss ihrer Ladung auf den Ausgangsvariablen als "Ländlichkeit" (Funktion 1), "Nicht-Industrialisierung" (Funktion 2) und "Steuerkraft" (Funktion 3) bezeichnet (Tab. 1a). Entsprechend ihren Mittelwerten auf den Funktionen konnten die sechs Gruppen definiert werden (Tab. 1b). Zwar trennten alle Diskriminanzfunktionen die Gruppen signifikant – sowohl alle drei Funktionen zusammen als auch alle drei einzeln (Tabelle 2d)[2] –, am stärksten vermochte jedoch Funktion 1 die Gruppen zu trennen, deren Eigen-

---

[1] Für statistische Erläuterungen vgl. Bortz (1985).

[2] Es wird ein 'V'-Test berechnet, der approximativ Chi-Quadrat verteilte 'V'-Werte mit p(k-1) Freiheitsgraden berechnet; p = Anzahl Variablen, k = Anzahl Gruppen.

wert[3] wesentlich grösser war und die also für den grössten Anteil an Varianz zwischen den Gruppen aufkam (Tab. 2c). Die Gültigkeit der Einteilung wurde in weiteren Diskriminanzanalysen durch Hinzunahme der Variablen "Anzahl ausländischer Schüler" und "Mittelschüleranteil" kontrolliert. Die Gruppenstruktur (wie im übrigen auch die Bedeutung der Diskriminanzfunktionen) blieb im wesentlichen dieselbe. Lediglich für 9 der 155 Gemeinden wurden andere Gruppenzugehörigkeiten vorgeschlagen; keine dieser neun Gemeinden wurde in die Untersuchungsgruppe aufgenommen. Das heisst, dass sich die sechs gebildeten Typen von Gemeinden jeweils innerhalb des Typus auch hinsichtlich Ausländerzahl und Mittelschüleranteil stark ähnlich sind, zwischen einzelnen Gruppen jedoch unterscheiden.

Tabelle 1: Untersuchungsgruppenauswahl, diskriminanzanalytische Grundlagen
a) *Strukturmatrix*: Diskriminanzfunktionen und diskriminierende Variablen
(Ladungen)[4]

	Funktion 1 "Ländlichkeit"	Funktion 2 "Nicht-Industrialisierung"	Funktion 3 "Steuerkraft" (die *nicht* aus Tertiarisierung resultiert)
- Anteil Beschäftigte im Landwirtschaftssektor	.97	.06	.23
- Anteil Beschäftigte im Industriesektor	-.19	-.90	.37
- Steuerkraft	-.32	.78	.52
- Anteil Beschäftigte im Dienstleistungssektor	-.45	.76	-.47

b) *Definition der Gruppen*: Gruppenmittelwerte auf den Diskriminanzfunktionen

	Funktion 1 "Ländlichkeit"	Funktion 2 "Nicht-Industrialisierung"	Funktion 3 "Steuerkraft"
Typ 1: Dienstleistungsgemeinden mit hoher Steuerkraft (z.B. Zumikon, Küsnacht)	-3.09	3.44	1.95
Typ 2: Industriegemeinden (z.B. Pfungen, Wetzikon)	-1.37	-1.43	0.40
Typ 3: Agrargemeinden (z.B. Kappel, Hofstetten)	5.84	0.81	-0.50
Typ 4: Agrar-/Industriege-			

3	Der Eigenwert wird berechnet als Quotient aus der Quadratsume 'treat' (der Grösse, die die Unterschiedlichkeit der Gruppenmittelwerte ausdrückt) und der Quadratsumme 'Fehler' (als der Grösse, die den Überschneidungsbereich der Gruppen ausdrückt) (Bortz 1985: 740).

4	Die Ladungen entsprechen mathematisch der Korrelation der ursprünglichen Variable mit dem Diskriminanzfaktor, berechnet über die Messwerte der Untersuchungseinheiten korreliert mit den Faktorwerten der Untersuchungseinheiten.

meinden (z.B. Hirzel, Fischenthal)	1.75	-0.57	0.31
Typ 5: Agrargemeinden mit etwas höherer Steuerkraft und grösserem Tertiäranteil (z.B. Adlikon, Unterstammheim)	5.36	0.42	1.00
Typ 6: Dienstleistungsge- meinden (z.B. Fällanden, Kloten)	-1.17	0.84	-1.47

Signifikanz der Trennung:

c) Eigenwert der Funktionen und Varianzanteil

	Eigenwert	Varianz in %
Funktion 1	7.39	69.5
Funktion 2	2.13	20.1
Funktion 3	1.10	10.3

d) Signifikanz

nach Entzug von:	Chi2	D.F.	p
keiner Funktion	598.45	20	.0
Funktion 1	281.44	12	.0
Funktion 2	111.24	6	.000
Funktion 3	.74	2	.69

6.3   Qualitative Interviews: Erhebung und Auswertung

Erhebung: Für die Eröffnung des qualitativen Interviews wurde auf die Technik des *narrativen Interviews* zurückgegriffen (vgl. Schütze 1976). Es wurde den Befragten zunächst ein Thema vorgegeben, zu dem sie – möglichst ohne dass die Interviewerin noch eingriff – erzählen konnten. Weil damit ihre Erfahrungen thematisiert wurden, war anzunehmen, dass die Befragten viel erzählen wür- den, sie konnten ja kompetent informieren. In der freien Erzählung wurden die Deutungen der Befragten erkennbar, es wurde auch ersichtlich, welche Punkte die Befragten als der Darstellung bedürftig erachteten, welche anderen ihnen dagegen selbstverständlich waren. Dann wurde *mit Fragen nachgefasst*. Diese Fragen wurden in der Abfolge und im Inhalt (und selbstverständlich in der Formulierung) möglichst angeschlossen bei dem, was die Befragten an Infor- mationen und Interpretationen bereits übermittelt hatten. Es sollte ausgespro- chen vermieden werden, einer Leitfadenbürokratie zu verfallen (der kritische Ausdruck stammt von Hopf 1979), einem starren Festhalten an einer im voraus festgelegten Abfolge von Fragen. Das gewählte Vorgehen setzte eine hohe Vertrautheit der Interviewerinnen mit dem Thema und dem (sich allmählich entwickelnden) theoretischen Modell voraus, um doch das Material zu erhalten, das für eine weitere Elaboration und Prüfung des einmal entwickelten Modells notwendig war. So wurden alle Interviews lediglich von zwei Interviewerinnen durchgeführt, nämlich je hälftig von der Forscherin selber und einer Mitarbeite- rin, die während der Interviewphase auch in die Arbeit am theoretischen Modell in regelmässigen Besprechungen miteinbezogen wurde. Zwölf Interviews wurden von beiden Interviewerinnen gemeinsam durchgeführt und – soweit das beim damaligen Stand der Modellbildung möglich war – aufgearbeitet, um eine möglichst grosse Einheitlichkeit von Perspektive und Vorgehen zu erreichen.[4]

Die Vollständigkeit der Informationen, die ohnehin nur eine gemessen am jeweils erreichten Theoretisierungsstand sein konnte, stand beim ersten Gespräch weniger stark im Vordergrund als vielmehr die Informationsbereitschaft. Dafür wurde die Möglichkeit gesichert, in weiteren Gesprächen nachfassen zu dürfen. Zum Teil schlossen sich mehrere (telefonisch geführte) meist nur noch kurze Gespräche an das erste Interview an – je nach Bedarf, der sich in der Auswertung zeigte.

Das *Thema*, das den Befragten vorgegeben wurde, war das *Aufkommen von therapeutischen Massnahmen* (soweit sie darauf zurückblicken konnten) und die Entwicklung der Situation in den letzten Jahren. Nachgefasst wurde dann im wesentlichen zu den folgenden Themenbereichen – sofern der Befragte dazu noch nicht erschöpfend geantwortet hatte:

- Wahrgenommene *Anliegen* verschiedener Akteurgruppen (v.a. von Lehrern, Eltern, Schulpflegern, weiteren Kreisen in der Gemeinde, Schulpsychologen, Therapeutinnen), Art ihrer *Artikulation, Bewertung* dieser Anliegen durch den Befragten und *Reaktion* und deren *Begründung,* anschliessende *Gegenreaktion* der anderen Akteurgruppen.
- *Konsens* und *Dissens* zwischen und innerhalb verschiedener Akteurgruppen als Einstellung und als Grundlage der Entscheidung; Art und Ort der *Äusserung* von Dissens respektive Konsens.
- *Kenntnis* der *Devianzkategorien* und Art, in denen sie *bekannt geworden* waren; Inhalt dieser Kategorien.
- *Bedeutung* der *Devianzkategorien* für das *Handeln* der Befragten (Muster der Inanspruchnahme) und *Beurteilungen*, die allenfalls nicht handlungsrelevant wurden; *Wandel* dieser Bedeutung und Einstellung im Laufe der Zeit. (Eine einfache Frage, die geeignet war, einiges dazu zu erfahren, wenn es nicht ohnehin schon bei der Behandlung des Ausgangsthemas angegangen wurde, war zum Beispiel: "Was sind das für Fälle, bei denen man Legastheniebehandlung anordnet?")
- *Verfahren* der *Zuweisung* zu verschiedenen Massnahmen. (Hier mit Nachfragen einzusetzen, erwies sich als sehr ergiebig und verlangte wenig Direktive von seiten der Interviewerinnen. Auf eine einfache Frage wie: "Wie geht es weiter, wenn jetzt der Lehrer findet, ein Kind sollte eine Behandlung haben?" erfolgten Schilderungen, die nicht nur über Arten der Institutionalisierung informierten, sondern die oft auch Angaben zu Konsens und Dissens, zur Bedeutung der Kategorien für das Handeln der Befragten, zur Beurteilung dieser Kategorien, zu den Kompetenzen, die einzelnen Akteuren zugeschrieben wurden, u.a.m. enthielten.)
- *Anstellungsverhältnisse* (für Therapeuten und Schulpsychologen) und deren Entwicklung in der rekonstruierbaren Periode.
- *Funktionen* einzelner Akteure, formale *Kompetenzen* bei verschiedenen Entscheidungen und Begründung der Kompetenzen.
- Kenntnis und Wahrnehmung *kantonaler Vorgaben.*

Für all diese Themen wurde eine weitaus detailliertere Liste angelegt und im Laufe der Erhebungsphase ergänzt, welche auch bereits eine Rubrik mit möglichen Formulierungen der Fragen nach einzelnen Punkten enthielt. Auf diese Li-

---

4   Ich danke an dieser Stelle lic. phil. Marie-Claire Matthey für ihr Interesse, ihre kritische Aufmerksamkeit und die sorgfältige Durchführung von Interviews.

ste und die darin enthaltenen Fragen konnte notfalls zurückgegriffen werden (etwa wenn das Interview keine Anknüpfungspunkte für die noch zu behandelnden Themen zu bieten schien); das erwies sich allerdings nur selten und eigentlich nur in den allerersten Interviews als notwendig.

Die Interviews dauerten in der Regel zwischen zwei und drei Stunden und wurden stets an dem Ort durchgeführt, den der Befragte wählte (das heisst beim Befragten zuhause, in seinem Büro oder auf seinen Wunsch im Büro der Interviewerinnen). Die Interviews wurden mitgeschrieben und nicht auf Band aufgenommen, weil diese Art der Aufnahme den Vorteil hat, das Tempo zu reduzieren und dem Befragten die Möglichkeit eröffnet, begründbare Pausen einzuschalten, nämlich solche aus Rücksicht auf die protokollierende Interviewerin, und dabei dann seine Darstellung zu überdenken, noch einmal neu zu ordnen, Bilanz zu ziehen, zuzuspitzen usw. Der Interviewerin eröffnet es die Möglichkeit, Nähe und Distanz zu regulieren, vor allem den Blickkontakt, und zu Präzisierungen oder Vertiefungen einer Schilderung anzuregen, mit der unverfänglichen Begründung ihrer Unfähigkeit zu folgen. Ausserdem eröffnet das Mitschreiben jederzeit die Möglichkeit, Rückblick auf den bisherigen Interviewverlauf zu halten, auch einen gemeinsamen Rückblick, der den Informanten wiederum zu weiteren Interpretationen anzuregen vermag.

Auswertung: Für eine Darstellung der Auswertung gilt es zwei Ebenen zu berücksichtigen: eine methodologische, nämlich das Verhältnis von empirischem Material und theoretischen Aussagen, und eine konkretere, methodisch-handwerkliche, den Umgang mit dem empirischen Material, bei dem verschiedene Schritte der Materialaufarbeitung unterschieden werden können.

(1) methodologische Ebene – Grundprinzipien der Auswertung: Zum Verhältnis, in dem in dieser Arbeit empirisches Material und theoretische Aussagen stehen, wurde bereits einiges gesagt. Es muss hier lediglich noch einmal aufgegriffen und nur noch geringfügig ergänzt werden. (Für eine Auseinandersetzung mit dieser Frage vgl. auch Bühler-Niederberger 1985, 1989, 1991). Das Wesentlichste, was es zum Verhältnis von Theorie und Empirie in der qualitativen Methodologie zu sagen gibt, ist wohl, dass sie in einer *Verwobenheit des Gebrauchs* stehen (Blumer 1954): Weder strukturieren die ex ante gewählten theoretischen Annahmen die gesamte Materialsammlung, die dann zur blossen Messung vorformulierter Konzepte geraten würde, noch geschieht die Materialsammlung ohne explizite theoretische Begleitung und wird daraus erst zum Schluss Theorie gewonnen. Vielmehr wird auf der Basis erster und vorläufiger theoretischer Überlegungen (von sensitivierenden Konzepten; Denzin 1970) erstes Material gesammelt, welches zur Bearbeitung der theoretischen Annahmen führt und dann zu neuer (im Lichte eben dieser neuen theoretischen Annahmen an die Hand genommener) Materialsammlung und so weiter – und dieses Vorgehen wird dann abgebrochen, wenn eine Sättigung erreicht ist, ein Punkt, an dem der Forscher nicht mehr mit erheblich neuen Einsichten rechnet und an dem er die erzielten befriedigend in ein theoretisches Modell integrieren konnte.

Die Vorgabe, die hier für das theoretische Modell gemacht wurde, und die sich ihrerseits auch erst im Projektverlauf herauskristallisierte, war die, dass es sich um ein *naturgeschichtliches Modell* handeln sollte, das heisst um eine Interpretation des Geschehens auf der Basis seiner Entwicklungsgeschichte (vgl. dazu Kapitel 2.3 und Bühler-Niederberger 1989). Das ist dann allerdings nicht nur eine theoretische Vorgabe, sondern auch eine methodologische. Das Ideal des naturgeschichtlichen Ansatzes ist die Arbeit des Naturkundlers, der sich seinem Gegenstand in besonderer Weise nähert (etwa dem Vogelgesang, um ein Beispiel von Park [1955] aufzugreifen, oder dann seinen schon fast sprichwörtlichen Käfern), nämlich mit Liebe für das Detail und dennoch auch auf der Suche nach einer grösseren Ordnung, die sich gerade durch die geduldige Sammlung kleinster Beobachtungen dem Auge des Forschers enthüllen könnte. Er nähert sich seinem Gegenstand jedenfalls nicht im (vor-)schnellen Versuch, einen grossen theoretischen Wurf zu machen.

Der besondere Umgang mit kleinen Beobachtungen ist *ein* methodologischer Anspruch, der mit der Naturgeschichte einhergeht. Der *zweite* Anspruch liegt in der Suche nach universellen Aussagen; er ist mit dem ersten eng verbunden, ich bin geneigt, ihn als Voraussetzung des sorgfältigen Umgangs mit dem Detail zu betrachten. Ich habe mich mit diesem Anspruch schon auseinandergesetzt, was seine Fruchtbarkeit betrifft (vgl. Bühler-Niederberger 1985, 1991). Was hier noch eingehender behandelt werden soll, ist das Ausmass, in dem es gelungen ist, diesen zweiten Anspruch in meiner Arbeit einzulösen Es geht also darum, wieweit die behauptete Entstehungsgeschichte für alle untersuchten Fälle (das sind dann die Gemeinden) zutrifft, und zwar in dieser Abfolge von Phasen und genau mit den Ausprägungen auf den verschiedenen Dimensionen, die für die einzelnen Phasen behauptet wurden. Es geht weiter darum, auch diesen Anspruch kann man erheben, inwiefern die verschiedenen Phasen über die relevanten Dimensionen eindeutig voneinander geschieden werden konnten, eine Ausprägung auf einer Dimension, wie sie für diese Phase behauptet wurde, also nicht nur in dieser Phase *immer*, sondern auch in anderen Phasen *nie* anzutreffen ist. Das ideale Modell für die Dimensionen Inanspruchnahme (x), Adaptation (y), Generalisierung (z), Institutionalisierung (u) und Realisierung (v), den Teil des Modells also, der relativ gut einzelnen Untersuchungseinheiten, eben den Gemeinden, zugewiesen werden konnte, hätte so aussehen müssen:

Dimensionen:	x	y	z	u	v
Phase I	x1	y1	z1	u1	v1
Phase II	x2	y2	z2	u2	v2
Phase III	x3	y3	z3	u3	v3

und das hätte für alle untersuchten Gemeinden zutreffen müssen. Es sieht stattdessen aber – etwas vereinfachend, weil die verschiedenen Dimensionen ihrerseits wieder verschiedene Apekte enthalten – so aus:

Dimensionen:	x	y	z	u	v
Phase I **	x1	y1ly'1	z1	u1*lu'1	v1**
Phase II	x2	y1ly'2	z2	u2*lu'1	v2**
Phase III	x3	y3ly'2	z2	u2*lu'3*	v3**

* = nicht für alle Gemeinden zutreffend, weil manche Gemeinden die entsprechenden Regelungen nicht getroffen hatten, also etwa kein Zuweisungsverfahren definiert hatten, keine festen Anstellungsverhältnisse gewährt hatten.

** = nicht für alle Gemeinden zweifelsfrei zu ermitteln, weil die entsprechenden Informationen nicht vollständig erhoben werden konnten. Das ist zum Teil eine Frage

der zeitlichen Distanz (soweit es Phase 1 betrifft), zum Teil eine Frage des gewählten Interviewtyps (soweit es Dimension 'v' betrifft): Zweifel und Darstellungsprobleme abzufragen, hätte den Prinzipien der Erhebung widersprochen!
Zum obigen Schema braucht es einige Erläuterungen: Soweit es die Adaptation betrifft, war also die fallweise Adaptation (y) in den Phasen I und II (wenn auch in etwas veränderter Konstellation und dann auch Art) anzutreffen; sie entfiel dagegen in Phase III. Die systematische Adaptation (y') unterschied sich in Phase I (wo es aufgrund des Stands der Forschung noch nicht dazu kommen musste) und Phase II, dagegen nicht in Phase II und III. Was die Institutionalisierung betrifft, so konnte in Phase II und III ein Zuweisungsverfahren (u) gelten, allerdings wiederum in veränderter Konstellation und damit mit anderem faktischem Gehalt. Die Anstellungsverhältnisse der Therapeutinnen (u') unterschieden sich nicht zwischen Phase I und II, soweit es eine feste Anstellung betrifft, hierin unterschied sich nur die Phase III von den beiden früheren. Allerdings kam es längst nicht in allen Gemeinden in Phase III zur festen Anstellung, wie es auch nicht in allen Gemeinden zur Regelung des Zuweisungsverfahrens kam. Universell galt die Abfolge der Phasen, das heisst, dass in keiner der Gemeinden eine andere Abfolge zu konstatieren war. Zwar war nicht überall schon derselbe Stand erreicht worden, aber es waren doch die Konstellationen vorhanden, die das weitere Voranschreiten begünstigen. Die Informationen zur Phase I waren zum Teil sehr knapp; als validierende Elemente der Behauptungen über die Existenz und Art einer solchen Phase lagen aber Informationen zum Durchsetzungsprozess der nachfolgenden Kategorien vor und die Informationen der überregional tätigen Schulpsychologen, die in ihrer Geltung über die untersuchten Gemeinden hinausreichten.
So ist die Modellbildung dem Anspruch, universelle Aussagen machen zu können, nicht vollständig gerecht geworden, aber doch weitgehend. Um diese Passung zu erreichen, war eine äusserst intensive Auseinandersetzung mit dem Material notwendig; eine ständige Ausarbeitung und Revision der theoretischen Entwürfe und eine stets neue Sichtung auch des bereits gedeuteten Materials. Die Menge des Materials lag mit 62 Interviews eindeutig an der obersten Grenze. Die Arbeit am theoretischen Modell setzt nämlich eine weitgehende Repräsentation des Materials im Kopf des Forschers voraus, und das erforderte bei dieser grossen Zahl von Interviews stets neue Durchgänge durch bereits gedeutetes Material (vgl. dazu noch die folgenden Abschnitte).
(2) methodisch-handwerkliche Ebene – Auswertungsschritte und Hilfsmittel der Auswertung: Die Auswertung zeichnete sich aus durch den Gebrauch eines *Codierparadigmas*. Der Begriff wurde von Strauss (1987) geprägt, um die Arbeitsweise zu bezeichnen, die aus dem Ideal einer Verwobenheit von Theorie und Empirie zu folgen hat. Die Arbeitsweise zeichnet sich aus durch eine sich stets – allerdings nicht starr – wiederholende Abfolge der drei Elemente: (1) Materialsammlung, (2) Codieren (das heisst: einer versuchsweisen Zuordnung der Beobachtung zu theoretischen Kategorien und dabei erst einmal Entwickeln solcher Kategorien) und (3) "Memoing", expliziteren theoretischen Überlegungen, in denen etwa auch die (zunächst immer nur als vorläufig begriffenen) Kategorien verknüpft werden. Die Abfolge ist, wie gesagt, nicht starr. Auf einen Schritt der Materialsammlung folgt zwar logischerweise eine Suche nach Kategorien, in denen es gefasst werden könnte (= coding), und dann eine versuchsweise Integration solcher Kategorien in ein theoretisches Modell, jedenfalls Überlegungen

zu einem solchen Modell (= "memoing"), und dann erneute Materialsammlung etc. Es kann aber zum Beispiel auch einmal nach dem Erstellen von "Memos" der Bedarf nach einer Neufassung der Kategorien entstehen und dann nach einer neuen Bearbeitung bereits vorliegenden und schon einmal gedeuteten Materials, dann können erneute theoretische Integrationsversuche (neue "Memos") folgen (und dann vielleicht die ganze Schlaufe noch einmal durchlaufen werden), und so kann einige Zeit vergehen, bis es zu einem weiteren Schritt der Materialsammlung kommt. In der Regel sollte allerdings gerade in frühen Phasen des Projektes einigermassen schnell wieder neues Material beschafft werden, um nicht Gefahr zu laufen, ein theoretisches Modell bereits mit einer so hohen Präzision und Verfestigung zu formulieren, dass die Möglichkeiten weiteren empiriebegründeten Theoretisierens verloren gehen. Was aber im Codierparadigma in keiner Weise vorgesehen ist, ist eine abschliessende Materialsammlung, die *dann erst* von theoretischen Bearbeitungsversuchen gefolgt würde; das ist wichtig zu erwähnen, weil es bei geringer Kenntnis qualitativer Methodologie immer wieder als Vorgehen gewählt wird – auf Kosten des empiriebegründeten Theoretisierens. Durch den Gebrauch des Codierparadigmas werden die Chancen, eine Passung von Modell und Material zu erreichen, maximiert.

Meine Arbeit wich in zweierlei Hinsicht von den Vorstellungen, die Strauss in seinem Entwurf des Codierparadigmas vermittelt, leicht ab. (1) Es wurde nach universellen Aussagen gesucht, und damit wurde eine besonders systematische Aufarbeitung des Materials notwendig, vor allem wurde die mehrmalige komplette Neubearbeitung *allen* bereits gedeuteten Materials unvermeidlich. (2) Die Untersuchungsgruppe wurde *nicht* nach der Methode des "theoretical sampling" ausgewählt, also nicht durch laufend und entsprechend dem Stand der Einsichten entschiedenes Einbeziehen der weiteren Fälle; obschon ich das theoretische Sampling im allgemeinen auch als dem qualitativen Vorgehen angemessener erachten würde. Ich habe die Untersuchungsgruppe dennoch ex ante ausgewählt, und zwar deshalb, weil mir für diese Art von laufender Entscheidung die notwendigen Informationen über die Situaton in einzelnen Gemeinden (und also über die Eignung bestimmter Gemeinden zur Ausarbeitung und Prüfung des theoretischen Modells) gefehlt hätten. Das jedenfalls hatte ich zu Beginn angenommen, und es bestätigte sich im Laufe der Untersuchung: Durch die vorgängige Untersuchung einmal ausgewählter Gemeinden war über die Situation in bestimmten anderen Gemeinden kaum etwas in Erfahrung zu bringen. Das theoretische Sampling wird geleitet durch das Bemühen, eine möglichst hohe Variation der interessierenden Tatbestände sicherzustellen, dieses Anliegen habe ich mir bei der Fixierung der Untersuchungsgruppe auch zu eigen gemacht.

Die Arbeitsweise lässt sich nun auch noch konkreter und präziser beschreiben, und dabei lassen sich verschiedene Schritte der Auswertung unterscheiden. Abgesehen von den Schritten 1 bis 3, die nur basale Hilfsmittel der Materialbearbeitung darstellten, fügen sie sich im wesentlichen ein in die Logik des Codierparadigmas.

1. Schritt: Eine erste Materialbearbeitung wurde bereits *während des Interviews* vorgenommen, indem Wiederholungen nicht protokolliert wurden. Allerdings wurde von dieser Möglichkeit der Materialreduktion nur äusserst zurückhaltend Gebrauch gemacht. Was zunächst als fast reine Wiederholung erschien, erwies sich nämlich nicht selten dennoch als Ergänzung, Relativierung oder Neugewichtung von bereits Berichtetem.

2. Schritt: Sämtliche Interviews wurden nach einem *Kategorienschema* codiert, das bereits *ex ante* entwickelt worden war, aufgrund allererster theoretischer Überlegungen, die später – und zum Teil schon sehr rasch – verworfen wurden. Von diesem Auswertungsschritt versprach ich mir einen gewissen disziplinierenden Effekt, einen Zwang zur sofortigen Auseinandersetzung mit dem Material. Über den tatsächlichen Gewinn an vertiefter Auseinandersetzung mit dem Material bin ich mir allerdings im unklaren. Jedenfalls trug aber auch das zur Vertrautheit mit dem Material bei.

3. Schritt: Von sämtlichen Interviews wurden unmittelbar nach der Erhebung *sehr kurze Zusammenfassungen* nach stets demselben Schema angefertigt. Sie enthielten vor allem Informationen zu den berichteten Fakten, so zum Zuweisungsverfahren, zu den Anstellungsverhältnissen von Therapeuten und Schulpsychologen, zu den bekannten und erteilten Therapien u.ä.m. Diese Zusammenfassungen erwiesen sich als nützliche Hilfsmittel für die Auswertungsarbeit.

4. Schritt: Nach oder während diesen drei Schritten wurden stets für jedes Interview theoretische Notizen angefertigt, diese enthielten in erster Linie *mögliche Kategorien* (mit den dazugehörigen Interviewstellen), die aus dem Material oder aus daran anschliessenden Spekulationen gewonnen werden konnten und Überlegungen zu *Verbindungen der Kategorien* und zu Anknüpfungspunkten bei bekannten Theorien. Lose und ohne Anspruch auf systematischere Prüfung wurden auch Überlegungen zu früheren Interviews angestellt. Dieser Schritt umfasste im wesentlichen das, was Strauss als "*coding*" bezeichnet (mit allerdings auch bereits auf das einzelne Interview bezogenem "memoing").

5. Schritt: Zusätzlich wurden theoretische Notizen geführt, die sich nicht so sehr auf einzelne Interviews bezogen, sondern die vielmehr die Suche nach einem *für alle Interviews verwendbaren Interpretationsrahmen* festhielten. Kategorien, die zur (vorläufigen) Aufarbeitung einzelner Materialstellen entwickelt worden waren, wurden darin hinsichtlich ihrer möglichen Anwendbarkeit auf die übrigen Interviews besprochen, auf diese früheren Interviews und auf die Notizen dazu, wurde dabei jeweils zurückgegriffen. Diese grundsätzlichere theoretische Aufarbeitung folgte nicht auf jedes Interview, sie geschah vielmehr sporadisch, gegen Ende der Erhebungsphase (die ja immer auch bereits eine Auswertungsphase ist) allerdings wesentlich häufiger. Bereits recht früh, nämlich nach den ersten zwei Interviews, wurde nach einer integrierenden Kategorie gesucht, nach einer "*Kernkategorie*", wie Strauss sie nennt, einem theoretischen Konzept also, auf das die übrigen entwickelten Kategorien alle bezogen werden konnten; diese Suche wurde später immer gezielter. Dieser Schritt umfasst im wesentlichen das, was Strauss als "*memoing*" bezeichnet, allerdings zum Teil bereits mit grösserem Anspruch systematischer Prüfung.

Ich habe die Flexibilität des Codierparadigmas schon erwähnt; es gilt auch für diese Arbeit, dass sich die Schritte 4 und 5 nicht starr folgten, und dass auch nicht beansprucht wurde, dass sie in den Elementen, die sie behandelten, sei das ein Interview oder eine bestimmte Kategorie gewesen, jeweils zu einem Abschluss gebracht wurden. Die Notizen zu einem einzelnen Interview konnten zum Beispiel jederzeit ergänzt werden, und vielleicht konnten aufgrund von Überlegungen, die gerade nicht an diesem Interview aufgekommen waren, Passagen neu oder überhaupt erst gedeutet werden usw.

Stand nach der Erhebungsphase: Mit Abschluss der Erhebungsphase lagen also theoretische Kategorien vor, die sich in ein Gesamtmodell integrieren liessen.

Das Gesamtmodell war bereits in einem Masse explizit, dass es sich in Darstellungen von der Art der Übersicht 1 und 2 im Kapitel 5 festhalten liess. Es unterschied sich vom letztlich gewählten nur unerheblich, es mangelte ihm aber dennoch an Präzision und an theoretischer Stringenz. Es waren Begrifflichkeiten und Vorstellungen darin enthalten, die theoretisch allzu heterogen waren und die auch allzu konkret waren. Sie waren zwar durch die Kategorie des "Unternehmens" miteinander verbunden; jedoch war die Vorstellung eines Übersetzungsprozesses zwischen verschiedenen Ebenen, in die sich dann die verschiedenen Dimensionen (Kategorien) einordnen liessen und mit der diese an sozialtheoretischer Einheitlichkeit gewannen, nicht genügend entwickelt. Ausserdem liess die systematische Prüfung des Modells am gesamten Material zu wünschen übrig; sie war zwar in gewissem Masse laufend erfolgt, aber zum Teil nur im Kopf der Forscherin und dann also auf der Basis des erinnerten Materials (auch wenn natürlich immer wieder auf altes Material zurückgegriffen wurde).

6. Schritt: Das gesamte Material wurde gemäss den nun geltenden Kategorien *neu codiert* und dabei diese Kategorien noch einmal präzisiert und nun auch das Gesamtmodell definitiver ausgearbeitet. Wichtige Materialaussagen (und das war mehr als die Hälfte des Gesamtmaterials) wurden dabei *zusätzlich neu angeordnet*, nämlich nicht in ihrem grösseren Zusammenhang (dem einzelnen Interview), sondern entsprechend den Kategorien (den acht Dimensionen des devianzdefinierenden und professionellen Projektes und den drei Phasen).

7. Schritt: Das *Belegmaterial* zu einzelnen Aussagen, wie sie dann in der Berichterstattung formuliert werden sollten, wurde *zusammengestellt*. Dieses konnte nun relativ bequem der Materialordnung, wie sie im 6. Schritt ausgearbeitet worden war, entnommen werden.

8. Schritt: Das nun schon fast gültige Modell mit seinen einzelnen Kategorien (Dimensionen und Phasen) wurde noch einmal unter Berücksichtigung der *Kontextualität* des Materials geprüft. Das heisst, alle Interviews wurden noch einmal im Zusammenhang durchgearbeitet. Dabei wurde auch das Belegmaterial zu einzelnen Aussagen vervollständigt.

9. Schritt: Berichterstattung. Noch während der Berichterstattung kam es zu Feinkorrekturen (das heisst: geringfügig neuen Definitionen einzelner Kategorien), die dann wiederum einen Rückgriff auf das Material erforderten; ausserdem holte die Berichterstattung da und dort etwas weiter aus; neue Materialdarstellungen wurden als Belege unabdingbar und erforderten auch Rückgriff auf das Material.

10. Schritt: Eine *letzte Lektüre des Materials* schloss sich an den ersten Entwurf der Berichterstattung an. Sie sollte sicherstellen, dass nichts vergessen worden war – weder Material, das die Berichterstattung stützte, noch solches, das sie in Frage stellte. Sie geschah in Anbetracht der mittlerweile erreichten grossen Vertrautheit mit dem Material zum Teil nur noch kursorisch; es brauchte manchmal nur noch wenige Stützen der Erinnerung, um sich den Inhalt des Interviews präsent machen zu können. Die Korrekturen am Inhalt der Aussagen, die daraus resultierten, waren eher geringfügig; vor allem wurde die Dimension "Realisierung" noch schärfer herausgearbeitet.

Die inhaltsanalytische Bearbeitung offener Interviews, die im Rahmen eines Codierparadigmas geschieht, unterscheidet sich recht erheblich von dem, was gängigerweise als "qualitative Inhaltsanalyse" bezeichnet wird (etwa von Mayring 1983; Mühlfeld et al. 1981). Jene stellt nämlich meist einen schnellen

Zugriff auf ein gültiges Kategorienschema dar und erspart sich den langwierigen Prozess empiriebegründeten Theoretisierens. Es ist dann eine im wesentlichen doch den Idealen quantitativer Forschung verpflichtete Auswertung offen erhobenen Materials und nur zum Teil eine qualitative Analyse, deren wesentlichstes Merkmal eben gerade im Gebrauch eines Codierparadigmas bestehen dürfte. Die etwa von Mayring als *"Reduktionsschritte"* bezeichneten Auswertungsschritte entpuppen sich dann tatsächlich als Reduktion, nämlich als eine Verminderung der Chancen empiriebegründeten Theoretisierens.

Umgekehrt, das kann man als Nachteil betrachten, lassen sich bei meinem Vorgehen keine Interraterreliabilitäten berechnen. Das hat einen ganz praktischen Grund: Die Einarbeitung einer zweiten Person in den interpretativen Prozess – die erfolgen müsste, wenn man den Prozess empiriebegründeten Theoretisierens prüfen wollte – wäre ungeheuer aufwendig, und gerade dadurch würde die notwendige und gewünschte Unabhängigkeit des prüfenden Urteils ohnehin auch in Frage gestellt. Man kann aber auch ein grundsätzlicheres Problem nennen: Es ist nämlich anzunehmen, dass jede gemäss dem einmal eingeschlagenen Interpretationsmodus vorgenommene weitere Codierung des Materials zu einer gewissen Veränderung der Interpretation, nämlich zu einer weiteren theoretischen Verdichtung, führen würde, ja eigentlich sogar müsste. Die Parallelen zwischen dem Codierparadigma und der *dokumentarischen Methode der Interpretation* sind unübersehbar; es handelt sich beim Codierparadigma um nichts anderes als um die konsequente Weiterführung der Einsichten, wie man sie in die alltäglichen Erkenntnispraktiken gewonnen hat (der wechselseitigen Abhängigkeit von Muster und Ereignis) auf die Forschungspraktik. Ein solcher Prozess der Orientierung aber ist nie abgeschlossen und die Interpretation des Vorgefundenen verändert sich stets – und jeder weitere Interpret dürfte neue Gesichtspunkte, ein letztlich anderes Muster mitbringen.

Das natürlich wirft grundsätzliche Fragen auf; sie betreffen die *Zuverlässigkeit* qualitativer Sozialforschung. Man kann argumentieren, dass die Zuverlässigkeit qualitativer Sozialforschung nicht allzu niedrig zu veranschlagen sei; das ist plausibel in Anbetracht ihrer "Offenheit für neue, abweichende, überraschende und damit 'falsifizierende' Aspekte" (Lamnek 1988: 164) und ihrer steten Reflexion und Skepsis gegenüber einmal getroffenen Annahmen. Es mangelt aber an der Möglichkeit, diese Qualität *auszuweisen*. Man kann das Problem auch etwas allgemeiner fassen (und etwas weiter entfernt vom gedanklichen Repertoire quantitativer Sozialforschung), nämlich als ein Problem der "Glaubwürdigkeit" qualitativer Forschung[5] – es bleibt jedoch ein ungelöstes Problem, und ich kann es hier auch nicht lösen.

6.4   Detailkommentar zur Übersicht 2, Kapitel 5

Mit der Betrachtung von Übersicht 2, hat man zunächst beim Zusammenhang der Devianzraten und des Unternehmensstands anzusetzen; dieser wurde schon im Kapitel 5 kommentiert. Der Zusammenhang ist überaus klar; deutlich aus dem Rahmen fällt eigentlich nur die Gemeinde im Rang 14, die einen weitaus höheren Index haben müsste. Ich möchte hier aber nicht mit gemeindebezogenen

---

5   Für eine erste Annäherung an diese Frage vgl. Wilson 1982.

ad-hoc-Erklärungen aufwarten, es scheint mir in Anbetracht der erreichten Passung des Modells nicht notwendig.[6]
     Es gilt hier aber noch darauf einzutreten, dass in dieser Übersicht der Zusammenhang festgehalten wird zwischen dem Stand des *Unternehmens "Legasthenie"* (nämlich dem Muster der Inanspruchnahme und dem Zuweisungsverfahren, wie sie je für die Legastheniekategorie gelten) und der *Gesamtrate* der therapeutisch behandelten Devianz, nämlich dem Index III (vgl. zu seiner Berechnung Kapitel 2). Man hätte stattdessen auch nur die Legastheniekategorie berücksichtigen können. Dann wären allerdings die Ergebnisse von geringerem Belang gewesen, indem das Modell nur für einen kleineren Teil therapeutisch behandelter Devianz aufgekommen wäre. Ausserdem konnte mit der Gesamtrate ein Mass gewonnen werden, das weniger von zufälligen Schwankungen abhängig war, das also – vor allem in sehr kleinen Gemeinden – bereits eine zuverlässigere Grösse darstellte. (Eine gewisse Absicherung gegen solche Schwankungen wurde auch dadurch erreicht, dass der Index III als Durchschnitt aus Messungen zu zwei Zeitpunkten errechnet wurde.) Dass auch so ein Zusammenhang festzustellen war, bestätigt (noch einmal) die Vorreiterfunktion oder Schlüsselstellung der Legastheniekategorie für die weiteren Kategorien.
     Als nächstes kann man sich der Verteilung der Gemeinden auf die verschiedenen Phasen zuwenden. Dass nicht in allen Gemeinden bereits eine dritte Phase erreicht wurde, ist in der Berichterstattung schon ausführlicher behandelt worden, erstaunen mag aber, dass da noch eine Gemeinde der ersten Phase zugeordnet wird. Diese Zuteilung ist denn auch nicht ganz unproblematisch. Das Muster der Inanspruchnahme entsprach zwar, soweit es sich um die drei in dieser (kleinen) Gemeinde tätigen Lehrer handelte – von denen gleich zwei interviewt worden waren – der ersten Phase: Es handelte sich um eine "fallweise Inanspruchnahme" der Kategorie. Von seiten der Schulpflege – und diese berief sich auf den zuständigen Schulpsychologen – wäre allerdings bereits eine sensitivierte Inanspruchnahme erwünscht gewesen. Das heisst, es gab in gewissem Sinne bereits eine Norm der Sensitivität. Es dürfte beim Stand, den das Unternehmen in allen übrigen Gemeinden erreicht hat, für einzelne Akteure oder einzelne Gemeinden auch fast unmöglich sein, noch in einer Distanz zu diesen Devianzkategorien zu stehen, wie das ende der sechziger Jahre noch möglich war. Diese Aussage bedeutet eine gewisse Rücknahme der Behauptung, dass solche Unternehmen vor Ort vorangetrieben würden und werden müssten, allerdings erfolgt diese Rücknahme erst an dem Punkt, an dem das Unternehmen eben bereits in den allermeisten Gemeinden in dieser Weise – an deren Fällen, in deren Regelungen, in deren Muster der Inanspruchnahme, kurz: "vor Ort" – vorangetrieben worden waren. Und selbst da noch zeigt sich, dass die Lehrer ihr Muster der Inanspruchnahme, wenn auch gegen Widerstand, beibehalten konnten.
     Eine weitere Spekulation kann an die Beobachtung angeschlossen werden, dass unter den Gemeinden, die sich in Phase III befanden, diejenigen übervertreten sind, die kein Zuweisungsverfahren definiert hatten, die also auch in

---

6   Man könnte allenfalls – und dann immerhin schon in bezug auf zwei Gemeinden, nämlich die beiden Gemeinden mit einmaligem "screening" (Gemeinden im Rang 9 und im Rang 14) – spekulieren, dass das einmalige "screening" tiefere Devianzraten nach sich zieht als das mehrmalige.

Phase II über kein Instrument der Zurückhaltung verfügten. Es sind fünf der neun Gemeinden mit besonders fortgeschrittenem Unternehmensstand, die kein solches Verfahren definiert hatten, während es bei den Gemeinden, die sich noch in Phase II befinden, nur zwei der neun Gemeinden sind. Man müsste dann allenfalls die Aussage, dass sich der Übergang zu Phase III mit einer gewissen Zwangsläufigkeit ergab, und ihm jedenfalls kein konfliktives Aushandlungsgeschehen voranging, dahingehend relativieren, dass dies für Gemeinden zutrifft, die auch schon zuvor wenig Zurückhaltung geltend machten. Andrerseits war dieser Übergang auch bei Gemeinden möglich, die Zurückhaltung institutionalisiert hatten, und er ist andererseits auch bei Gemeinden noch nicht erreicht worden, die keine Zurückhaltung institutionalisierten. Das kann also nicht die entscheidende Variable sein. Dass der Widerstand der Gemeinden jedoch *auch* eine Rolle für diesen Übergang spielen könnte, wäre durchaus konsistent mit dem Bild, das vom gesamten Unternehmen gezeichnet wurde, als einer Entwicklung, die von unternehmerischen Experten vorangetrieben wurde und der die Gemeindebehörden mit mehr oder weniger grossem Zögern, aber insgesamt doch ohne die Möglichkeit, es gross zu beeinflussen, nachkamen.

Man kann nun noch auf Variablen eingehen, die offensichtlich keine Rolle spielten für das Geschehen. Das ist einmal die Gemeindegrösse, die mit weiteren Variablen einherging, von denen man hätte vermuten können, dass sie das Geschehen beeinflusst hätten. Zwerggemeinden etwa verfügten über keine administrative Infrastruktur im Schulbereich, kein Sekretariat oder beruflich wahrgenommenes Aktuariat, sie hatten ausserdem zum Teil ausgesprochen grosse Mühe, Schulpfleger zu finden, ein solches Amt war oft mehr Bürgerpflicht als Ehre. Das spielt keine Rolle für den Verlauf des hier interessierenden devianzdefinierenden Unternehmens, weder setzt es sich schneller noch in der Regel langsamer durch. Gesamtschülerzahlen unter 100 Schülern haben nämlich die Gemeinden im Rang 19, im Rang 17, im Rang 10, im Rang 8, im Rang 5, im Rang 3 und im Rang 1. Man könnte höchstens argumentieren, dass es kaum möglich wäre, in einer grösseren Gemeinde (mit also mehr Lehrern) einheitlich bei einem Muster der Inanspruchnahme gemäss Phase I zu bleiben, aber damit hätte man nur für eine einzige Gemeinde einen Einfluss der Grösse konstatieren können.

Kein erkennbarer Zusammenhang kann auch zum Gemeindetypus festgestellt werden, und damit also zu den sozioökonomischen Merkmalen von Gemeinden. Das ist, was die Devianzraten betrifft, auch eine simple Folge der Auswahl der Untersuchungsgruppe, bei der je eine Gemeinde mit einem hohen, einem mittleren und einem tiefen Index III von jedem Typus berücksichtigt wurde – und weil die Raten diese deutliche Abhängigkeit vom Unternehmensstand zeigen, muss also auch dieser eine gleichmässige Verteilung über die verschiedenen Typen zeigen. Eine solche gleichmässige Verteilung ist allerdings nicht nur für die Untersuchungsgruppe zu erwarten, sondern auch für den gesamten Kanton, weil ja auch insgesamt keine Korrelationen zwischen solchen Merkmalen der Gemeinden und der Devianzrate festzustellen waren.

238

7 Literatur

Affolter, F., 1987: Wahrnehmung, Wirklichkeit und Sprache. Villingen-Schwenningen: Neckar.

Angermaier, M., 1976a: Das neue Verständnis der Legasthenie und seine Auswirkungen. S. 344-354 in M. Angermaier (Hrsg.), Legasthenie. Das neue Konzept der Förderung lese-rechtschreibschwacher Kinder in Schule und Elternhaus. Frankfurt: Fischer.

Angermaier, M., 1976b: Einleitung. S. 21 - 32 in M. Angermaier (Hrsg.), Legasthenie. Frankfurt: Fischer.

Angermaier, M., 1976c: Gerüchte über die Legasthenie. S. 65-77 in M. Angermaier (Hrsg.), Legasthenie. Frankfurt: Fischer.

Arbeitsgruppe Schulforschung, 1980: Leistung und Versagen. Alltagstheorien von Schülern und Lehrern. München: Juventa.

Aronson, N., 1984: Science as a claims-making activity: Implications for social problems research. S. 1-30 in J.W. Schneider, J.I. Kitsuse (eds.), Studies in the sociology of social problems. Norwood: Ablex.

Arzberger, K., 1980: Bürger und Eliten in der Kommunalpolitik. Stuttgart: Kohlhammer.

Arzberger, K./ Murck, M./ Schumacher, J., 1979: Die Ansprüche der Bürger in verschiedenen Bereichen des kommunalen Infrastrukturangebotes, S. 294-316 in F.X. Kaufmann (Hg.), Bürgernahe Sozialpolitik. Planung, Organisation und Vermittlung sozialer Leistungen auf lokaler Ebene. Frankfurt: Campus.

Bach, H./ Knöbel, R./ Arenz-Morch, A./ Rosner, A., 1984: Verhaltensauffälligkeiten in der Schule. Statistik, Hintergründe, Folgerungen. Main: Hase & Koehler.

Bacharach, S.B./ Lawler, E.J., 1980: Power and politics in organizations. The social psychology of conflict, coalitions, and bargaining. San Francisco: Jossey Bass.

Bächtold, A., 1987: Schulversuch im Sonderklassenwesen des Kantons Zürich. Evaluation des Schulversuchs im Schuljahr 1986/87. Vierteljahresschrift für Heilpädagogik und ihre Nachbargebiete 56: 600-18.

Badinter, E., 1984: Die Mutterliebe. Geschichte eines Gefühls vom 17. Jahrhundert bis heute. München: dtv.

Balhorn, H., 1984: Was können wir aus Fehlern lernen? S. 37-41 in I. Naegele/ R. Valtin (Hrsg.), Rechtschreibunterricht in den Klassen 1-6: Grundlagen – Erfahrungen - Materialien. Frankfurt/Main: Arbeitskreis Grundschule e.V.

Balhorn, H./ Brügelmann, H., 1987: Welten der Schrift in der Erfahrung der Kinder. Faude: Libelle Wissenschaft.

Bäuerlein, U./ Berg, D./ Strauch, T., 1988: Häufigkeiten von Lernschwierigkeiten in der Grundschule aus der Sicht des Klassenlehrers. Zeitschrift für Pädagogische Psychologie 2: 179 -184.

Beck, G./ Mannhaupt, G., (Hrsg.), 1986: Prävention und Intervention bei Schulschwierigkeiten. Neue Ansätze für die Arbeit in der Schule. Tübingen: DGVT.

Beck, O.F./ Imhof, B., 1982: Die Sonderklassen der Zürcher Volksschule 1930-1980. S. 9-38 in: Pädagogische Abteilung der Erziehungsdirektion des Kantons Zürich (Hrsg.), Bildungsstatistische Berichte 21/22. Zürich.

Becker, H. S., 1973: Aussenseiter. Zur Soziologie abweichenden Verhaltens. Frankfurt: Fischer (engl.: Outsiders, New York, London 1963).

Benton, A.L, 1975: Developmental dyslexia: Neurolocial aspects. Advances in Neurology, Vol. 7. New York: Raven Press.

Berger, P./ Luckmann, T., 1969: Die gesellschaftliche Konstruktion der Wirklichkeit. Eine Theorie der Wissenssoziologie. Frankfurt: Fischer (engl.: The social construction of reality, Garden City 1966)

Bettschart, W. et al. 1978: L'enfant de 9 ans. Series paedopsychiatrica, Fasc. 5. Basel: Schwabe (zit. nach Bürgin 1984).

Birch, H./ Belmont, L., 1964: Auditory - visual integration, in normal and retarded readers. American Journal of Orthopsychiatry 34: 852-861.

Birch, H./ Belmont, L., 1965: Auditory - visual integration, intelligence, and reading ability in school children. Perceptual & Motor Skills 20: 295-305.

Bleidick, U., 1965: Zur Typologie des Leseversagens. Zeitschrift für Heilpädagogik 16: 415-419.

Blumer, H., 1954: What is wrong with social theory. American Sociological Review 19: 3-10.

Blumer, H., 1971: Social problems as collective behavior. Social Problems 18: 298-306 (dt. "Soziale Probleme als kollektives Verhalten", S. 102-13 in K.O. Hondrich, 1975: Menschliche Bedürfnisse und soziale Steuerung. Reinbek: Rowohlt)

Blumer, H., 1973: Der methodologische Standort des symbolischen Interaktionismus. S. 80-146 in Arbeitsgruppe Bielefelder Soziologen (Hrsg.), Alltagswissen, Interaktion und gesellschaftliche Wirklichkeit. Reinbek: Rowohlt.

Bond, G./ Tinker, M., 1967: Reading difficulties. Their Diagnosis and correction. New York (zit. nach Malmquist/Valtin 1974).

Bondy, C. (Hrsg.), 1966: Handbuch für den Hamburg-Wechsler-Intelligenztest für Kinder. Bern: Huber (3. Auflage).

Bortz, J., 1985: Lehrbuch der Statistik für Sozialwissenschaftler. Berlin, Heidelberg, New York, Tokio: Springer (2. Aufl.).

Brügelmann, H., 1983: Kinder auf dem Weg zur Schrift. Faude: Libelle Wissenschaft.

Bründel, H., 1989: Das Kieler Einschulungsverfahren und das Mannheimer Schulungsdiagnostikum. Neue Wege in der Einschulungs- und Förderdiagnostik. Psychologie in Erziehung und Unterricht 36: 140-144.

Brusten, M., 1982: Schule und Jugendamt. Neue Praxis 1: 11-32.

Brusten, M./ Herriger, N., 1978: Lehrerurteile und soziale Kontrolle im "Schulbericht". Zeitschrift für Pädagogik 24: 497-514.

Brusten, M./ Hurrelmann, K., 1973: Abweichendes Verhalten in der Schule. Eine Untersuchung zu Prozessen der Stigmatisierung. München: Juventa.

Bühler-Niederberger, 1985: Analytische Induktion als Verfahren qualitativer Methodologie. Zeitschrift für Soziologe 14: 475-85.

Bühler-Niederberger, D., 1988: Stütz- und Fördermassnahmen. Schlussbericht über verschiedene Erhebungen. Erziehungsdirektion des Kantons Zürich.

Bühler-Niederberger, D., 1989: Naturgeschichte und Soziologie. Parks "natural history" als qualitative Methodologie. Zeitschrift für Soziologie 18: 457-469.

Bühler-Niederberger, D., 1991: Analytische Induktion, in U. Flick/ E. v.Kardoff/ H. Keupp/ L. v. Rosenstiel/ S. Wolff (Hrsg.), Handbuch qualitativer Sozialforschung. München: Psychologie Verlags Union (im Druck).

Bürgin, D., 1984: Häufige psychogene Syndrome mit psychischer oder somatischer Symptomatik im Grundschulalter. S. 47-61 in G. Nissen (Hrsg.), Psychiatrie des Schulalters. Bern, Stuttgart, Wien: Huber.

Carrier, J. G., 1983a: Masking the social in educational knowledge: the case of learning disability theory. American Journal of Sociology 88: 948-974.

240

Carrier, J. G., 1983b: Explaining educability. An investigation of political support for the children with learning disabilities. British Journal of Sociology of Education 4: 125-140.

Chauncey, R.L., 1980: New careers for moral entrepreneurs: Teenage drinking. Journal of Drug Issues 10: 45-70.

Cicourel, A., 1968: The social organization of juvenile justice. New York: Wiley.

Cicourel, A., 1973: Cognitive sociology. Language and meaning in social interaction. Harmondsworth: Penguin Books.

Clapp, G., 1988: Child study research. Current perspectives and applications. Lexington, MA: Lexington Books.

Coleman, R.J./ Deutsch, C.P., 1964: Lateral dominance and right-left discrimination: A comparison of normal and retarded readers. Percept. & Motor Skills 19: 43-50.

Coleman, R.T./ Deutsch, C.P., 1973: Körperdominanz und Rechts-Links-Unterscheidungsfähigkeit. S. 211-220 in R. Valtin (Hrsg.), Einführung in die Legasthenieforschung. Weinheim: Beltz.

Conrad, P., 1975: The discovery of hyperkinesis: Notes on the medicalization of deviance. Social Problems 23: 12-21.

Conrad, P./ Schneider, J.W., 1980: Deviance and medicalization: from badness to sickness. St.Louis: Mosby.

Dann, H.-D./ Cloetta, B./ Müller-Fohrbrodt, G./ Helmreich, R., 1978: Umweltbedingungen innovativer Kompetenz. Stuttgart: Klett-Cotta.

Dearborn, W.F., 1931: Ocular and manual dominance in dyslexia. Psychological Bulletin 28: 704-715.

Delacato, C.H., 1966: The treatment and prevention of reading problems. Springfield Ill.: Charles C. Thomas (5. Aufl.).

Denzin, N.,K., 1970: The research act in sociology. Chicago: Aldine.

Derrida, J., 1976: Die Schrift und die Differenz. Frankfurt/Main: Suhrkamp (franz.: L'écriture et la différence, Paris 1967).

Dewe, B./ Ferchhoff, W./ Peters, F./ Stüwe, G. 1986: Professionalisierung - Kritik - Deutung. Frankfurt: ISS-Materialien.

Dickson, D.T., 1968: Bureaucracy and morality: an organizational perspective on a moral crusade. Social Problems 16: 143-56.

Dingwall, R./ Lewis, P. (eds.), 1983: The sociology of the professions. Lawyers, doctors and others. London and Basingstoke: Macmillan.

Dingwall,R. 1983: Introduction. S. 1- 18 in R. Dingwall/ P. Lewis (eds.), The sociology of the professions. Lawyers, doctors and others. London and Basingstoke: Macmillan.

Donzelot, J., 1979: Die Ordnung der Familie. Frankfurt: Suhrkamp (franz.: La police des familles, Paris 1977).

Dressen, W., 1982: Die pädagogische Maschine: Zur Geschichte des industrialisierten Bewusstseins in Preussen/Deutschland. Frankfurt, Berlin, Wien: Ullstein.

Eggert, D. (Hrsg.), 1975: Psychomotorisches Training. Ein Projekt mit lese-rechtschreibschwachen Grundschülern. Weinheim, Basel: Beltz.

Erickson, M.T., 1987: Behavior disorders of children and adolescents. Englewood Cliffs: Prentice Hall.

Erikson, K.T., 1962: Notes on the sociology of deviance.Social Problems 9: 207-314.

Esser, G./ Schmidt, M., 1987: Minimale Cerebrale Dysfunktion – Leerformel oder Syndrom? Stuttgart: Enke.

241

Etzioni, A. (ed.), 1969: The semi-professions and their organization. Teachers, nurses, social workers. New York, London: Free Press, Macmillan.

Fend, H., 1977: Schulklima. Soziale Einflussprozesse in der Schule. Soziologie der Schule III. Weinheim, Basel: Beltz.

Fend, H., 1980: Theorie der Schule. München, Wien: Urban & Schwarzenberg.

Ferdinand, W., 1971: Empirische Untersuchungen im pädagogischen Feld. Essen: Neue Deutsche Schule Verlagsgesellschaft.

Ferdinand, W., 1972: Über die Erfolge des ganzheitlichen und des synthetischen Schreib- (Lese-) Unterrichts in der Grundschule. Zeitschrift für Entwicklungspsychologie und Pädagogische Psychologie 4: 105-117.

Ferdinand, W./ Uhr, R., 1969: Linkshändigkeit – Leseleistung – Legasthenie. Schule und Psychologie 1: 371-380.

Fischer, A., 1950: Erziehung als Beruf. S. 31-71 in A. Fischer.: Leben und Werk. Bd.2; hrsg. von K. Kreitmair. München (Original 1921) (zit. nach Hornstein/ Lüders 1989).

Foucault, M., 1973: Wahnsinn und Gesellschaft. Eine Geschichte des Wahns im Zeitalter der Vernunft. Frankfurt: Suhrkamp (franz.:Histoire de la folie, Paris 1961).

Foucault, M., 1976: Überwachen und Strafen. Die Geburt des Gefängnisses. Frankfurt: Suhrkamp (franz.: Surveiller et punir, Paris 1975).

Freidson, E., 1975: Dominanz der Experten. München: Urban & Schwarzenberg (engl.: Professional dominance, Chicago 1970).

Freidson, E., 1979: Der Ärztestand. Berufs- und wissenschaftssoziologische Durchleuchtung einer Profession. Stuttgart: Enke (engl.: Profession of medicine, New York 1970).

Freidson, E., 1983: The theory of professions: state of the art. S. 19 - 37 in R. Dingwall and P. Lewis (eds.), The sociology of the professions. Lawyers, doctors and others. London, Basingstoke: Macmillan.

Freidson, E., 1986: Professional powers: a study of the institutionalization of formal knowledge. Chicago, London: Univ. Press.

Freidson, E./ Rhea, B., 1963: Processes of control in a company of equals. Social Problems 11: 119-131.

Freidson, E./ Rhea, B., 1965: Knowledge and judgement in professional evaluations. Administrative Science Quarterly 10: 107-124.

Fuller, R.C./ Myers, R., 1941a: Some aspects of a theory of social problems. American Sociological Review 6: 24-32.

Fuller, R.C./ Myers, R., 1941b: The natural history of a social problem. American Sociological Review 6: 320-328.

Gage, N.L./ Berliner, D.C., 1986: Pädagogische Psychologie. Weinheim, München. Psychologie Verlags Union (4. Aufl.).

Gantenbein, H., 1975: Was ist psychomotorische Therapie. S. 79-91 in G. Heese (Hrsg.), Rehabilitation Behinderter durch Förderung der Motorik. Berlin: Marhold.

Garfinkel, H., 1967: Studies in ethnomethodology. Englewood Cliffs: Prentice Hall.

Garfinkel, H., 1973: Das Alltagswissen über soziale und innerhalb sozialer Strukturen. S. 189-262 in Arbeitsgruppe Bielefelder Soziologen Hrsg.), Alltagswissen, Interaktion und gesellschaftliche Wirklichkeit. Reinbek: Rowohlt.

Gelb, S.A./ Mizokawa, D.T., 1986: Special education and social structure: the commonality of "exceptionality". American Educ. Research Journal 23: 543-557.

242

Gibbs, J.P., 1966: Conceptions of deviant behavior: the old and the new. Pacific Sociological Review 9: 9-14.

Giddens, A., 1984: Interpretative Soziologie. Eine kritische Einführung. Frankfurt: Campus (engl: New rules of sociological method, London 1976).

Giddens, A., 1988: Die Konstitution der Gesellschaft. Frankfurt: Campus (engl.: The constitution of society, Cambridge 1984).

Giesen, B., 1983: Moralische Unternehmer und öffentliche Diskussion. Kölner Zeitschrift für Soziologie und Sozialpsychologie 35: 230-45.

Good, W.J., 1957: Community within the community: the professions. American Sociological Review 22: 194-200.

Gouldner, A.W., 1968: The sociologist as a partisan: sociology and the welfare state. American Sociologist 3: 103-16.

Greenwood, E., 1957: Attributes of a profession. Social Work 2: 44-55.

Grinspoon, L./ Singer, S. B., 1973: Amphetamines in the treatment of hyperkinetic children. Harvard Educational Review 43: 515-55.

Grissemann, H. / Weber, A., 1982: Spezielle Rechenstörungen, Ursachen und Therapie. Bern: Huber.

Grissemann, H., 1968: Die Legasthenie als Deutungsschwäche. Zur psychologischen Grundlegung der Legasthenietherapie. Bern, Stuttgart: Huber.

Grissemann, H., 1981: Zur Lage der Legasthenietherapie in der Schweiz. Luzern: Zentralstelle für Heilpädagogik.

Gross, P., 1983: Über die Präventivwirkung des Nichtwissens - Popitz revisited. S.221-237 in D. Benner/ H. Heid/ H. Thiersch (Hrsg.), Beiträge zum 8. Kongress der Deutschen Gesellschaft für Erziehungswissenschaft. 18. Beiheft der Zeitschrift für Pädagogik.

Gstettner, P., 1981: Die Eroberung des Kindes durch die Wissenschaft. Reinbek: Rororo.

Gusfield, J., 1975: Categories of ownership and responsibility in social issues: alcohol abuse and automobil use. Journal of Drug Issues 5: 285-303

Gusfield, J., 1981: The culture of public problems: Drinking driving and the symbolic order. Chicago: Univ. of Chicago Press.

Gusfield, J., 1984: On the side: Practical action and social constructivism in social problems theory. S. 31-51 in J.W. Schneider and J.I. Kitsuse (eds.), Studies in the sociology of social problems. Norwood, NJ: Ablex.

Gusfield, J.R., 1980: Foreword to P. Conrad & J.W. Schneider, Deviance and medicalization. St. Louis, Toronto, London: Mosby

Haferkamp, H., 1987: Theorie sozialer Probleme: Kritik der neueren nordamerikanischen Problemsoziologie. Kölner Zeitschrift für Soziologie und Sozialpsychologie 39: 121-31.

Haller, M., 1986: Sozialstruktur und Schichtungshierarchie im Wohlfahrtsstaat. Zur Aktualität des vertikalen Paradigmas der Ungleichheitsforschung. Zeitschrift für Soziologie 15: 167-87.

Hänsel, D., 1975: Die Anpassung des Lehrers. Weinheim, Basel: Beltz.

Hänsel, D., 1985: Der Mythos vom konservativen Wandel des Lehrers. Eine Reinterpretation der Konstanzer Studie. Zeitschrift für Pädagogik 31: 632-645.

Hargreaves, D.H./ Hester, S.K./ Mellor, F.J., 1975: Deviance in classrooms. London, Boston: Routledge and Kegan Paul.

Hawkins, R./ Tiedeman, G., 1975: The creation of deviance. Interpersonal and organizational determinants. Columbus, Ohio: Charles E. Merill.

Heinhold, K.J., 1977: Objektivierungsmöglichkeiten der Therapie kindlicher Lernstörungen. S. 157-166 in G. Nissen (Hrsg.), Intelligenz, Lernen und Lernstörungen. Theorie, Praxis und Therapie. Berlin, Heidelberg, New York: Springer.

Hengst, H./ Köhler, M./ Riedmüller, B./ Wambach, H.H., 1981: Kindheit als Fiktion. Frankfurt: Suhrkamp.

Hennig, C./ Knödler, U., 1985: Problemschüler - Problemfamilien. Praxis des systemischen Arbeitens mit schulschwierigen Kindern. Weinheim, Basel: Beltz.

Heritage, J., 1984: Garfinkel and Ethnomethodology. Cambridge: Polity Press.

Herrmann, K., 1955: Om medfodt ordblindhed. Köpenhamn: Dissertation (zitiert nach Malmquist/Valtin 1974).

Herrmann, K., 1959: Reading disability. A medical study of word-blindness and related handicaps. Springfield (zitiert nach Malmquist/Valtin 1974).

Herrmann, K., 1967: Om medfodt ordblindhed. Tredje reviderade uppl. Köpenhamn (zit. nach Malmquist/Valtin 1974).

Hess, G., 1967: Linkshänder im Anfangsunterricht. Westermanns Pädagogische Beiträge 19: 594-600.

Heyse, H., 1976: Schulische Richtlinien und die Rechtslage des Legasthenikers. S. 143-154 in M. Angermaier (Hrsg.). Legasthenie. Frankfurt: Fischer.

Hirschi, T., 1971: Causes of delinquency. Berkeley: Univ. of California Press.

Holtapppels, H.G., 1987: Schulprobleme und abweichendes Verhalten aus der Schülerperspektive. Empirische Studie zu Sozialisationseffekten im situationellen und interaktionellen Handlungskontext der Schule. Bochum: Ulrich Schallwig.

Hopf, C., 1978: Die Pseudo-Exploration. Überlegungen zur Technik qualitativer Interviews in der Sozialforschung. Zeitschrift für Soziologie 7: 97-115.

Hornstein, W./ Lüders, C., 1989: Professionalisierungstheorie und pädagogische Theorie. Zeitschrift für Pädagogik 35: 749-769.

Hoy, W., 1968: The influence of experience on the beginning teacher. Journal of Educational Research 66: 89-93.

Hughes, E.C., 1952: Psychology: science and/or profession. American Psychologist 7: 441-3 (abgedr. in ders., 1958: Men and their work).

Hughes, E.C., 1958: Men and their work. Glencoe, Ill.: Free Press.

Hughes, E.C., 1984: The sociological eye. Selected papers of E. C. Hughes. Ed. by D. Riesman, H.S. Becker. New Brunswick, London: Transaction Books.

Illich, I., 1977: Die Nemesis der Medizin. Von den Grenzen des Gesundheitswesens. Reinbek: Rowohlt.

Johnson, D.F./ Myklebust, H.R., 1971: Lernschwächen. Ihre Formen und ihre Behandlung. Stuttgart: Hippokrates.

Johnson, T.J., 1972: Professions and power. London, Basingstoke: Macmillan.

Kaiser, A., 1984: Legasthenie im Kanton Solothurn. Fribourg: Unveröffentlichte Lizentiatsarbeit.

Keckeisen, W., 1974: Die gesellschaftliche Definition abweichenden Verhaltens. Perspektiven und Grenzen des labeling approach. München: Juventa.

Keller, G., 1989: Das Klagelied vom schlechten Schüler. Eine aufschlussreiche Geschichte der Schulprobleme. Heidelberg: Asanger.

Keupp, H., 1975: Der Widerspruch von Präventionsgedanken und "medizinischem Modell" in der Schulberatung. Zur sozialen Kontrolle abweichenden Verhaltens in der Schule. Gruppendynamik 5: 415-436.

Kirchhoff, H., 1964: Verbale Lese- und Rechtschreibschwäche im Kindesalter. Basel: Karger (3. Aufl.).

244

Kitsuse, J.I., 1962: Societal reaction to deviant behavior: Problems of theory and method. Social Problems 9: 247-56.

Kitsuse, J.I., 1980: Coming out all over: Deviants and the politics of social problems. Social Problems 28: 1-13.

Kitsuse, J.I., Ibarra, P.R., 1986: Reflections on the sociology of social problems. Santa Cruz (Typoscript) (zit. nach Haferkamp 1987).

Kitsuse, J.I./ Murase, A.E./ Yamamura, Y., 1984: Kikokushijo: The emergence and institutionalization of an educational problem in Japan. S. 162-79 in J.W. Schneider/ J.I. Kitsuse (eds.), Studies in the sociology of social problems. Norwood, N.J.: Ablex.

Kitsuse, J.I./ Spector, M., 1973: Toward a sociology of social problems: Social conditions, value-judgements, and social problems. Social Problems 20: 407-19.

Kittrie, N., 1971: The right to be different: deviance and enforced therapy. Baltimore: John Hopkins University Press.

Klasen, E., 1970: Das Syndrom der Legasthenie unter Berücksichtigung physiologischer, psychopathologischer, testpsychologischer und sozialer Korrelate. Bern: Huber.

Kleiber, D./ Rommelspacher, B. (Hrsg.), 1986: Die Zukunft des Helfens. Weinheim, München: Psychologie Verlags Union.

Kluge, K.J./ Kleuters, G., 1984: Begriffswörterbuch der Verhaltensauffälligenpädagogik. Berlin: Marhold.

Knorr Cetina, K., 1988a: Das naturwissenschaftliche Labor als Ort der "Verdichtung" von Gesellschaft. Zeitschrift für Soziologie 17: 85-101.

Knorr Cetina, K., 1988b: Laboratorien: Instrumente der Weltkonstruktion. S. 315 - 344 in P. Hoyningen-Huene/ G. Hirsch (Hrsg.), Wozu Wissenschaftsphilosophie? Positionen und Fragen zur gegenwärtigen Wissenschaftsphilosophie. Berlin, New York: De Gruyter.

König, M., 1984: Der industriöse Mensch. Die Industriepädagogik des 18. Jahrhunderts als ein Spiegel der Pädagogik der Gegenwart. Frankfurt, Berlin, München: Diesterweg.

Kormann, A., 1987: Mathematikschwierigkeiten und Möglichkeiten ihrer Behebung. S. 140-159 in A. Kormann (Hrsg.): Beurteilen und Fördern in der Erziehung. Orientierungshilfen bei Erziehungs- und Schulproblemen. Salzburg: Otto Müller.

Lachmund, J., 1987: Die Profession, der Patient und das medizinische Wissen. Zeitschrift für Soziologie 16: 353-366.

Lambrich, H.-J., 1987: Schulleistung, Selbstkonzeption und Unterrichtsverhalten. Eine qualitative Untersuchung zur Situation "schlechter" Schüler. Weinheim: Deutscher Studien Verlag.

Lamnek, S., 1988: Qualitative Sozialforschung. Bd 1: Methodologie. München: Psychologie Verlags Union.

Larsons, M.S., 1977: The rise of professionalism: a sociological analysis. Berkeley, Los Angeles, London: University of California Press.

Lemert, E. M. , 1967: Human deviance. Social problems and social control. Englewood Cliffs: Prentice-Hall.

Lemert, E.M., 1951a: Is there a natural history of social problems. American Sociological Review 16: 217-23.

Lemert, E.M., 1951b: Social Pathology. New York: McGraw-Hill.

Lempp, R., 1980: Organische Psychosyndrome. In H. Harbauer/ R. Lempp/ G. Nissen/ P. Strunk (Hrsg.), Lehrbuch der speziellen Kinder- und Jugendpsychiatrie. Berlin: Springer (4. Aufl.) (zitiert nach Esser/Schmidt 1987).

Lidz, C./ Walker, A.L. 1980: Heroin, deviance and morality. Beverly Hills, CA: Sage.

Linder, M., 1951: Über Legasthenie (spezielle Leseschwäche), 50 Fälle, ihr Erscheinungsbild und Möglichkeiten der Behandlung. Zeitschrift für Kinderpsychiatrie 18: 97-143.

Linder, M., 1962: Lesestörungen bei normalbegabten Kindern. Zürich: Schweizerischer Lehrerverein.

Linder, M., 1963: Über das Problem sekundärer Symptome der Legasthenie. Psychologie und Praxis, Heft 34. Basel: Karger.

Linder, M., 1975: Lese-Rechtschreibstörungen bei normalbegabten Kindern. Zürich: Schweizerischer Lehrerverein (2. erw. Aufl.).

Litt, T., 1964: Das Wesen des pädagogischen Denkens. S. 58-82 in H. Röhrs (Hrsg.), Erziehungswissenschaft und Erziehungswirklichkeit. Frankfurt: Akademische Verlagsgesellschaft.

Lortie, D.C., 1975: Schoolteacher. A sociological study. Chicago: Univ. Press.

Lösel, F., 1974: Lehrerurteil, implizite Devianztheorie und erfragte Delinquenz. Kriminologisches Journal 6: 47-60.

Lückert, H.-R., 1966: Behandlung und Vorbeugung von Leseschwierigkeiten. Schule und Psychologie 13: 193-207.

Luhmann, N., 1972: Funktionen und Folgen formaler Organisation. Berlin: Duncker & Humblot (3. Aufl.; 1. Aufl. 1964).

Malmquist, E., 1958: Factors related to reading disabilities in the first grade of the elementary school. Stockholm: Almquist & Wiksell.

Malmquist, E./ Valtin, R., 1974: Förderung legasthenischer Kinder in der Schule. Weinheim, Basel: Beltz.

Marshall, T.H., 1939: The recent history of professionalism in relation to social structure and social policy. Canadian Journal of Economics and Political Science 5: 338-342.

Marx, H., 1985: Aufmerksamkeitsverhalten und Leseschwierigkeiten. Weinheim: VCH Verlagsgesellschaft.

Matthes, J./ Schütze, F., 1973: Zur Einführung: Alltagswissen, Interaktion und gesellschaftliche Wirklichkeit. S. 11-53 in Arbeitsgruppe Bielefelder Soziologen (Hrsg.), Alltagswissen, Interaktion und gesellschaftliche Wirklichkeit. Reinbek: Rowohlt.

Matthiesen, U., 1989: Stahl und Stil. "Arbeitsgesellschaftliche" und "lebensstilorientierte" Wissensformen in der Forschungsperspektive der Deutungsmuster-Analyse. S. 458-460 in H.J. Hoffmann-Nowotny (Hrsg.), Kultur und Gesellschaft. Gemeinsamer Kongress der Deutschen, der Oesterreichischen und der Schweizerischen Gesellschaft für Soziologie. Zürich: Seismo.

Mayring, P.,1983: Qualitative Inhaltsanalyse. Grundlagen und Techniken. Weinheim, Basel: Beltz.

McCall, G.J., 1969: The problem of indicators in participant observation research. S. 203-37 in: G. McCall/ J.L. Simmons (Hrsg.), Issues in participant observation. Reading, MA: Addison-Wesley.

Mead, G. H., 1938: The philosophy of the act. Edited, with an introduction by C.W. Morris, in collaboration with J.M. Brewster, A.M. Dunham & D.L. Miller. Chicago: University Press.

246

Merton, R. K. , Nisbet, R.A., 1971: Contemporary social problems. New York: Harcourt, Brace World. (3. Aufl.; 1. Aufl. 1961)

Millerson, G., 1964: The qualifying associations. London: Routledge and Kegan Paul.

Milner, E., 1951: A study of the relationship between reading readiness in grade one school children and pattern of parent-child interaction. Child Development 22: 95 - 112.

Mühlfeld, C./ Windolf, P./ Lampert, N./ Krüger, H., 1981: Auswertungsprobleme offener Interviews. Soziale Welt 32: 325-352.

Müller, B., 1981: Methoden und berufliche Identität, S. 162 - 187 in Projektgruppe "Soziale Berufe" (Hrsg.), Sozialarbeit: Ausbildung und Qualifikation. München: Juventa.

Müller, R., 1966: Fehleranalytische Diagnose bei Legasthenikern. S. 98-104 in K. Ingenkamp (Hrsg.), Lese- und Rechtschreibschwäche bei Schulkindern. Weinheim: Beltz.

Müller-Küppers, M., 1977: Schulische Überforderung und Lernversagen: Ursachen und Therapie. S. 139-142 in G. Nissen (Hrsg.), Intelligenz, Lernen und Lernstörungen. Theorie, Praxis und Therapie. Berlin, Heidelberg, New York: Springer.

Müller-Wolf, H. M., 1974: Persönlichkeitsmerkmale von Legasthenikern: Der "Teufelskreis" der Legsthenie. S. 47-67 in: Fernstudienlehrgang Legasthenie, Studienbegleitbrief 2. Weinheim: Beltz.

Musgrove, F./ Taylor, P.H., 1971: Society and the teachers role. London: Routledge & Kegan.

Nevermann, K./ Richter, I. (Hrsg.), 1979: Verfassung und Verwaltung der Schule. Stuttgart: Klett.

Niederberger, J. M., 1984: Organisationssoziologie der Schule. Motivation, Verwaltung, Differenzierung. Stuttgart: Enke.

Niemeyer, W., 1974: Legasthenie und Milieu. Hannover: Schrödel.

Niemeyer, W., 1976: Legasthenie, Erstlese- und Erstschreibunterricht. S. 258-263 in L. Roth (Hrsg.), Handlexikon zur Erziehungswissenschaft. München: Ehrenwirt.

Ochsner, H., 1972: Integrierte Schulpsychologie – ein Konzept der angewandten Kinder- und Jugendpsychologie. Zürich: Juris.

Oehrle, B., 1975: Visuelle Wahrnehmung und Legasthenie. Weinheim: Beltz.

Olson, A., 1966: Relation of achievement test scores and specific reading abilities to the Frostig Developmental Test of Visual Perception. Perceptual and Motor Skills 22: 179-184.

Orton, S. T., 1928: Specific reading disability – streephosymbolia. Journal of the American Medical Association 90: 1095-1099.

Orton, S.,1937: Reading, writing and speech problems in children. New York:Norton.

Osborne, L.T./ Rhu, A.H./ Smith, R.W., 1985: Labelers in education: their perceptions about learning disabilities. Free Inquiry in Creative Sociol. 13: 117-122.

Park, R.E., 1955: Society, collective behavior, news and opinion, sociology and modern society. The collected papers of R.E. Park, 1918 - 1942; vol. III. (ed. by E.C. Hughes/ C.S. Johnson, J. Masuoka/ R. Redfield/ L. Wirth). Glencoe Ill.: Free Press.

Parsons, T., 1968: Die akademischen Berufe und die Sozialstruktur. S. 160-79 in Parsons, T., Beiträge zur soziologischen Theorie (hrsg. und eingel. durch D. Rüschemeyer). Neuwied: Luchterhand (erstmals 1939: The professions and social structure. Social Forces 17: 457-67).

247

Parsons, T., 1968: Professions. S. 536-47 in D. Sills (ed.), International Encyclopedia of the Social Sciences XII. New York: Macmillan and Free Press.
Pawluch, D., 1983: Transitions in pediatrics: A segmental analysis. Social Problems 30: 449-65.
Peukert, D. J. K., 1986: Grenzen der Sozialdisziplinierung. Köln: Bund-Verlag.
Peyrot, M., 1984: Cycles of social problem development: The case of drug abuse. Sociological Quarterly 25: 83-96.
Pfohl, S., 1977: The "discovery" of child abuse. Social Problems 24: 310-23.
Pfohl, S., 1985: Invited Comments on Woolgar and Pawluch: Toward a sociological deconstruction of social problems. Social Problems 32: 228-31.
Pfohl,S./ Gordon, A., 1986: Criminological displacements. A sociological deconstruction. Social Problems 33: 94-113.
Projektgruppe "Soziale Berufe" (Hrsg.), 1981: Sozialarbeit: Ausbildung und Qualifikation. München: Juventa.
Rains, P., 1975: A retrospective essay on the labeling perspective. Social Problems 23: 1-11.
Ranschburg, P., 1916: Die Leseschwäche (Legasthenie) und Rechenschwäche (Arithmasthenie) der Schulkinder im Lichte des Experiments. Berlin (zit. n. Marx 1985).
Raschke,P./ Schliehe, F./ Schneider, S./ Kronenbitter, G., 1979: Probleme advokatorischer Handlungsorientierungen am Beispiel von Modelleinrichtungen. S. 451-500 in F.X. Kaufmann (Hg.), Bürgernahe Sozialpolitik. Planung, Organisation und Vermittlung sozialer Leistungen auf lokaler Ebene. Frankfurt: Campus.
Reilly, D.H., 1972: Auditory-visual integration, school demographic features and reading achievement. Perceptual & Motor Skills 35: 995-1001.
Reuband, K.-H., 1982: Delinquenz und Polizeiauffaälligkeit. S. 125-53 in G. Albrecht/M. Brusten (Hrsg.), Soziale Probleme und soziale Kontrolle. Opladen: Westdeutscher Verlag.
Rose, V.M., 1977: Rape as a social problem: A byproduct of the feminist movement. Social Problems 25: 75-89.
Rosen, C. L., 1966: An experimental study of visual perceptual training and reading achievement in the first grade. Perceptual and Motor Skills 22: 979-986.
Rosenberg, S., 1989: Schulische Leistungsschwäche. Institutionelle Konstituierung und individueller Umgang. Zürich: ADAG.
Roth, J., 1974: Professionalism: the sociologist's decoy. Sociology of Work and Occupations 1: 6-23.
Rüschemeyer, D. 1980: Professionalisierung. Theoretische Probleme für die vergleichende Geschichtsforschung. Geschichte und Gesellschaft 6: 311-25.
Rüschemeyer, D., 1983: Professional autonomy and the social control of expertise. S. 38-58 in R. Dingwall/ P. Lewis (eds.), The sociology of the professions. Lawyers, doctors and others. London and Basingstoke: Macmillan.
Rutschky, K., 1977: Schwarze Pädagogik. Quellen zur Naturgeschichte der bürgerlichen Erziehung. Frankfurt: Ullstein.
Rutter, M./ Maughan, B./ Mortimer, D./ Ouston, J., 1980: Fünfzehntausend Stunden. Schulen und ihre Wirkung auf Kinder. Weinheim, Basel: Beltz.
Sabini, J./ Silver, M., 1982: Moralities of everyday life. New York: Oxford.
Sack, F., 1968: Neue Perspektiven in der Kriminologie. S. 431-475 in: F. Sack/ R.König (Hrsg.), Kriminalsoziologie. Frankfurt/Main.

248

Schallberger, U., 1983: Ergänzende Untersuchungen zu den Zürcher HAWIK-Normen aufgrund von Testprotokollen aus schulpsychologischen Diensten. Berichte aus der Abteilung angewandte Psychologie 17. Zürich.

Schallberger, U., 1987: HAWIK und HAWIK-R: Ein empirischer Vergleich. Diagnostica 33: 1-13.

Scheerer-Neumann, G., 1979: Intervention bei Lese-Rechtschreibschwäche. Überblick über Theorien, Methoden und Ergebnisse. Bochum: Kamp.

Scheerer-Neumann, G., 1981: The utilization of intraword structure in poor readers: experimental evidence and a training program. Psycholog. Research 43: 155-178.

Scheff, T.J., 1974: The labelling theory of mental illness. American Sociological Review 4: 444-52.

Schenk-Danzinger, L. (Hrsg.), 1968: Handbuch der Legasthenie im Kindesalter. Weinheim: Beltz.

Schenk-Danzinger, L., 1961: Probleme der Legasthenie. Schweizerische Zeitschrift für Psychologie 20: 29-48.

Schlee, J., 1976: Legasthenieforschung am Ende? München: Urban & Schwarzenberg.

Schmidt, M. H., 1976: Verbale und nicht verbale Teilleistungsschwächen und ihre Behandlung. S. 167-175 in G. Nissen (Hrsg.), Intelligenz, Lernen und Lernstörungen. Theorie, Praxis und Therapie. Berlin, Heidelberg, New York: Springer.

Schneider, J. W., 1978: Deviant drinking as disease: Alcoholism as social accomplishment. Social Problems 25: 361-72.

Schneider, J. W., 1984: Morality, social problems, and everyday life. S. 180-205 in J. W. Schneider/ J.I. Kitsuse (eds.), Studies in the sociology of social problems. Norwood, N.J.: Ablex.

Schneider, J. W., 1985a: Social problems theory: the constructionist view. Annual Review of Sociology 11: 209-29.

Schneider, J.W., 1985b: Invited comments on Woolgar and Pawluch: Defining the definitional perspective on social problems. Social Problems 32: 232-4.

Schneider, J.W./ Conrad, P., 1980: The medical control of deviance: contests and consequences. Research in the Sociology of Health Care 1: 1-53.

Schneider, J.W./ Kitsuse, J.I. (eds.), 1984: Studies in the sociology of social problems. Norwood, N.J.: Ablex.

Schneider, W., 1980: Bedingungsanalysen des Recht-Schreibens. Bern, Stuttgart, Wien: Huber.

Schneider, W., 1989: Möglichkeiten der frühen Vorhersage von Leseleistungen im Grundschulalter. Zeitschrift für Pädagogische Psychologie 3: 157-168.

Schubenz, S./ Buchwald, R., 1964: Untersuchungen zur Legasthenie I.: Die Beziehung der Legasthenie zur Auftretenshäufigkeit der Buchstaben des Alphabets in der deutschen Sprache. Zeitschrift für experimentelle und angewandte Psychologie 11: 515-523.

Schütz, A./ Luckmann, T., 1979: Strukturen der Lebenswelt. Bd. 2. Frankfurt:Suhrkamp.

Schütze, F., 1976: Zur Hervorlockung und Analyse von Erzählungen thematisch relevanter Geschichten im Rahmen soziologischer Feldforschung – dargestellt an einem Projekt zur Erforschung von kommunalen Machtstrukturen. S. 159 - 260 in Arbeitsgruppe Bielefelder Soziologen (Hrsg.), Kommunikative Sozialforschung. München: Fink.

Sirch, K., 1975: Der Unfug mit der Legasthenie. Stuttgart: Ernst Klett.

Smelser, N. J., 1972: Theorie des kollektiven Verhaltens. Köln: Kiepenheuer & Witsch (engl.: Theory of collective behavior, London, New York 1963).

Smith, D./ Carrigan, P., 1959: The nature of reading disability. New York (zitiert nach Malmquist/Valtin 1974).

Spector, M./ Kitsuse, J.I., 1973: Social Problems: a re-formulation. Social Problems 20: 145-59.

Spector, M./ Kitsuse, J.I., 1977: Constructing social problems. Menlo Park, CA: Cummings.

Spivak, G. Ch., 1976: Translators introduction. S. ix-ixxxvii in J. Derrida. Of grammatology. Baltimore: The Johns Hopkins University Press.

Stinchcombe, A., 1965: Social Structure and Organizations. S. 153-160 in J.G. March (ed.): Handbook of Organizations. New York: Rand McNally.

Strauss, A., 1987: Qualitative analysis for social scientists. Cambridge: Univ. Press.

Strauss, A.L. / Schatzman, L./ Bucher, R./ Ehrlich,D./ Sabshin,M., 1964: Psychiatric ideologies and institutions. New York: Free Press.

Sudnow, D., 1965: Normal crimes: sociological features of the penal code in a public defence office. Social Problems 12: 255-76.

Szasz, Th., 1961: The myth of mental illness. New York: Paul B. Hoeber.

Tacke, G./ Nock, H./ Staiber, W./ 1987: Rechtschreibförderkurse in der Schule: Wie erfolgreich sind sie, und welche Faktoren tragen zu Leistungsverbesserungen bei. Zeitschrift für Pädagogische Psychologie 1: 45-52.

Tamm, H., 1971: Die Betreuung legasthenischer Kinder. Lese- rechtschreibgestörte Kinder brauchen vielseitige Hilfe. Weinheim, Basel: Beltz.

Tenorth, H.-E., 1988: Geschichte der Erziehung. Einführung in die Grundzüge ihrer neuzeitlichen Entwicklung. Weinheim, München: Juventa.

Thalmann, H.-C., 1971: Verhaltensstörungen bei Kindern im Grundschulalter. Stuttgart: Klett.

Tornow, H., 1978: Verhaltensauffällige Schüler aus der Sicht des Lehrers. Empirische Untersuchung zum Labeling-Ansatz. Weinheim: Beltz.

Trempler, D. (Hrsg.), 1976: Legasthenie – neue Wege der Heilung. Freiburg: Herder.

v.Harnack, G.-A., 1958: Nervöse Verhaltensstörungen beim Schulkind. Eine medizinisch-soziologische Untersuchung. Stuttgart: Thieme.

Valtin, R., 1972: Empirische Untersuchungen zur Legasthenie. Hannover: Schrödel.

Valtin, R., 1974: Legasthenie - Theorien und Untersuchungen. Weinheim: Beltz (1. Aufl. 1970).

Valtin, R., 1975: Ursachen der Legasthenie: Fakten oder Artefakte? Kritische Bemerkungen zum methodischen und theoretischen Konzept der Legasthenieforschung. Zeitschrift für Pädagogik 21: 407-418.

Valtin, R., 1984: German Studies of Dyslexia: Implications for education. Journal of Research in Reading 7: 79-102.

Valtin, R., 1986: Legasthenie. S. 364-368 in D. Lenzen/ A.Schründer-Lenzen (Hrsg.), Enzyklopädie Erziehungswissenschaften. Stuttgart: Klett-Cotta.

Vellutino, F.R., 1979: Theory and research in dyslexia. Cambridge MA: MIT Press.

Vellutino, F.R./ Bentley, W./ Phillips, F., 1978: Inter- versus intrahemispheric learning in disabled and normal readers. Developmental Medicine and Child Neurology 20: 71-80.

Vellutino, F.R./ Pruzek, R.M./ Steger, J.A./ Meshoulam, U., 1973: Immediate visual recall in poor and normal readers as a function of orthographic-lingustic familiarity. Cortex 9: 223-232.

250

Vollmer, H.,/ Mills, D.L.(eds.) 1966: Professionalization. Englewood Cliffs: Prentice Hall.

Voss, R., 1983: Pillen für den Klassenfrieden. Zur medikamentösen Behandlung abweichenden Verhaltens in Schule und Familie. S. 11-52 in R. Voss (Hrsg.), Pillen für den Störenfried. Hamm, München, Basel: Hoheneck und Reinhardt.

Wallerstein, J./ Wyle, C., 1947: Our law-abiding law-breakers. Probation 25: 107-12.

Wambach, M.M., 1981: Kinder als Gefahr und Risiko. Zur Psychiatrisierung und Therapeutisierung von Kindheit. S. 191-241 in H.Hengst/ M. Köhler/ B. Riedmüller/ M.M. Wambach (Hrsg.), Kindheit als Fiktion. Frankfurt: Suhrkamp.

Weinert, F.E., 1977: Legasthenie: Defizitäre Erforschung defizienter Lernprozesse? Psychologie in Erziehung und Unterricht 24: 164-173.

Weitz, R., 1984: From accomodation to rebellion: tertiary deviance and the radical redefinition of lesbianism, S. 140-161 in J. W. Schneider/ J.I.Kitsuse (eds.), Studies in the sociology of social problems. Norwood, N.J.: Ablex.

Wepman, J., 1960: Auditory discrimination, speech and reading. Elementary School Journal 60: 325-333.

Wieland, A.J., 1981: Der neue Terminus: Psychomotorisches Training, psychomotorische Therapie, psychomotorische Erziehung. Sonderpädagogik 11: 44-45.

Wiener, C., 1981: The politics of alcoholism: Building an arena around a social problem. New Brunswick: Transaction.

Wiesbauer, E., 1982: Das Kind als Objekt der Wissenschaft. Wien, München: Löcker.

Wilenski,H.L., 1972: Jeder Beruf eine Profession? S. 198-215 in Th. Luckmann/ W.M. Sprondel (Hrsg.), Berufssoziologie. Köln: Kiepenheuer & Witsch.

Willower, D.J., 1971: The teacher subculture. S. 107-120 in L.W. Drabick (ed.)., Interpreting education. New York (zit. nach Hänsel 1975).

Wilson, T.P. 1982: Quantitative "oder" qualitative Ansätze in der Sozialforschung. Kölner Zeitschrift für Soziologie und Sozialpsychologie 34: 487-508.

Wilson. T. P., 1973: Theorien der Interaktion und Modelle soziologischer Erklärung. S. 54- 79 in Arbeitsgruppe Bielefelder Soziologen (Hrsg.), Alltagswissen, Interaktion und gesellschaftliche Wirklichkeit. Reinbek: Rowohlt.

Wirt, F.M., 1979: Die Schule in den USA als politisches System. Eine bibliographische Abhandlung. S. 85-128 in K. Nevermann/ I. Richter (Hrsg.), Verfassung und Verwaltung der Schule. Stuttgart: Klett.

Wirt, F.M./ Kirst, M.W., 1982: Schools in conflict. The politics of education. Berkeley: McCutchan.

Wittig, M., 1978: Problemschüler als Schulproblem. Eine Fallstudie in einer amerikanischen Schule. Weinheim: Beltz.

Woolgar, S./Pawluch, D., 1985: Ontological gerrymandering: the anatomy of social problems explanations. Social Problems 32: 214-27.

Wright, P./ Treacher, A. (eds.), 1982: The problem of medical knowledge. Examining the social construction of medicine. Edinburgh: Edinburg University Press.

Zielinski, W., 1987: Lese- und Rechtschreibschwierigkeiten und Möglichkeiten ihrer Behebung. S. 122 - 139 in A. Kormann (Hrsg.), Beurteilen und Fördern in der Erziehung. Salzburg: Otto Müller.